Rainer Fromm
Richard Rickelmann

Ware Patient

Woran unsere medizinische Versorgung wirklich krankt

eichborn

1. Auflage 2010

Umschlaggestaltung: Christina Hucke
Lektorat: Beate Koglin
Ausstattung, Typografie: Tania Poppe
Satz: Fotosatz Amann, Aichstetten
Druck und Bindung: Fuldaer Verlagsanstalt, FVA
ISBN 978-3-8218-6522-5

Mix
Produktgruppe aus vorbildlich bewirtschafteten Wäldern, kontrollierten Herkünften und Recyclingholz oder -fasern
www.fsc.org Zert.-Nr. SCS-COC-001554
© 1996 Forest Stewardship Council

Eichborn Verlag, Kaiserstraße 66, 60329 Frankfurt am Main
Mehr Informationen zu Büchern und Hörbüchern aus dem Eichborn Verlag finden Sie unter www.eichborn.de

Inhalt

Einleitung

Diese Position ist etwas für Unerschrockene. Sie verlangt ein starkes Nervenkostüm, eine gehörige Portion Zivilcourage, zudem Hartnäckigkeit, Standvermögen und ein umfangreiches medizinisches und pharmakologisches Wissen. Sie bringt aber auch viel Ärger ein und schafft eine Menge Feinde. Das ist eine Aufgabe für einen ausgesprochenen Idealisten, für einen wie Peter Sawicki.

Die Position, das ist der Chefsessel des Kölner Instituts für Qualität und Wirtschaftlichkeit im Gesundheitswesen (IQWiG). Und besetzt ist er seit der Gründung im Juni 2004 mit dem habilitierten Mediziner Peter Sawicki, der damit die wohl heikelste Aufgabe im deutschen Gesundheitssystem übernommen hat. Die von den Krankenkassen finanzierte Einrichtung untersucht nach streng wissenschaftlichen Kriterien Medikamente und deren therapeutischen Nutzen. Die Empfehlungen des Instituts sind ausschlaggebend dafür, dass die Krankenkassen die Kosten für ein Medikament erstatten. Mit gründlichen und schonungslosen Analysen von Arzneimitteln haben sich Peter Sawicki und seine Mitarbeiter unter Fachleuten viel Anerkennung erworben.

Während seiner Tätigkeit für das IQWiG hat der einstige Chefarzt reichlich Bekanntschaft gemacht mit einer Branche, deren Macht bereits legendäre Ausmaße erreicht hat. Kaum ein anderer Industriezweig hat sich über Jahrzehnte so viel politischen Einfluss verschafft wie die Pharmaindustrie. Sich mit den Pillenmultis anzulegen ist gefährlich für die Karriere, das hat Sawicki stets gewusst, ihn aber nicht abgeschreckt oder kuschen lassen. Der IQWiG-Chef gilt als schärfster Kritiker der Branche. Die umstrittenen Praktiken der Arzneimittelkonzerne prangert er seit Jahren an, unerschrocken, mit viel Sachverstand.

Und schonungslos. »Wir brauchen eine Industrie, der wir vertrauen können, die uns nicht betrügt, die keine Studien unterschlägt, die keine Leute besticht«, wird Sawicki im Februar 2010 in der *Frankfurter Rundschau* zitiert.[1] Selbst Pharmamanager seien der Ansicht, erklärt er in dem Interview, dass sie im Ansehen der Bevölkerung »direkt nach den Drogendealern« kommen.

Als er das sagte, wusste er bereits, dass sein Ende August 2010 auslaufender Vertrag nicht verlängert würde. Keine vier Monate war die neue schwarz-gelbe Koalition im Amt, da hat sie den Institutschef, wie der *Spiegel* schrieb, »zur Strecke« gebracht.[2] Die Begründung lieferten, so das Hamburger Nachrichtenmagazin, »ein paar Spesenquittungen und dumme, strittige Fehler«.

Bereits im Koalitionsvertrag hat die neue Bundesregierung angekündigt, die Arbeit des IQWiG überprüfen und die »Akzeptanz von Entscheidungen« verbessern zu wollen. Diese Aussage konnte nur heißen, dass die Pharmaindustrie künftig stärker in die Entscheidungen des Instituts eingebunden werden soll. Das weckte unter Experten die Befürchtung, dass die Regierenden mehr Rücksicht auf die Begehrlichkeiten der Pharmaindustrie nehmen wollen. Die Folgen wären weiterhin steigende Belastungen im Gesundheitswesen – vor allem im Bereich der Arzneimittel.

Genau das hatten die einstigen Befürworter und Gründer des IQWiG verhindern wollen. Das Institut war unter ihrem bisherigen Leiter ein Garant gegen die wachsende Gier der Pharmabranche. Seine Gründung war der letzte Ausweg aus einer gesellschaftlich nicht mehr vertretbaren Kostenspirale für Arzneimittel. Denn die Pharmahersteller schröpfen die gesetzlichen Krankenkassen mit den höchsten Steigerungsraten bei den Gesundheitskosten. Kein anderes Land in der Europäischen Union (EU) ist so stark im Beutegriff der Pharmaindustrie. Willfährige Politiker ließen die Manager bislang gewähren, erpresst mit dem inzwischen sattsam bekannten Totschlagargument, andernfalls Tausende von Arbeitsplätzen abbauen zu müssen.

So beständig und so gewiss wie die Kostensteigerungen für Arzneimittel sind, so regelmäßig und sicher finden aus diesem Grund nahezu im Gleichschritt entsprechende Beitragserhöhungen der Krankenkassen statt. Ein Ärgernis, das nicht zwangsläufig sein müsste. Die Politiker müssten sich nur daran erinnern, wessen Interessen sie zu vertreten haben: die der Wähler und nicht die einzelner Interessengruppen.

Der aktuelle Streit um die Spitzenposition beim IQWiG macht erneut deutlich, über welche Macht die Pharmabranche verfügt. Überall auf der Welt, wo ähnliche Prüfinstitute für Arzneimittel bereits viele Jahre vor dem IQWiG und mit weit größeren Befugnissen installiert worden sind, treffen die Arzneimittelhersteller auf größere Beschränkungen. Undenkbar beispielsweise, dass auf Intervention der Pharmaindustrie der Chef des britischen National Institute for Health and Clinical Excellence (NICE) gehen müsste.

Neben den Pharmamultis dominieren seit Jahrzehnten weitere einflussreiche Lobbygruppen überwiegend die Entwicklungen im Gesundheitswesen. Dazu gehören vor allem die Ärzte und ihre Berufsverbände, die mit ihren Forderungen und der Durchsetzung ihrer Interessen viele Fehlentwicklungen zementiert haben, die unumkehrbar erscheinen. Unumkehrbar, weil sich keine Bundesregierung bisher getraut hat und sich vermutlich auch zukünftig nicht trauen wird, diese Entwicklungen zu korrigieren.

Deutschland ist ein Pharmaparadies. So umschreiben viele Kritiker den gravierenden und wohl folgenschwersten Missstand im deutschen Gesundheitswesen, der darin besteht, dass die Pharmabranche exorbitante Preise verlangen darf, die teilweise sogar doppelt so hoch sind wie die in den europäischen Nachbarländern. Gleichzeitig müssen die Versicherten als Folge davon erleben, dass ihnen bestimmte medizinische Leistungen von den Krankenkassen nicht mehr erstattet werden.

Mit Unverständnis quittieren nahezu alle Beteiligten im Gesundheitswesen die bisherige Praxis, dass mit wenigen Ausnahmen überall in der westlichen Welt staatliche Behörden die Preise für Medikamente festsetzen, während die Produzenten in Deutschland für neue Medikamente verlangen dürfen, was immer sie wollen. Da wundert es nicht, dass die Pillenbranche mit Abstand der größte Kostentreiber im deutschen Gesundheitssystem ist.

Diese Freiheiten für die Pharmaindustrie auf dem hiesigen Markt haben in vielen westlichen Ländern zu einem wachsenden Verdruss unter den Gesundheitspolitikern beigetragen. Für sie hat Deutschland inzwischen den zweifelhaften Ruf erworben, weltweit einer der größten, wenn nicht gar der größte Preistreiber für Arzneimittel zu sein. Denn wegen der fehlenden Preisschranken werden neue Medikamente zuerst hierzulande eingeführt. Im Sog der hohen deutschen Preise versuchen die Hersteller dann, bei den Verhandlungen mit den staatlichen Behörden anderer Länder auch dort ein höheres Preisniveau durchzusetzen.

Die global agierenden Pillenmultis lassen so manche nationale Regierung reichlich hilflos erscheinen. So geraten denn immer mehr Gesundheitssysteme an ihre Kostengrenzen, während die Erträge der Firmen hingegen ständig neue Ertragsrekorde aufstellen. Pharmariesen wie das US-amerikanische Unternehmen Pfizer, der britische Konzern GlaxoSmithKline oder Roche in der Schweiz erzielten im Geschäftsjahr 2009 Nettogewinne von 17,3 Prozent, 19,4 Prozent und 17,4 Prozent vom Umsatz. Der US-amerikanische Produzent Merck & Co. brachte es sogar auf eine Umsatzrendite von 47,1 Prozent.[3]

In Deutschland sind die Ausgaben der gesetzlichen Krankenversicherung (GKV) für Arzneimittel zwischen 1993 und 2009 von 14,2 Milliarden Euro auf 32,4 Milliarden Euro gestiegen und haben sich damit mehr als verdoppelt[4] – Ausgaben, die in diesem Umfang nicht anfallen müssten. Pharmaexperten halten Einsparungen bei Arzneimitteln von sieben, acht Milliarden Euro für möglich, ohne dass auch nur eine einzige sinnvolle Arzneimitteltherapie gefährdet würde.

Ohnehin geben die Krankenkassen jedes Jahr viele Milliarden für Medikamente aus, die keiner braucht. Von den rund 50 000 Arzneimitteln, die auf dem deutschen Markt verfügbar sind, ist der größte Teil verzichtbar. Auf einer Positivliste, die die Gesundheitsminister der diversen Bundesregierungen in den letzten Jahrzehnten durchsetzen wollten, aber stets am Widerstand von Pharmaindustrie und Ärzten scheiterten, standen lediglich rund 1500 Mittel. Diese Medikamente wurden von Experten als ausreichend zur Versorgung von Krankenhauspatienten angesehen; die niedergelassenen Ärzte kämen sogar mit weit weniger aus.

Me-too- oder Analogpräparate sind überflüssige Medikamente, für die aber die GKV Milliarden aufbringen muss, weil Ärzte sie verschreiben und von den Herstellern dafür Extrahonorare beziehen. Bei diesen Arzneimitteln handelt es sich um Nachahmerpräparate, die mit geringfügigen Änderungen als neue Medikamente auf den Markt kommen und oft viermal teurer sind als ihre Vorläufer. Gerade diese Praktiken zu verhindern und auf die Geldverschwendung hinzuweisen gehört zu den Verdiensten von Peter Sawicki.

Der IQWiG-Chef und auch der Bremer Gesundheitsökonom Professor Gerd Glaeske argumentieren seit Langem, dass bei konsequenter Vermeidung unnötiger Arzneimittelausgaben die Beiträge der Versicherten zur GKV sogar gesenkt werden könnten. Dafür müssten nur die Arzneimittelpreise in Deutschland auf das durchschnittliche europäische Preisniveau gesenkt werden. Ein gewiss nicht unbilliges Verlangen. Weitere Kosten könnten auch eingespart werden, wenn die hochpreisigen und völlig überflüssigen Me-too-Präparate von den Krankenkassen nicht mehr finanziert würden. Dafür aber müsste die Politik den Mut aufbringen, den Ärzten zu untersagen, solche Mittel noch zu verordnen. Warum sollte in Deutschland nicht möglich sein, was in Nachbarländern seit Langem üblich ist?

Die vielen Millionen Patienten aber haben keine Lobby. Und so wird die Politik weiterhin eher die Beitragszahler belasten, als den Ärzten die Nebenverdienste und den Pharmakonzernen die hohen Gewinnspannen in Deutschland zu nehmen. Auch auf die Gefahr hin, dass die Kosten im Gesundheitssystem weiter steigen und die Krankenkassen dann gezwungen sein werden, mehr und mehr medizinische Leistungen von der Erstattungsliste zu streichen.

Verheerende Folgen zeichnen sich ab. Experten malen bereits ein düsteres Bild von der Entwicklung im Gesundheitswesen. Sie befürchten, dass sich die GKV-Versicherten auf Rationierungen einstellen müssen. Das wäre dann der Einstieg in ein Drei-Klassen-Gesundheitssystem. Neben den Privatpatienten würde es den Kassenpatienten de luxe geben mit Zusatzversicherungen für bestimmte medizinische Leistungen. Und wer das Geld für diese Zusatzleistungen nicht hat, der hat eben Pech gehabt, er wird dann einige, unter Umständen sogar lebensnotwendige medizinische Therapien nicht mehr in Anspruch nehmen dürfen. Eine fatale Entwicklung. Das wäre dann das Ende des in aller Welt jahrzehntelang bewunderten deutschen Solidarsystems, geopfert dem ungezügelten Gewinnstreben von ein paar einflussreichen Interessengruppen. Doch die solidarische Gesellschaftsstruktur zu gefährden bedeutet auch, auf Dauer das Land zu destabilisieren. Höchste Zeit also, die verhängnisvollen Fehlentwicklungen im System zu beheben.

Zu diesen gehört auch, dass auf Kosten der Gesundheit von Patienten medizinische Eingriffe erlaubt sind, die häufig mit hohen gesundheitlichen Risiken behaftet sind, aber keine therapeutischen Vorteile bringen. Im Gegenteil. In keinem anderen Land wird so häufig zum Skalpell gegriffen wie in Deutschland. Rund 80 Prozent aller Rückenoperationen sind nach Meinung des Münchner Orthopäden Martin Marianowicz überflüssig.

»In Großstädten mit besonders vielen Neurochirurgen wie beispielsweise meiner Heimatstadt München vergehen manchmal von der Diagnose bis zur Operation nur wenige Tage«, schreibt der Arzt in seinem Buch *Aufs Kreuz gelegt.*[5] »Das Risiko, schnell operiert zu werden«, ist laut Marianowicz »in den meisten Großstädten um ein Vielfaches höher als in ländlichen Gebieten«. Sein früherer Chef habe immer gesagt: »Bei Bandscheibenvorfällen dürfen wir keine Operationswartezeit von mehr als sechs Wochen haben, sonst haben wir nichts mehr zu operieren.«

Milliardenkosten könnten laut Marianowicz eingespart werden mit einer besseren Prävention, einer exakteren Diagnostik und durch die Anwendung konventioneller Behandlungsmethoden, die auch erfolgreicher als Rückenoperationen seien. »Aber wie soll das gehen in einem System, das immer operationslastiger wird?«, fragt der Orthopäde.[6]

Wenn sich der Behandlungsbedarf nicht an medizinischen Notwendigkeiten, sondern am finanziellen Bedarf von Arztgruppen ausrichtet, besteht politischer Handlungsbedarf. Denn eine derart üppige Form der Selbstbedienung wie beispielsweise in der Orthopädie sprengt die finanziellen Möglichkeiten des Gesundheitssystems.

Das gilt auch für andere Bereiche der Medizin. Warum werden in Deutschland rund 70 Prozent mehr Herzkatheter-Untersuchungen durchgeführt als in europäischen Nachbarländern? Und warum sind allein in München mehr Computertomografen in Betrieb als in ganz Italien? Höchste Zeit, die vor Jahren abgeschaffte Genehmigungspflicht für medizinische Großgeräte wieder einzuführen.

Die Gründung des IQWiG war eine der segensreichsten Innovationen im Gesundheitssystem. Die von dem Institut erarbeitete Kosten-Nutzen-Analyse mit einem sinnvollen Ausleseverfahren bei Medikamenten ist eine längst überfällige Methode, um Kosten zu reduzieren und Patienten vor unsinnigen Arzneimitteltherapien zu bewahren. Der Einsatz von wirkungslosen Krebsmitteln schröpft nicht nur die Kassen, er belastet auch die Patienten, denen dadurch ein womöglich wirksames Medikament vorenthalten wird.

Zu den Fehlentwicklungen im System haben allerdings auch die Patienten beigetragen. In keinem Bereich des täglichen

Lebens verhält sich der Mensch so hilflos wie beim Arzt. Der Patient gibt sich entmündigt, ist reduziert auf seinen Krankenschein, der abgearbeitet wird, ohne dass er Aufklärung darüber verlangt, was mit ihm en détail geschieht oder beabsichtigt ist. Viel zu viele Patienten jedenfalls lassen willfährig mit sich das machen, was der Arzt vorschlägt. Es ist auf Anhieb nicht zu verstehen, dass der Patient über jeden Handgriff an seinem Auto informiert werden will, sich aber, wenn es um sein höchstes Gut geht, die eigene Gesundheit, mit ein paar lapidaren, oft noch schwer verständlichen Erklärungen zufriedengibt. Ein Lichtblick ist immerhin, dass immer mehr Patienten sich im Internet über Krankheiten und therapeutische Konzepte informieren.

Der mündige Patient ist ein erstrebenswertes Ziel auf dem Weg zu einem effizienten Gesundheitssystem. Daran besteht derzeit aber weder bei den Ärzten noch bei den sonstigen Leistungserbringern ein wirkliches Interesse.

Schließlich müsste dafür auch das Abrechnungssystem radikal verändert werden. Gegenwärtig wird der Arzt nach seinen medizinischen Leistungen bezahlt. Sie auszudehnen steigert sein Einkommen. Eine unsinnige Kostenspirale, weil damit selbst völlig überflüssige Behandlungskonzepte gefördert werden. Nur der kranke Patient bringt Geld. Dieses System verleitet dazu, dem Patienten medizinische Leistungen aufzudrängen, die unnötig und teuer sind und womöglich auch noch Nebenwirkungen haben.

Es ist ein Abrechnungssystem, das dazu beiträgt, den Patienten zu verdummen – durch Ärzte, die dem Patienten gegenüber nicht einräumen können, dass ihre therapeutischen Maßnahmen nicht notwendig sind; durch Krankenkassen, die mit ihrem Abrechnungssystem die Leistungsausweitung noch forcieren; durch die Pharmaindustrie, die mit ihrer Werbung dazu beiträgt, dass Patienten leichtgläubig jeder propagierten Wunderwirksamkeit von Medikamenten Glauben schenken.

Darüber hinaus ist es ein Unding, dass in diesem Abrechnungssystem die Patienten nicht einmal wissen, für welche Leistungen ein Arzt wie viel abrechnet.

Schließlich gibt es noch eine weitere Möglichkeit, die in anderen Ländern praktiziert wird, dass nämlich der Arzt unabhängig von der Verabreichung bestimmter Leistungen honoriert würde oder gar ein festes Gehalt bezöge. Dadurch könnte es zu einem drastischen Abbau der Kosten kommen.

Wir zählen in diesem Buch nicht nur Missstände auf, sondern wollen dem Leser, der immer auch ein Patient ist, Einblicke in ein Gesundheitswesen vermitteln, das mit seinen komplizierten Entscheidungs- und Abhängigkeitsstrukturen selbst für Fachleute kaum noch durchschaubar ist. Im Interessengeflecht des mit Abstand größten Wirtschaftsbereichs in Deutschland bleiben die Belange der Patienten, die beim Handeln von Ärzten, Kliniken und Arzneimittelherstellern eigentlich im Mittelpunkt stehen sollten, immer mehr auf der Strecke. Nur wer als Patient diese Macht- und Abhängigkeitsstrukturen im Gesundheitswesen durchschaut, kann sein Handeln darauf abstellen und politische Gefälligkeiten, die zu seinem Nachteil gereichen, leichter einschätzen.

Darüber hinaus werden wir aufzeigen, wo und wie in Deutschland Milliarden über Milliarden verschleudert werden – auf Kosten der Beitragszahler, die sich darauf einstellen müssen, dass ihnen in Zukunft notwendige medizinische Leistungen verweigert werden. Weil ihnen nämlich die Politik vorgaukelt, dass Kostensteigerungen unabdingbar seien. Doch das ist nichts anderes als eine arglistige Täuschung. Denn im deutschen Gesundheitswesen steckt so viel Geld, dass eine Beschränkung medizinischer Leistungen nicht nötig wäre. Auch darüber will dieses Buch aufklären.

Kapitel 1
Der Trick mit den Anwendungsbeobachtungen

Das Handy klingelte. Eine männliche Stimme meldete sich, der Name unverständlich.

»Sie hatten mir eine Mail geschickt«, sagte der Anrufer, wartete eine Antwort aber nicht ab, sondern fuhr fort: »Sie sollten erst einmal wissen, dass ich wie viele meiner Kollegen an der Grenze der finanziellen Belastung angelangt bin. Kassenpatienten zu behandeln, der Aufwand lohnt sich nicht mehr. Das deckt kaum noch die Kosten.«

Der Anrufer war, was nun klar wurde, ein von uns angemailter Allgemeinmediziner mit einer Praxis in der Nähe von Frankfurt. Der Arzt erwartete Verständnis für seine Lage. Sein wehleidiger Ton ließ darauf schließen, dass er sogar mit einem mitfühlenden Wort rechnete.

»Wir Ärzte werden immer mehr gebeutelt. Ich warte nur darauf, dass demnächst einer meiner Kollegen Insolvenz anmelden muss.«

Doch unsere Reaktion signalisierte ihm nicht das erhoffte Verständnis: »Was wäre denn so schlimm daran, wenn ein Arzt seine Praxis schließen müsste? Schließlich verlieren Tausende von Menschen jede Woche ihren Arbeitsplatz.«

Der Anrufer blieb für einen Moment stumm. Der Einwand hatte ihm offensichtlich die Sprache verschlagen. Er kam nun auf unsere Mail-Anfrage zurück, in der wir den Wunsch nach einem Fernsehinterview geäußert hatten.

»Das werde ich auf keinen Fall machen«, beschied er uns barsch.

»Und ob ich Ihnen Fragen schriftlich beantworte? – Nein, das werde ich ebenfalls nicht machen.«

Was dem Arzt nicht behagte, war unsere Bitte, uns ein Interview zum Thema Anwendungsbeobachtungen (AWB) zu geben. Nach Angaben der Kassenärztlichen Bundesvereinigung (KBV) gibt es für knapp 2000 Medikamente Anwendungsbeobachtungen in Deutschland.[1] Bis zu 25 000 Ärzte – also etwa jeder fünfte niedergelassene Arzt in Deutschland – nimmt nach Schätzungen von Experten diese Chance auf zusätzliche Einnahmen durch die Pharmaindustrie wahr. Die Nebenverdienste übersteigen nicht selten sogar das Honorar, das ein Arzt für die Behandlung all seiner Patienten bekommt. Die Pharmafirmen zeigen sich den Ärzten gegenüber außerordentlich spendabel. Bis zu 2500 Euro zahlen sie pro Medikament und Patient, im Schnitt sind es einige Hundert Euro. Der Aufwand des Arztes dafür hält sich in Grenzen. Häufig muss er lediglich ein paar Fragen über Wirkungen und beobachtete Nebenwirkungen beantworten. Oft genügt es, ein paar Kästchen anzukreuzen – eine Aufgabe für die Arzthelferin.

Den Namen des Anrufers haben wir einer Liste der Kassenärztlichen Vereinigung (KV) Hessen entnommen. In dieser Liste sind alle Ärzte aufgeführt, die sich an Anwendungsbeobachtungen beteiligen. Auch der larmoyante Arzt aus der Nähe von Frankfurt – über zwanzig Mal taucht er in der Liste auf. So oft nimmt er an Anwendungsbeobachtungen teil, multipliziert mit der Zahl der Patienten, denen er eines der Präparate verschreibt. Da erhält der arg gebeutelte Mediziner Monat für Monat so ganz nebenbei ein stattliches Sümmchen.

Über zwanzig Ärztinnen und Ärzte aus der Liste haben wir schriftlich um eine Stellungnahme gebeten. Bis auf eine Ärztin stellten sich alle stumm: Sie reagierten überhaupt nicht.

Das kollektive Schweigen hat seinen Grund. Die AWB sind äußerst umstritten. Denn gezahlt wird meistens für Medikamente, die schon seit Jahren auf dem Markt sind und zudem häufig auch vor dem Auslaufen des Patentschutzes stehen. Mit den Zahlungen an die Ärzte wollen die Hersteller noch schnell den Umsatz kräftig ankurbeln. Rund eine Milliarde Euro gibt die

Pharmaindustrie im Jahr für Anwendungsbeobachtungen aus. Das entspricht nach den Berechnungen des Pharmakologen und Pharmakritikers Professor Peter Schönhöfer rund zwanzig Prozent der Marketingausgaben der gesamten Branche. Und das ist annähernd so viel, wie die Arzneimittelfirmen in die Forschung investieren.

Das System der Anwendungsbeobachtungen ist nicht nur ethisch umstritten, es dürfte in den meisten Fällen für die Beteiligten auch juristisch ein Problem sein. »In strafrechtlicher Hinsicht«, warnte die KV Hessen im Mai 2009 die Ärzte in ihrem Bundesland, könnten »Anwendungsbeobachtungen als Bestechlichkeit angesehen werden, wenn das vereinbarte Honorar die Grenze der Angemessenheit übersteigt«.[2] Mehrere Tausend Verfahren seien bereits im Zusammenhang mit AWB gegen Ärzte und Pharmakonzerne eingeleitet worden.[3]

Peter Schönhöfer drückt es noch drastischer aus. Für ihn sind Anwendungsbeobachtungen »klassische Korruptionskomplotte. Die Geschäftspartner, Pharmavertreter und Arzt, sprechen sich ab, teurer zu verordnen und sich die Profite zu teilen. Und unbeteiligte Dritte müssen dafür bezahlen«[4] – die Krankenkassen und damit die Versichertengemeinschaft. Perfide daran ist vor allem, dass die Ärzte mit Geld geködert werden, dass sie besonders teure Me-too-Medikamente verschreiben – also Medikamente, die keinen oder nur einen marginalen Unterschied zu bereits eingeführten Mitteln aufweisen, die in den meisten Fällen auch noch weitaus preisgünstiger sind.

Aber nicht alle Mediziner beteiligen sich an dieser Abzocke, einige haben sich die Unabhängigkeit gegenüber der Industrie bewahrt. Sie sehen die Geldkumpanei der Kollegen mit der Pillenbranche äußerst kritisch und verurteilen das Verhalten der Kollegen, die im Sold der Pharmakonzerne stehen, äußerst scharf. Der Offenbacher Gastroenterologe Bernhard Winter etwa sagte uns: »Die meisten Anwendungsbeobachtungen, die ich kenne, sind von vornherein unseriös konzipiert. Mit vier bis fünf Fragen kann man nicht die Anwendung eines Medikaments überprüfen.« Er verstehe nicht, warum der Gesetzgeber die Anwendungsbeobachtungen nicht längst verboten hat. »Diese Kollegen missbrauchen das Vertrauen der Patienten, die befürchten müssen, dass ihnen Medikamente verschrieben werden, die hauptsächlich dem Arzt Nutzen bringen«, berichtet Bernhard Winter, der auch Vorstandsmitglied des Vereins demokratischer Ärztinnen und Ärzte (VDÄÄ) in Deutschland ist, der sich verstärkt für die Belange und Rechte von Patienten einsetzt.

Die Alimentierung seiner Kollegen durch die Pharmakonzerne ist auch für Professor Klaus Lieb ein ständiges Ärgernis. Professor Klaus Lieb ist Direktor der Psychiatrischen Universitätsklinik in Mainz und hat zusammen mit einigen anderen Ärztinnen und Ärzten im Januar 2007 den Verein »Mezis« (»Mein Essen zahl ich selbst«) gegründet. Die Mezis-Mitglieder kritisieren den zunehmend hohen Einfluss der Pharmabranche auf das Verschreibungsverhalten der Ärzte. Sie selbst haben sich verpflichtet, keine Pharmavertreter mehr zu empfangen, nicht an bezahlten Luxusreisen der Medikamentenkonzerne teilzunehmen, pharmagesponserte Praxissoftware abzuschaffen und keine Anwendungsbeobachtungen mehr durchzuführen. Denn der wissenschaftliche Nutzen derselben, den die Pharmahersteller so gern herausstreichen, um damit die Zahlungen an die Ärzte zu rechtfertigen, wird von den Mezis-Ärzten energisch bestritten.

Und nicht nur von ihnen. Auf einem Symposium der Kassenärztlichen Vereinigung Hessen diskutierten Ende 2008 Fachleute die Frage, ob mit Anwendungsbeobachtungen ein Gewinn medizinischer Erkenntnisse verbunden ist oder ob sie allein Marketingzwecken dienen. Professor Ulrich Schwabe vom Pharmakologischen Institut der Universität Heidelberg hat die von hessischen Ärzten durchgeführten Anwendungsbeobachtungen akribisch geprüft. Seine Ergebnisse bestärken jene Kritiker, die seit Langem ein Verbot dieser Form der Kooperation zwischen Ärzten und Pharmaherstellern fordern. AWB sind, so das Resümee von Professor Ulrich Schwabe, nichts anderes als gekaufte Umsatzsteigerungen per Rezeptblock.

Die oft beschworenen medizinischen Vorteile der AWB mag Ulrich Schwabe, Mitherausgeber des jährlich erscheinenden *Arzneiverordnungs-Reports*, partout nicht erkennen. Sie tragen seiner Ansicht nach weder zur Verbesserung der Arzneimittelsicherheit bei noch haben sie eine Bedeutung für die zuverlässige Beurteilung der Wirksamkeit eines Medikaments. Das an rein wirtschaftlichen Interessen orientierte System der Anwendungsbeobachtungen habe enorme Preissteigerungen auf dem Arzneimittelmarkt bewirkt. So fand Professor Schwabe heraus, dass die verordneten AWB-Medikamente über viermal so teuer sind wie vergleichbare andere Mittel. Sein Fazit: Anwendungsbeobachtungen sind das erfolgreichste Marketinginstrument der Pharmaindustrie, das zu dem gewünschten Verschreibungsverhalten von Ärzten führt.

Dass sich seine Arztkollegen so willfährig für die Interessen der Pharmakonzerne einspannen lassen, dafür hat Leonhard Hansen, bis Ende vorigen Jahres Vorsitzender der KV Nordrhein, nicht das geringste Verständnis. »Da kassieren Ärzte Zuwendungen«, sagt uns der Allgemeinmediziner in einem Gespräch, »die eindeutig dem Zweck dienen, Verschreibungen zu erwirken. Das ist Bestechung, das ist Korruption und sollte sanktioniert werden.«

Gemessen am enormen Umfang der Kungelei zwischen der Industrie und den niedergelassenen Ärzten, sind die Ermittlungen der Strafverfolger gegen diese Praktiken lediglich auf Einzelfälle reduziert. Keineswegs kann man darin das akribische Aufdecken einer groß angelegten bundesweiten Korruption erkennen, wie selbst viele Ärzte das AWB-System bewerten. Als juristisch nicht sonderlich bedrohlich schätzen offenbar auch die Beteiligten ihre Praxis ein, denn die gekauften Verschreibungen haben in den letzten Jahren sogar noch an Umfang zugenommen. Und das hat recht einleuchtende Gründe. Denn für die Pharmaindustrie ist die Investition in die Ärzte gut angelegtes Kapital, das sich hoch verzinst.

Der emsig benutzte Rezeptblock ist immer noch der verlässlichste Umsatzgarant. Dieser Hilfe wusste sich auch das Unternehmen Mundipharma mit seinem neuen Schmerzmittel Targin (Wirkstoffkombination Oxycodon-Naloxon) zu bedienen. Mit 2978 Anwendungsbeobachtungen war das 2006 eingeführte Medikament in seinem zweiten Verkaufsjahr bereits absoluter Spitzenreiter bei den Anwendungsbeobachtungen der hessischen Ärzte – mit durchschlagendem Erfolg. Offenbar beteiligten sich bundesweit viele Praxen an Targin-AWB. Innerhalb nur eines Jahres schnellten die Verordnungen des Medikaments bundesweit um 772 Prozent in die Höhe.

Ein fragwürdiger Erfolg. Der *Arzneiverordnungs-Report 2009* meldete gegen die vom Hersteller herausgestellten therapeutischen Fortschritte doch einige Zweifel an. Und das *arznei-telegramm* in Berlin stellte die kritische Frage: »Erst zulassen, dann prüfen?«[5] Targin sei allein auf der Basis der Phase-I- und Phase-II-Daten zugelassen worden. »Im Phase-III-Programm wird das Mittel in Abstimmung mit der Zulassungsbehörde erst noch geprüft. Veröffentliche Studien zu Targin«, so das *arznei-telegramm*, »finden wir gar nicht und werden uns auch vom Hersteller nicht überlassen.«[6] Die Ärzte, die an den Anwendungsbeobachtungen teilnahmen, hatten dennoch keine Bedenken, dem Präparat rasant zum Erfolg zu verhelfen.

Anwendungsbeobachtungen sollen nicht nur den Umsatz neuer Mittel hochbringen. Sie dienen nach Ansicht von Leonhard Hansen von der KV Nordrhein »vor allem dazu, Präparate, die vor dem Patentablauf sind, im Markt zu puschen und deren Umsätze nach oben zu treiben.« Eine Beobachtung, die auch die KV Niedersachsen gemacht hat. Sie fand heraus, dass häufig »sehr alte Präparate« in die Untersuchungen einbezogen wurden. Anwendungsbeobachtungen für diese Mittel, so die KV in Hannover, würden hauptsächlich dafür missbraucht, »die Präparate verstärkt ins Bewusstsein der Ärzte zu rufen«.[7] Und das garantiert lukrative Geschäfte.

Wie gut das funktioniert, belegt der Dauererfolg des Magensäureblockers Pantozol. Gerade an diesem Medikament lässt sich verdeutlichen, dass es sich bei den Anwendungsbeobachtungen in vielen Fällen lediglich um ein Schmiersystem für die Ärzte handelt mit dem Ziel, dass das Mittel so häufig wie möglich verschrieben wird. Die verordnungswilligen Helfer in den Arztpraxen verhalfen dem Medikament sogar noch im Jahr vor dem Auslaufen seines Patentschutzes zu Rekordergebnissen. Denn noch 2008, im fünfzehnten Jahr seit der Markteinführung, erzielte der Schweizer Pharmakonzern Nycomed mit seinem Medikamentenhit Pantozol Zuwachsraten von 22 Prozent und schaffte mit insgesamt 3,8 Millionen Verordnungen einen Umatz von 211,6 Millionen Euro. Unter den zwanzig führenden Arzneimitteln in Deutschland reichte dieses Ergebnis für einen beachtlichen neunten Platz.

Längst gab es eine stattliche Auswahl um rund die Hälfte preiswerterer Mittel auf dem Markt, dennoch schrieben Deutschlands Ärzte weiterhin wie am Fließband das teure Pantozol auf die Rezepte. Der Hersteller, das einst zur Industriellengruppe Quandt gehörende Unternehmen Altana, mittlerweile im Besitz des Schweizer Pharmakonzerns Nycomed, hatte den Verschreibungsfleiß der Ärzte für das Altmittel mit interessanten AWB-Angeboten beflügelt. Nycomed hatte sich schließlich finanziell auch nicht lumpen lassen: Mit 1505 AWB schaffte es Pantozol auf der hessischen KV-Liste im Jahr 2008 immerhin noch auf Platz drei.

Wissenschaftlich wertlos

Mit medizinischen Erkenntnissen hatten die Anwendungsbeobachtungen bei dem bereits 1994 zugelassenen Medikament auch nicht mehr das Geringste zu tun. Heute ist der Pantozol-Wirkstoff Pantoprazol zu einem Bruchteil des Preises des einstigen Originalpräparats zu haben. Während das Original 98 Euro für eine 40-Milligramm-Packung mit 98 Pillen kostet, ist das Medikament bei Ratiopharm (ebenfalls 40 Milligramm, 98 Pillen) dagegen für 46,44 Euro und beim Generikahersteller TAD sogar schon für 42,98 Euro zu haben.

Nicht viel anders verhält es sich mit Nexium. Das Arzneimittel, ebenfalls ein Magensäureblocker, wurde im Jahre 2007 im Rahmen von Anwendungsbeobachtungen an 121 900 Patienten verschrieben und erreichte damit im siebten Jahr nach seiner Zulassung noch einen erstaunlichen Umsatzanstieg von 23 Prozent auf 158 Millionen Euro.

Mit Nexium wollte der Hersteller AstraZeneca die drohenden Umsatzausfälle seines Mittels Antra (Wirkstoff Omeprazol) auffangen. Denn als für den Magensäureblocker der Patentschutz auslief, brachte die Firma die aus Antra entwickelte Molekülvariante Nexium auf den Markt. In der Wirkung sehen Mediziner zu Omeprazol keinen Unterschied. Aber mit der Scheininnovation hatte die AstraZeneca wieder ein neues Medikament im Patentschutz, für das sie jeden beliebigen Preis verlangen konnte. Für die 40-Milligramm-Packung Nexium mit 90 Pillen verlangt der Hersteller stolze 135,51 Euro, die Generikafirma Flexopharm nimmt dagegen für eine 40-Milligramm-Packung (100 Tabletten) Omeprazol mit 41,01 Euro weniger als ein Drittel des Nexium-Preises. Das Beispiel zeigt, wie leicht es der Pharmaindustrie gemacht wird, die Krankenkassen zu schröpfen.

Dafür reicht aus, dass ein Heer geldversessener Ärzte sich vor den Karren der Pharmakonzerne spannen lässt. So hat die Kassenärztliche Bundesvereinigung (KBV) am Beispiel Nexium belegt, welchen Einfluss die Ärzte im Rahmen von AWB-Verschreibungen auf die Umsatzentwicklung der Pharmaunternehmen haben. Nach einer Berechnung des *Arzneiverordnungs-Reports* wurden im Jahre 2005 bis zu 122 000 Patienten auf Nexium umgestellt, ungeachtet der damit verbundenen Risiken für die Patienten. Denn bei neuen Medikamenten ist die Gefahr von Nebenwirkungen größer als bei längst eingeführten Mitteln. Dieses Risiko für die Patienten wäre leicht zu vermeiden gewesen, wenn die Ärzte weiterhin den preiswerten und bewährten Wirkstoff Omeprazol verschrieben hätten. Zudem wären dann nach den Berechnungen von Professor Ulrich Schwabe allein im Jahre 2007 Einsparungen von rund 100 Millionen Euro möglich gewesen. Doch die Ärzte hatten mehr das eigene und das Wohl des Herstellers AstraZeneca im Sinn und verordneten lieber das horrend teure Nexium.

Für Professor Peter Sawicki, seit September 2004 Leiter des Kölner Instituts für Qualitätssicherung und Wirtschaftlichkeit im Gesundheitswesen (IQWiG), ist es »nicht nachvollziehbar«, wie durch Anwendungsbeobachtungen die Gelder der Versichertengemeinschaft geradezu »verprasst« werden: »An solchen Anwendungsbeobachtungen teilzunehmen, die wissenschaftlich völlig wertlos sind, ist für die Ärzte in erster Linie die Motivation, mehr Geld zu verdienen, als man ohnehin schon verdient.«[8]

Mehr als vierzig der in AWB verschriebenen Medikamente, hat der ehemalige KV-Chef Nordrhein, Leonhard Hansen, herausgefunden, »kosten zwischen 1000 und 10 000 Euro pro Packung«. Dabei handelt es sich um Präparate, die laut Hansen »von den Pharmakonzernen in die Verschreibungsfeder der Ärzte gedrückt werden sollen, um auf diese Weise nach vorne gebracht zu werden«.[9]

Die Gier mancher Mediziner erregt inzwischen Aufsehen. So hatten denn niedergelassene Ärztinnen und Ärzte ihre Teilnahme an über vierzig Anwendungsbeobachtungen, einige wenige sogar an sechzig und mehr gemeldet. Der Umfang ihres Engagements für die Pharmaindustrie nährt den Verdacht, dass sie hauptsächlich als Subunternehmer der Arzneimittelkonzerne tätig sind, die Behandlung der Patienten ihnen aber eher ein notwendiges Übel ist.

Doch selbst die ständig wachsende Kritik an den Anwendungsbeobachtungen brachte das Heer der fleißigen Verschreiber bislang nicht zum Umdenken. Daher mehren sich die Forderungen nach einem gesetzlichen Verbot oder einer strengeren Reglementierung der Anwendungsbeobachtungen. Die KV Hessen drückte in ihrem Info-Dienst[10] die Hoffnung aus, dass nach der starken Zunahme der öffentlichen Kritik das Bundesgesundheitsministerium gegen die Praktiken vorgehen werde. Das war im Mai 2009. Ein Teil der Firmen will nach öffentlichem Druck künftig die in Auftrag gegebenen AWBs veröffentlichen.

Vom neuen FDP-Bundesgesundheitsminister Philipp Rösler dürfte die Pharmaindustrie keine einschränkenden Maßnahmen zu befürchten haben. Im Gegenteil. Die Mediziner gehören zur bevorzugten Klientel der Freidemokraten, ihre Interessen zu hüten wird Rösler somit ein großes Anliegen sein. An den von den Pharmakonzernen gekauften Verschreibungen und den damit verbundenen Wohltaten für die Niedergelassenen und die Industrie, an all dem wird er nicht rütteln. Eher noch müssen die Patienten mit höheren Kassenbeiträgen rechnen. Dabei hat das Abkassieren der Pharmabranche auf dem deutschen Markt seit Jahren Ausmaße erreicht, die viele Kritiker schon an regelrechte Beutezüge durch das deutsche Gesundheitssystem denken lässt, die von der Politik geduldet werden.

Die Versichertengemeinschaft wird folglich auch künftig indirekt über ihre Beiträge an die Krankenkassen das System der Anwendungsbeobachtungen finanzieren. Und dazu gehören nicht allein die Kosten von fast einer Milliarde Mark für die Anwendungsbeobachtungen, die von den Patienten über die hohen Medikamentenpreise bezahlt werden. Die Versicherten müssen mit ihren Beiträgen auch für die Preisdifferenzen aufkommen, die zwischen den teuren AWB-Medikamenten und den preiswerteren Alternativen bestehen.

Die Anwendungsbeobachtungen sind auch eine bevorzugte Methode, besonders teure Medikamente mit Erfolg in den Markt zu drücken. Beispielsweise das Antirheumamittel Humira, das nicht zuletzt auch mithilfe von Anwendungsbeobachtungen einen Umsatz von 332 Millionen Euro erreichte und damit an die Spitze der meistverordneten Arzneimittel gepuscht wurde. Humira wird von den Kassenmanagern gern als Beleg dafür angeführt, dass die Pharmaindustrie mit ihren Wucherpreisen auf Dauer das System der gesetzlichen Krankenversicherung (GKV) aushöhlt. Ingo Kailuweit, Chef der Ersatzkasse KKH-Allianz in Hannover, fordert daher auch eine staatliche Preisfestsetzung für

Medikamente, wie sie schon seit Jahren in vielen europäischen Ländern praktiziert wird.

Nirgendwo sonst auf der Welt ist Humira so teuer wie in Deutschland. Eine Packungseinheit (40 Milligramm, sechsmal) kostete Ende 2008 in Deutschland (Herstellerabgabepreis) rund 4290 Euro, in Spanien dagegen nur 3026 Euro.

Nicht anders verhält es sich mit Enbrel, ebenfalls ein Antirheumatikum. Das Medikament wurde von über 200 Ärzten in Deutschland im Rahmen von Anwendungsbeobachtungen kräftig in den Markt gedrückt und rangierte mit einem Umsatz von 302 Millionen Euro im Jahre 2008 auf Platz zwei der Liste der umsatzstärksten Mittel. Eine Packung Enbrel (50 Milligramm) kostet hierzulande 4220 Euro, in Spanien dagegen nur 2840 Euro. Sogar in den als besonders teuer verschrienen USA sind diese beiden Mittel um rund 70 Prozent preiswerter als in Deutschland (siehe Kapitel 5 über Arzneimittelpreise). Die Beispiele zeigen, wie sich mithilfe der Anwendungsbeobachtungen besonders schnell hohe Umsätze und dicke Gewinne machen lassen.

»Als niedergelassener Arzt«, sagte der Offenbacher Internist Bernhard Winter den Autoren, »verfüge ich bei den Verschreibungen und der Art der Behandlung treuhänderisch über das Versichertenvermögen. Und das sollte eigentlich dazu führen, sich vom jeweiligen Krankheitsbild leiten zu lassen und nicht von den Interessen der Pharmafirmen.«

Wenn das beim Verschreiben von Medikamenten die generelle Maxime wäre, könnten nach Ansicht des Mediziners Harald Herholz von der KV Hessen sogar die Beitragszahlungen der Versicherten gesenkt werden. »Durch ein Verbot von Anwendungsbeobachtungen«, erklärt er uns, »sind nach Meinung von Fachleuten mehrere Milliarden an Einsparungen möglich.«[11]

Allein bei Pantozol hätten im Jahre 2008 durch die Verordnung preiswerterer Magenmittel mit gleich hohem Wirkungsgrad die Ausgaben um über hundert Millionen Euro verringert werden können. Umgerechnet auf alle anderen Medikamente könnten in der Tat bei der Verschreibung ausschließlich preiswerter, aber gleich wirksamer Arzneimittel mehrere Milliarden Euro eingespart werden. Es ist kaum zu verstehen, dass eine Minderheit in der Berufsgruppe der Ärzte es sich erlauben darf, als bezahlte Büttel der Pharmaindustrie und gemeinsam mit ihr Jahr für Jahr die Krankenkassen um einige Milliarden Euro zu erleichtern.

Welchen Umfang die gekauften Verschreibungen angenommen haben, belegen Zahlen der Kassenärztlichen Bundesvereinigung (KBV). Danach hatten im Jahre 2008 die Pharmakonzerne mit Deutschlands Ärzten Anwendungsbeobachtungen für immerhin 235 Präparate vereinbart. Mit den im Rahmen dieser AWB verordneten Medikamenten erzielte die Pharmabranche Umsatzsteigerungen von rund einer Milliarde Euro – zulasten der weitaus preiswerteren Medikamente. Der gesamte Umsatz der AWB-Medikamente erreichte 2008 mit 7,2 Milliarden Euro bereits rund ein Viertel aller Arzneimittelausgaben der gesetzlichen Krankenkassen. Diese erstaunlichen Erfolgszahlen veranlasste die KBV, endlich kritischere Töne bezüglich des Verschreibungsverhaltens der Ärzte anzuschlagen.

Reichlich spät, denn erst die lauter werdende öffentliche Kritik hat auch die Kassenärztliche Bundesvereinigung reagieren lassen. KBV-Vorstand Carl-Heinz Müller forderte schließlich im Herbst 2009, den Markt der Anwendungsbeobachtungen strenger zu reglementieren. Die Pharmahersteller müssten verpflichtet werden, die Ergebnisse der AWB in einer zentralen und allgemein zugänglichen Datenbank zu veröffentlichen. Diese Art von Untersuchungen seien nur dann sinnvoll, wenn Wirkungen und Nebenwirkungen neuer Medikamente mit wissenschaftlicher Genauigkeit dokumentiert und ihre Ergebnisse auch veröffentlicht würden. »Anwendungsbeobachtungen zu Marketingzwecken«, so Carl-Heinz Müller, »sind in keiner Weise akzeptabel. Sie sind kein Standbein für die Arztpraxis und im Zweifelsfall geeignet, das Vertrauensverhältnis von Arzt und Patient zu unterminieren.«[12]

Den Ärzten, die sich im Verein Mezis organisiert haben, gehen die KBV-Forderungen dagegen längst nicht weit genug. Sie fordern, dass die von der Pharmaindustrie organisierten Fortbildungen für Ärzte beendet werden, die oft mit teuren Wochenendreisen in Luxushotels und einem exklusiven Verwöhnprogramm verknüpft sind. Da schrumpfen, berichtet uns Mezis-Vorstand Thomas Lindner, niedergelassener Internist aus Hennigsdorf in Brandenburg, »drei Tage Fortbildung in Nizza auf einen einstündigen Vortrag eines bekannten Hochschulprofessors zusammen. Die Vorträge haltenden Professoren nennen Spötter habilitierte Pharmareferenten. Erhält ein Professor ein fünf- bis sechsstelliges Eurohonorar von einer Pharmafirma, sind Fragen nach seiner Unabhängigkeit erlaubt.«[13] Sein Vereinskollege Professor Klaus Lieb hält es in einem Gespräch mit uns für »geradezu absurd«, dass Ärzte »auf Kosten der Patienten ihre Fortbildung machen. Denn die müssen das über die hohen Medikamentenpreise zahlen. Die Fortbildung muss unabhängig werden.«

Die Fortbildungsprogramme für die Ärzte lässt sich die Pharmaindustrie eine Menge kosten. Mehr sogar noch als für die Anwendungsbeobachtungen. Nach Angaben von Professor Peter Schönhöfer gab die Pillenbranche im Jahr 2001 von ihren mit der GKV erzielten Umsätzen für Kongresse und ärztliche Fortbildungen rund 1,5 Milliarden Euro aus, für den Bereich Forschung und Entwicklung hingegen nur 1,3 Milliarden Euro. Verständlich, dass bei einem Volumen von rund 2,5 Milliarden Euro für Anwendungsbeobachtungen und Fortbildungen im Luxusambiente viele Kritiker von einem groß angelegten Bestechungsprogramm für Ärzte reden.

In keinem anderen Wirtschaftsbereich sind Einflussnahmen und Manipulationen so ausgeprägt wie in den Gefügigmachungsprogrammen der Pharmaindustrie für die Ärzte. Eigentlich hätte die Politik schon längst eingreifen müssen, um solche Auswüchse zulasten der Patienten zu verhindern. Die Mezis und auch der Verein demokratischer Ärztinnen und Ärzte in Deutschland haben ihren Mitgliedern empfohlen, sich an keinem Pharmaprogramm zu beteiligen.

Beide Vereine haben klare Regeln im Umgang mit der Pharmaindustrie aufgestellt. Mezis-Vorsitzender Professor Klaus Lieb, Direktor der Klinik für Psychiatrie und Psychotherapie der Universitätsmedizin Mainz, hat sich beispielsweise mit seinem Team auf Richtlinien im Umgang mit der Pharmaindustrie geeinigt. Die Klinik sei zwar an einer engen wissenschaftlichen Kooperation mit der Pharmaindustrie in der Erforschung neuer Arzneimittel interessiert, ist auf ihrem Internetportal zu lesen, sie strebe aber in der Verordnung von Arzneimitteln eine weitestgehende Unabhängigkeit von den Herstellern an.

Verärgert sind die Mezis-Mitglieder auch über das aggressive Werbeverhalten von Pharmavertretern, die Selbsthilfegruppen seit Jahren finanziell unterstützen, um sie, wie Wolfgang Schwinzer, Allgemeinmediziner und Mezis-Vorstandsmitglied, herausgefunden hat, für ihre Zwecke einzuspannen. Geschickt werbe die Industrie in diesen Gruppen für ihre teuren Medikamente. Von den Vertretern hörten sie Fragen wie: »Warum hat Ihr Arzt Ihnen dieses Medikament noch nicht verordnet? Das hat doch schon vielen Patienten geholfen.« Schwinzer: »Anschließend kommen die ›gut informierten‹ Patienten zu uns Ärzten in die Praxis und können im Einzelfall erheblich Druck ausüben – und schon gibt es wieder ein Rezept für die Firma.«[14]

»Wenn wir es nicht selbst schaffen, Industrieunabhängigkeit beim Verordnen zu erreichen«, schrieb der niedergelassene Internist und Nephrologe Thomas Lindner aus Hennigsdorf in der Zeitschrift *Berliner Ärzte*[15], »dann werden Berufsfremde (Patienten, Medien, Kostenträger, Politik und so weiter) dies einfordern. Das dürfte nicht zu unserem Vorteil sein, beschämend wäre es allemal.«

Kapitel 2
Die Korruption der Sanitätshäuser

Unsere Recherchen im Bereich der Sanitätshäuser erinnern an Dreharbeiten über die Mafia: Wir treffen einen Zeugen, der in Angst lebt, und wir müssen uns so verhalten, dass die Nachbarschaft von den Dreharbeiten nichts mitbekommt. Daher tarnen wir unser Equipment gut, eine große Tasche umhüllt die Kamera. Wir haben einen Termin nach Dienstschluss vereinbart – auch kein Kunde soll ahnen, dass unser Informant redet.

Dieser betreibt seit vielen Jahren ein Sanitätshaus und macht jeden Tag in seinen beiden Verkaufsetagen gute Miene zum bösen Spiel. Doch er hat sich dazu durchgerungen, über die Machenschaften in seiner Branche zu reden, und an diesem Abend will er uns von den Tricks berichten, die in seiner Branche weitverbreitet sind. Jahrelang war er Avancen von Ärzten ausgesetzt, die ihm mehr oder weniger deutlich signalisiert haben, dass es ihnen um den schnellen Euro gehe: Patientenströme gleichen bargeldlosem Geldverkehr – und wohin die Patienten ihre begehrten Rezepte bringen, liegt meist in der Hand der Ärzte.

Unser Informant erklärt, wie es funktioniert – Geld gegen Ware Patient: »Die Ärzte wollen in diesem Fall ganz bestimmte Beteiligungen an dem Umsatz haben, der dann über spezielle Schuheinlagen oder Schuhzurichtungen läuft. Mit ihrem Rezept schreiben sich dann die Ärzte quasi direkt Geld auf.«[1]

Dabei gehen die Mediziner auf Nummer sicher. Eine Chance für Patienten, selbst zu entscheiden, wo ihr Rezept und damit der Auftrag landet, wird dreist verhindert. So bezeichnet es auch unser Sanitätshausbesitzer als Hauptproblem, »dass viele Ärzte dem Patienten das Rezept aus der Hand nehmen« und selbstständig dafür sorgen, bei welchem Sanitätshaus der Auftrag landet. »Das heißt, viele Patienten gelangen erst gar nicht zu uns, weil das vorher abgefangen wird«, resümiert er enttäuscht.

Das nächste Interview führt uns ins Ruhrgebiet. Ein anderer Sanitätshausbesitzer hatte von unseren Recherchen erfahren und möchte auch reden – selbstverständlich anonym. Die Praktiken seiner Branche haben ihn tief frustriert. Seine Angaben präzisieren die Aussagen seines Kollegen. Er berichtet, dass im Korruptionssumpf über Jahre regelrechte Strukturen gewachsen seien. Er erwähnt Auto-Leasingverträge, die von den Sanitätshäusern zugunsten der Ärzte abgeschlossen würden:

»Das Fahrzeug wird dem Arzt zur Verfügung gestellt. Gleiches gilt sogar für Arbeitsverträge. Das heißt, eine Arzthelferin ist in dem Sanitätshaus angestellt, arbeitet aber in der Praxis.«[2]

Wir fragen unseren Gesprächspartner aus Nordrhein-Westfalen, wie weit verbreitet in seiner Region die Korruption sei. Seine Antwort klingt resignativ. Von den geschätzten sechs bis acht Orthopäden, die im Umkreis arbeiten, kenne er »keine Praxis, die nicht so arbeitet«.

Schmiert ein Sanitätshaus nicht – dann hilft keine teure Innenstadtlage und auch kein fantasievolles Schaufenster. Der Laden bleibt leer, denn Medizin ist primär Vertrauenssache, und das wissen die korrupten Ärzte. Für sie liefern Sanitätshausbesitzer eine Art Generalvollmacht, um sich aus dem Geldschatz von rund 150 Milliarden Euro, die das Jahresbudget der gesetzlichen Krankenkassen umfasst, schadlos zu bedienen. Allein im Jahr 2009 konnten die Ermittler der KKH-Allianz 818 Betrugsfälle aufdecken, der Schaden belief sich auf 913 470 Euro.[3] Bei der Techniker Krankenkasse waren es rund 900 neue Fälle, bei denen Leistungserbringer wie Krankengymnasten, Pflegedienste, Transportunternehmen und Sanitätshäuser herausstachen.[4]

Die Barmer Ersatzkasse (BEK) ermittelte im Jahr 2007 insgesamt 2875 Fälle von Fehlverhalten und konnte dadurch 3,24 Millionen Euro zurückfordern. Im Vergleich zum Vorjahr stellt dies eine satte Steigerung dar: 2006 waren es noch 997 aufgedeckte Fälle mit einem Rückfluss von 2,4 Millionen Euro.[5] Der

Untersuchungsgruppe Falschabrechnungen der Allgemeinen Ortskrankenkasse (AOK) Niedersachsen gelang es nach Angaben des *Niedersächsischen Ärzteblatts,* von Januar 2004 bis Dezember 2005 insgesamt mehr als 16,24 Millionen Euro unrechtmäßig beanspruchter Gelder zurückzuholen.[6]

Zu den Ärzten, die sich korrumpieren lassen, gesellen sich immer mehr Abzocker aus dem Sanitätshausgewerbe. Sie versorgen ihre Kunden mit schlichtweg mangelhafter Ware. Zu den besonders dreisten Fällen, denen die AOK-Ermittler auf die Spur kamen, gehörte ein Sanitätshaus, das angeblich maßangefertigte Kompressionsstrümpfe mit jeweils 65 Euro berechnete. Tatsächlich bekamen die Kunden billige Gummisocken.

Genickbruchgefahr

Teilweise sind die Produkte von solch mangelhafter Qualität, dass selbst lebensgefährliche Verletzungen in Kauf genommen werden. Bei einem Rollstuhl, der bundesweit verkauft wurde, konnte durch eine Fehlkonstruktion der Brustkorb des Nutzers zerquetscht werden. Ans Licht kam die unglaubliche Skrupellosigkeit in einem Verfahren, das die Staatsanwaltschaft Osnabrück gegen einen Hersteller von Rollstuhl-Plagiaten führte. Für die mit gebrauchten und minderwertigen Bauteilen montierten Hilfsmittel mussten die Kassen Preise zahlen, wie sie für hochwertige Markenprodukte üblich sind, obwohl die Produkte lebensgefährliche Funktionsmängel aufwiesen. Bei einem 20 000 Euro teuren, angeblichen Spezialmodell stellten die Gutachter des TÜV Süd und des Medizinischen Dienstes der Krankenversicherung Niedersachsen (MDKN)[7] fest, dass die Betätigung der Aufrichtfunktion dazu führen könne, dass der Stuhl umkippt und den Patienten unter sich begräbt. Neben dieser Gefahr, sich durch den Gebrauch das Rückgrat zu brechen, stand ein anderer Rollstuhl, der vom TÜV getestet wurde, fortwährend unter Strom.[8] Bei den Produkten handelte es sich um Plagiate hochwertiger Rollstühle der renommierten Firma Balder, die Anzeige gegen die Hersteller der illegalen Nachbauten erstattete.

Doch längst nicht immer wird mehr oder weniger aufwendig nachgebaut. Gängig ist beispielsweise die Masche, dass Kunden für ihr Rezept gebrauchte Ware erhalten, während mit den Kassen Neupreise abgerechnet werden. Mit diesem Trick ging ein Sanitätshausbesitzer aus Niedersachsen in die Fänge der Ermittlungsgruppe der AOK Niedersachsen.[9]

Nach den aktuellen Zahlen, die Anfang 2010 von der Ermittlergruppe der KKH-Allianz vorgestellt wurden, standen die Betrügereien von Ärzten auf Platz zwei.[10] Insgesamt markierte die unzulässige Zusammenarbeit vier Prozent der »auffälligen Leistungsbereiche« der KKH-Allianz-Ermittler. Dabei dürfte den Ärzten durchaus bewusst sein, dass ihre Zusammenarbeit mit Hilfsmittelanbietern wie Hörgeräteakustikern und Sanitätshäusern sehr weit von der Legalität entfernt ist. Nicht umsonst darf ein Arzt laut seiner Berufsordnung durch seine Empfehlungspraxis keinerlei Zusatzverdienste erzielen. »Wenn ein Arzt seine Patienten ohne hinreichenden Grund an einen bestimmten Anbieter verweist, verstößt er gegen das Berufsrecht«, bringt es der Jurist Peter Brammen von der Hamburger Wettbewerbszentrale auf den Punkt.[11]

Explizit heißt es in Paragraf 34 der Musterberufsordnung (MBO) für deutsche Ärztinnen und Ärzte: »Ärztinnen und Ärzten ist es nicht gestattet, für die Verordnung von Arznei-, Heil- und Hilfsmitteln oder Medizinprodukten eine Vergütung oder andere Vorteile für sich oder Dritte zu fordern, sich oder Dritten versprechen zu lassen oder anzunehmen.«

Zudem fordert die Präambel der MBO, dass »das Vertrauen zwischen Ärztinnen und Ärzten und Patientinnen und Patienten zu fördern« ist.

Ein Verstoß gegen die Berufsordnung kann für Mediziner ernste Folgen haben. Die Palette der Sanktionen reicht von Disziplinarmaßnahmen bis hin zum Entzug der »Kassenzulassung« gemäß Paragraf 95 Absatz 6 Sozialgesetzbuch (SGB) V.[12] Doch die Sanktionen scheinen viele Mediziner kaum abzuschrecken. Denn wer glaubt, die schwarzen Schafe seien eine Minderheit, sieht sich getäuscht. Es gibt keine schwarzen Schafe in einer weißen Herde, sondern ein bunt gesprenkeltes Stelldichein. Ermittler der Krankenkassen wie Dina Michels liegen Insideraussagen vor, nach denen »die Zahl der Ärzte, die sich an solchen Machenschaften beteiligen«, bei »deutlich über fünfzig Prozent« liegen soll. Als besonders »erschreckend« bezeichnet Dina Michels, dass es »nicht tatsächlich um eine qualitativ gute Versorgung der Patienten« gehe, sondern »einfach nur darum, wer das meiste Geld an den Arzt zahlt«.[13]

Vor allem Orthopäden arbeiten im großen Stil mit den Sanitätshäusern zusammen. Die Masche ist denkbar einfach: Rezepte für Bandagen, Krücken oder Einlagen bekommen nur die Sanitätshäuser überwiesen, die Ärzte schmieren. Statt des Patienten wählen die korrupten Ärzte aus, wer beispielsweise Einlagen anfertigen und verkaufen darf. Und Sanitätshausbesitzer, die sich nicht schmieren lassen, bezahlen diese Aufrichtigkeit nicht selten mit ihrer beruflichen Existenz, wie die KKH-Allianz-Ermittlerin Dina Michels bestätigt: »Wir kennen konkrete Fälle, wo wirtschaftliche Existenzen vernichtet wurden, weil Sanitätshausbesitzer nicht bereit waren, an die Ärzte Gelder zu zahlen oder ihnen weitere Vergünstigungen zukommen zu lassen.«[14]

Das sind Aussagen, die im Widerspruch zur Bundesinnung der Orthopädietechniker stehen. Die Standesvertretung protestierte in einer Erklärung gegen die Schilderungen von Krankenkassen und Presse, dass es sich um eine korrupte Branche handele, und behauptet, es werde »kein Geld an Ärzte« gezahlt.[15] Auch der Bundesverband des Sanitätsfachhandels e. V. sieht seinen Berufsstand einer Diffamierung ausgesetzt. Kern der öffentlichen Kritik seien »pauschale Vorwürfe«, die seine Branche »als Herde schwarzer Schafe« darstellten. In Wirklichkeit handele es sich um Verfehlungen Einzelner, klagt der Geschäftsführer des Verbandes, Uwe Behrens.[16]

Doch Sanitätshausinhaber schildern eine andere Realität. In Süddeutschland erklärt sich ein ehemaliger Sanitätshausbesitzer bereit, über seine Erfahrungen in der Branche zu berichten. Sein Schicksal gehört mit zu den schlimmsten, von denen die Kassenermittler reden, wenn sie die schwärzeste Seite der Branche thematisieren. Die Existenz unseres Informanten wurde systematisch zerstört, weil er sich von Beginn an weigerte, solche Betrügereien mitzumachen und zu zahlen. »Ich wurde selber auf Zahlungen von Geld angesprochen, und als ich das nicht getan habe, kamen keine Aufträge mehr«[17], erzählt uns der Geschäftsmann.

Dreist sei das Auftreten der Ärzte gewesen. Der ehemalige Inhaber berichtet uns von einem Gespräch mit einem Mediziner seiner Stadt kurz nach Geschäftseröffnung: »Von einem Arzt beispielsweise habe ich eine Zeit lang Aufträge bekommen, also, eine Zeit lang heißt drei Monate, dann kam es zu einem Gespräch mit dem Arzt, der gesagt hat: ›So, nun haben Sie von mir einige Aufträge bekommen, was ist jetzt?‹ Und ich habe gesagt: ›Nein, das mache ich nicht.‹« Von dem Tag an gingen die Überweisungen des Arztes an die Konkurrenz.

Die Kollegen, die im System »funktionieren«, überleben. Schmerzhaft erinnert sich der ehemalige Sanitätshausinhaber, dass lukrative Geschäfte, wie von Geisterhand gelenkt, nur an ganz bestimmte Konkurrenten gingen: »Alle Rezepte, die irgendwie Geld gebracht haben, sind immer in den gleichen Händen gelandet.«

Doch kampflos wollte der Mann das Feld nicht räumen. In Zeitungsannoncen im regionalen Anzeigenblatt versuchte er zuerst, der Branche ins Gewissen zu reden.

»Was sagt Ihr Gewissen dazu?«

»Geschätzter Zeitgenosse, warum betreiben Sie seit dem ersten Tag, seit dem es meinen Betrieb gibt – seit fünfeinhalb Jahren –, gezielt Rufmord gegen mich? Was sagt Ihr Gewissen dazu?«[18].

Die Tage nach der Anzeige, die er mit seiner Geschäftsadresse veröffentlicht, vergehen zäh. Er hofft inständig auf eine Reaktion, ein Gespräch – vielleicht sogar eine Mitteilung des Bedauerns. Doch die Branche schweigt. »Keine Reaktion« – notiert er an den Rand einer Kopie, die er von dem Inserat angefertigt hat. Trotzdem möchte er nicht aufgeben. Vielleicht hat er einfach den falschen Ton gewählt?

In einer weiteren Anzeige sucht er schließlich Verbündete, um sich strafrechtlich gegen den Sumpf, in dem er zu versacken droht, zur Wehr zu setzen: »Zeugen gesucht! Für den seit Jahren gegen uns gezielt gerichteten fachlichen Rufmord suchen wir aussagebereite Zeugen! Wer wurde gezielt daran gehindert, zu uns zu gehen?«[19]

Doch auch dieses Inserat bleibt ohne Reaktion. Ohne Zeugen, das weiß unser Informant, hat er vor Gericht keine Chance. Mit dem vergeblichen Warten, ob sich nicht vielleicht doch noch ein Mitstreiter findet, der bereit ist, die rauen, illegalen Marktmechanismen zu entlarven, wächst die Resignation. Schließlich kann er den Ausgrenzungsmechanismen nichts mehr entgegensetzen und meldet Konkurs an.

Die Erfahrungen des Insiders lassen kein gutes Haar an der Branche. Angesprochen auf die Ethik der Mediziner, schüttelt er den Kopf. Glaubt man seinen Ausführungen, befindet sich ein Teil der Ärzteschaft in einem regelrechten Geldrausch. Nach jahrelangen Erfahrungen mit Ärzten könne er sagen, »dass die meisten auf Vorteilsnahme aus sind und auf eindeutige Zahlungen oder Erkenntlichkeiten in größeren Dingen wie Urlaubsreisen oder Autos«.[20]

Wer nicht schmiert, wird ausgegrenzt, dessen Reputation wird zerstört, das weiß er genau. Immerhin hat es nicht an Drohungen gemangelt. Mit seinem Weg, es anders – »legal« – zu versuchen, machte er sich Feinde. Die Aussagen, die er im Laufe der Jahre von Ärzten zu hören bekam, würden mühelos in die trivialen Gangsterklischees der billigen Vorabendkrimiserien passen.

»Es wird knallhart gesagt, entweder du zahlst oder wir machen dich fertig, ja«, wiederholt er uns gegenüber die Aussage eines Arztes.[21] Statt Schlagring und Revolver sind es in diesem Fall Rezepte, die entscheiden, wer als Sieger vom Platz geht und im rauen Sanitätshausgewerbe überlebt. Die Schilderungen Betroffener verdeutlichen, dass es sich um Ausmaße handelt, die auf eine breite Akzeptanz illegaler Strukturen schließen lassen.

Staatsanwalt Alexander Badle von der Generalstaatsanwaltschaft Frankfurt, die seit Jahren die Korruption in der Branche beobachtet, lokalisiert einen »Verdrängungswettbewerb«, der weitreichende Folgen haben könne. Diejenigen, die sich solchen Machenschaften verweigerten, würden Gefahr laufen, vom Markt verdrängt zu werden. Als Hauptgrund für die Verbreitung der illegalen Zahlungen sieht der Ermittler »einen riesigen Druck«, unter den das ganze Gesundheitssystem gerate. »Dieser wirtschaftliche Druck« spiegele sich auch »in einer verstärkten Anzahl von strafrechtlich relevanten Verhaltensweisen vonseiten der Ärzte wider«.[22]

Weit verbreitet sind sogenannte »Kooperationsvereinbarungen« zwischen Sanitätshäusern und Ärzten. Hier wird genau geregelt, in welcher Höhe ein Sanitätshaus den Arzt schmiert. In einem Dokument, das im ZDF-Magazin Frontal21 veröffentlicht wurde, offenbaren sich die Korruptionsmargen.

- »[…] Hartrahmenorthesen: 15 Prozent vom Nettoversorgungswert
- […] Bandagen: 10 Prozent vom Nettoversorgungswert
- […] übrige Produkte: 5 Prozent vom Nettoversorgungswert.«[23]

Neben den »Kooperationsvereinbarungen« existiert noch ein weiterer beliebter Trick. Ärzte vermieten den Sanitätshäusern in ihrer Praxis Schränke – zu »absolut horrenden Quadratmeterpreisen«, erzählt unser Informant.

Doch es geht noch plumper. So sei ihm von einer Sanitätshauskette bekannt, dass sie ein Ferienhaus im Ausland habe. Der Schlüssel wandere »von einer Arztpraxis zur nächsten«.[24]

Den Ermittlern der Kassen sind diese Tricks bekannt, sie können sie allerdings oftmals nur schlecht nachweisen. Doch systematische Befragungen von Versicherten seitens der KKH-Allianz brachten in den letzten Jahren einiges ans Licht. Glaubt man den Ermittlern, steht ein ganzes Segment der Branche am Rande der Legalität. So hätten die Befragungen der KKH-Allianz-Versicherten ergeben, »dass Ärzte im großen Stil Versorgungen selber abgeben und mit Leistungsanbietern zusammenarbeiten«, berichtet Chefermittlerin Dina Michels. Dazu habe ihre Fachabteilung »deutliche Hinweise, dass Schwarzgelder, Schmiergelder fließen und dass Leasingraten sowie Reisen gesponsert werden«.[25]

Wer für die Kosten dieser miesen Tricks aufkommen muss, ist klar. Selbstverständlich werden sie auf die Preise in den Sanitätshäusern geschlagen. Damit wird die Kassen- und Solidargemeinschaft zur unfreiwilligen Sponsorin illegaler Schmiergelder.

Kapitel 3
Ein Pharmareferent packt aus

Wir treffen Lothar G.[1] am 8. Februar 2010 in der Autobahnraststätte Pfefferhöhe. Er ist nervös. Seit fünf Tagen, seit er sich auf das Gespräch mit uns eingelassen hat, ist seine Welt aus den Fugen geraten. Lothar G. hat Angst: Werde ich meine Familie weiterhin ernähren können? Akzeptiert meine Frau meinen Entschluss? Bekommt mein Arbeitgeber davon Wind, dass ich zum Verräter werde?

Lothar G. ist einer von rund 15 000 deutschen Pharmavertretern. Sein Job ist es, die Medikamente seines Unternehmens, für das er im Außendienst beschäftigt ist, zu vermarkten – und das um fast jeden Preis. Anfangs hatte er die Motivation, Medizinern in ihrer Praxis gute Produkte für die bestmögliche Behandlung zu präsentieren. Doch dieses Vorhaben ist längst einer anderen, und zwar brutalen Realität gewichen: »Es ist keine Beratung, es ist ein Verkauf. Die Praxis sind die Umsatzzahlen, und da geht es nicht darum, das Beste für den Patienten zu finden, das muss man klar sagen.«[2]

In den vielen Jahren seiner Berufstätigkeit wurde aus der Motivation, Menschen helfen zu wollen, ein hart kalkulierendes Verkaufsgebahren. Nur wer Kasse macht, hat im Unternehmen ein gutes Standing – nicht, wer objektiv berät. An seine Anfänge erinnert er sich heute mit einem Schmunzeln, insbesondere an eine der ersten Begegnungen mit einem durch und durch korrupten Arzt. Schon an der Tür zur Praxis fragte dieser den damals noch überraschten Lothar G.: »Was können Sie für mich tun?« Der Verweis auf aktuelle Patienten- und Produktinformationen wurde geflissentlich von dem Mediziner überhört. Stattdessen wiederholte er ruhig seine Frage: »Was können Sie für mich tun?« Dass es dem Arzt nicht um Produktinformationen ging, wurde Lothar G. erst auf der Rückfahrt seines misslungenen Einstandes klar. Ein stattlicher D-Mark-Betrag hätte damals wohl zu einem positiven Abschluss geführt. Für Lothar G. ein »einschneidendes Erlebnis«.

Ähnlich wie dieser Mediziner würden zehn bis fünfzehn Prozent der Branche denken, schätzt er. Verschreibungen gegen Bares, und wer nicht zahle, könne gleich wieder gehen. Für Lothar G. sind es genau diese korrupten Mediziner, an deren Rezeptnadel er hängt, die über seinen Erfolg und Misserfolg entscheiden, die immer wieder Bares über ihren eigenen Berufskodex stellen. »Diese Ärzte (…) warten nicht lange, und da muss man nicht verhandeln. Die sagen am Anfang, wie sieht es aus, was kann ich verlangen, wenn ich soundso viele Patienten einstelle auf das Präparat.« Bei diesen Ärzten habe man das Gefühl, dass man »Lutschbonbons« verkaufe.

Dass Lothar G.s Sorge vor Entdeckung durch die Branche nicht unberechtigt ist, bestätigen Polizeifahnder wie der Würzburger Wirtschaftskriminalist und Korruptionsexperte Uwe Dolata. Nach vielen Dienstjahren ist der Funktionär des Bundes Deutscher Kriminalbeamter (BDK) viel gewohnt. So manches Pharmaunternehmen würde »vor allem vor unlauteren Mitteln nicht zurückschrecken«, bestätigt er: »Also wir haben Bedrohungen massiver Art schon erlebt, bis hin zur Zerstörung des Autos, Drohanrufe bis hin zur direkten Nachstellung.«[3]

Vieles, was uns Lothar G. berichtet, kennt Uwe Dolata aus seinem Alltag. Nach den Berichten über bestechliche Ärzte, die in den letzten Jahren an die Öffentlichkeit gerieten, sei die Branche jedoch »perfider« geworden. Bei der Bestechung von Ärzten würde »die ganze Palette der Annehmlichkeiten und Schönheiten des Lebens geboten«. Es gebe sogar »Dateien«, in denen die Präferenzen vermerkt sind, »auf was der Arzt steht«: »Ob Porsche, Blondinen, schöne Urlaubsorte – ob Konferenzen an besagten schönen Stränden stattfinden, alles ist vorhanden bis hin zu Bargeld.«[4]

Das bestätigt auch die Generalstaatsanwaltschaft in Frankfurt am Main, wo die Zentralstelle zur Bekämpfung von Korruption im Gesundheitswesen angesiedelt ist. Seit Jahren ermittelt dort Staatsanwalt Alexander Badle gegen Konzerne im Gesundheitswesen. Fragt man ihn nach den Bestechungsmöglichkeiten in der Gesundheitsbranche, weist er auf einen langen Wunschzettel anspruchsvoller Gaben hin, die im Gegenzug für die begehrten Verschreibungen ihren Besitzer wechseln. Das »Portfolio der Incentives, die von den Pharmaunternehmen angeboten werden« reiche »von Einladungen zu Gokartrennen über Kochkurse mit einem Sternekoch bis hin zu den klassischen Karten für das Fußball-Bundesligaspiel«. Nach Badles Beobachtungen »existieren richtige Listen, wo dann jeder ankreuzen kann, welche Zuwendungen ihm genehm sind«.[5]

In prominenten Fällen, etwa dem Verfahren gegen das Pharmaunternehmen Trommsdorff, gab es gestaffelte Angebote für die Teilnahme an Anwendungsbeobachtungen. Für fünf Patienten gab es für die Ärzte einen Flachbildschirm und bei 18 Patienten winkte ein passabler Laptop. Als Gegenleistung musste der Blutdrucksenker Emestar verordnet werden.[6] Die Staatsanwaltschaft Aachen hat inzwischen gegen 482 Ärzte und gegen 86 Außendienstmitarbeiter des Pharmaunternehmens Verfahren eingeleitet. Der Tatvorwurf: Anstiftung zur Untreue gegenüber Krankenkassen. Für diese Straftatbestände sieht der Gesetzgeber Haftstrafen von bis zu fünf Jahren vor.[7] Im Falle von Trommsdorff mussten die Ärzte auf dem Deckblatt der Anwendungsbeobachtung nur noch ankreuzen, für welche Gegenleistungen sie sich entscheiden wollten.[8]

Patientenzahl	Gegenleistung des Pharmakonzerns Trommsdorff für Teilnahme an AWB
5	Flachbildschirm 17 Zoll
7	Flachbildschirm 19 Zoll oder DVD-Rekorder
12	Espressomaschine
14	Navigationssystem TomTom GO 300 oder DVD-Rekorder mit Festplatte
18	Laptop oder Beamer oder PC plus Drucker oder PC plus Flachbildschirm

Ebenfalls aufgeflogen war die Alimentierung von Kinderkliniken durch den damaligen Pharmakonzern SmithKline Beecham. Mit Geld und Geschenken half der Konzern nach, den Absatz seiner teuren Medikamente zu steigern. Der Höhepunkt der Freundlichkeit für die Welt der korrupten Medizin: ein Ticket zum Endspiel der Fußball-Weltmeisterschaft 2006 – selbstverständlich im Doppelpack, damit auch der Gemahl oder die Gemahlin mitfliegen konnte.[9]

Vor rund zehn Jahren gab es einen weiteren prominenten Fall unsauberer Manipulation: Der Pharmakonzern Bayer spendierte für Ärzte Reisen mit dem Luxuszug Orientexpress. Auf Nachfragen der Fachpresse erklärte das Unternehmen, es habe sich um eine dreistündige Fortbildungsveranstaltung für Ärzte gehandelt.[10]

In den USA ist dem Unternehmen die Spendierfreudigkeit teuer zu stehen gekommen: 2003 zahlte der Chemie- und Pharmakonzern kooperationswilligen Pharmavertriebsfirmen Prämien, die halfen, Bayer-Produkte an die Verbraucher zu bringen. Allein die amerikanische Firma Liberty Medical Supply kassierte 2,3 Millionen Dollar. Für die amerikanischen Strafverfolgungsbehörden war das ein eindeutig illegaler Akt. Wohl aus Angst vor schlechter Presse oder einer Verurteilung stimmte Bayer einem Vergleich des US-Justizministeriums zu: Den Konzern kostete die Einigung eine Summe von 97,5 Millionen US-Dollar (rund 75 Millionen Euro), die in die amerikanische Staatskasse flossen.[11]

Ein Arzt im sächsischen Pirna, der 2002 von Vertretern eines anderen großen Pharmakonzerns angesprochen wurde, berichtete dem Mitteldeutschen Rundfunk (MDR) von einem Bestechungsangebot, das es in sich hatte. So hätten ihn »mehrere Herren einer renommierten Pharmafirma« aufgesucht und gebeten, »doch sechzig bis achtzig Patienten auf ein bestimmtes Medikament einzustellen«.[12] Als »kleine Gegenleistung« habe man ihm eine Uhr offeriert. Der edle Zeitmesser der Firma Lange war eine »Limited Edition« im Wert von rund 8500 Euro. Statt zuzugreifen, bat der Mediziner die Pharmavertreter darum, aufzustehen und umgehend seine Praxis zu verlassen.

Doch längst nicht alle Ärzte widerstehen der Versuchung. Erheblich umfangreicher als das Verfahren gegen Trommsdorff ist das Verfahren der Staatsanwaltschaft Münster gegen den Pharmakonzern Ratiopharm. Dort sind rund 2800 Verfahren gegen Ärzte und Außendienstmitarbeiter des Unternehmens aus dem gesamten Bundesgebiet anhängig. Die *Süddeutsche Zeitung* beschreibt den Skandal mit den Worten »Bestechung als System«.[13] Der Vorwurf lautete: Pharmavertreter hätten die Mediziner mit umfangreichen Geld- und Sachleistungen dazu gebracht, Ratiopharm-Produkte zu verschreiben.

Begleitet wurden die Ermittlungen von einer bisher nahezu einzigartigen Großrazzia: Die Strafverfolgungsbehörden durchsuchten im Herbst 2006 die Wohnungen von rund 400 Pharmavertretern sowie die Büros leitender Angestellter des Konzerns. Im Frühjahr 2010 kommt es durch die ermittelnde Staatsanwaltschaft in Ulm zur Zustellung des ersten Strafbefehls.[14]

Beobachter der Szene wie der Pharmakritiker Arne Schäffler sprechen inzwischen davon, dass es »seit fünfzig Jahren zu einer Kultur geworden« sei, »dass sich Ärzte für jede Art von beruflichem Engagement von Herstellern aushalten lassen«.[15] Das betreffe sowohl Fortbildungen wie auch Vortragshonorare und Geschenke. Die bezahlten Summen erreichen dabei teils märchenhafte Höhen. Insgesamt gehen nach europäischen Schätzungen zwischen drei und zehn Prozent des Gesundheitsbudgets durch Fehlsteuerung verloren. Das wäre eine Summe zwischen acht und 24 Milliarden Euro.[16] Insgesamt werden in Deutschland rund neunzig Prozent der ärztlichen Fortbildungen von der Pharmaindustrie unterstützt oder komplett ausgerichtet.[17]

Die Antikorruptionsinitiative Transparency International schätzt, dass die Arzneimittelhersteller jährlich etwa 1,5 Milliarden Euro in die Fortbildung von Ärzten stecken. Selbstredend, dass dieser Betrag mit den Medikamentenpreisen wieder reingeholt wird.[18] Dazu besuchen Pharmavertreter jährlich rund 25 Millionen Mal die niedergelassenen Mediziner Deutschlands, schätzt der Bremer Gesundheitsökonom Professor Gerd Glaeske.[19] Dabei kalkulieren Experten wie Arne Schäffler, dass jeder Arztbesuch eines Pharmavertreters das Unternehmen zwischen 200 und 300 Euro koste.[20] Das macht insgesamt einige Milliarden Euro aus allein für den Einsatz von Pharmavertretern als Marketinginstrument. Der Vorstandsvorsitzende der KKH-Allianz, Ingo Kailuweit, schätzt, dass das Budget der 15 000 aktiven Pharmareferenten Jahr für Jahr rund drei Milliarden Euro beträgt.[21]

In dem hart umkämpften Markt ist der Wind rauer geworden, berichtet der Polizeiermittler Uwe Dolata. Insbesondere geldgierige Ärzte würden sich immer wieder den Erfolgsdruck der Pharmareferenten zu eigen machen und auf illegale Zahlungen beharren. So würden Ärzte heute in einem »Akt der Erpressung« Leistungen einfordern: »Ohne dass ich bedient werde, trete ich auch nicht in Vertragsverhandlungen ein.«[22]

Mehr als die Klinge des Strafrechts fürchtet die Pharmabranche inzwischen das Fallbeil einer kritischen Medienberichterstattung. Aus diesem Grund werden Pharmareferenten angehalten, beim Akquirieren von Ärzten dezent vorzugehen. Auch unser Informant Lothar G. kennt die Tricks, mit denen heute unauffällig auf Ärztefang gegangen wird. »Beraterverträge sind das einfachste Mittel, denn da geht es nur ums Geld«, beschreibt er bei unserem Treffen in der Autobahnraststätte Pfefferhöhe die gängigste Form der Korrumpierung. Bei Beraterverträgen müsse der Arzt »keine direkte Gegenleistung bringen«. Die einzige Aufgabe: Bei Vertragsabschluss müsse sich der Mediziner verpflichten, wenn Nebenwirkungen auftreten würden, »als Ansprechpartner zur Verfügung zu stehen«. Doch für ihn und seine Pharmareferentenkollegen bleibe de facto nur das Alltagsgeschäft – Hundert-Euro-Beträge. Und er ergänzt: »Die großen Beraterverträge laufen nicht mehr über uns.«[23]

Weitere Gelder würden über Anwendungsbeobachtungen

und Seminarreisen an Ärzte vergeben, berichtet Lothar G. Doch in diesem Bereich zeigen die öffentlichen Skandale Wirkung. Auf unsere Nachfragen erklärt er, »die Karibik ist sehr hoch gegriffen«. Derlei Angebote gäbe es heute nicht mehr. Aber man habe neue Tarnungen für solche »Fortbildungen« gefunden. Ärzteseminare auf den Osterinseln fallen auf – nicht aber in den noblen Hotels Deutschlands.

Was Lothar G. jedoch weitaus nachdenklicher stimmt als die ein oder andere Reise, ist die Skrupellosigkeit so mancher Pharmafirmen. Niemals wird er den Tag vergessen, an dem sein Auftrag nicht Verkauf, sondern Manipulation hieß. So gehöre es in Einzelfällen zum Auftrag, gefährliche Nebenwirkungen zu verschleiern, wenn Medikamente angeboten würden. »Wir sind darauf trainiert, diese Nebenwirkungen abzuschwächen – ganz klar«, erzählt er uns. Nebenwirkungen – und sind sie auch noch so gefährlich – seien ein Tabu. Selbst wenn sie »gesundheitsgefährdend oder sogar lebensgefährlich waren«, durften »diese Dinge nicht mehr angesprochen werden«, empört er sich.[24]

Nach Überzeugung von Polizeiermittler Uwe Dolata stellen die Schilderungen von Lothar G. keine Ausnahme dar. Pharmareferenten würden in Deutschland regelrecht »kriminalisiert« und unter Druck gesetzt. So müssten sie »Aufträge ranklotzen – um jeden Preis«.[25] Auf der anderen Seite promoten Ärzte gegen Bares oder Geschenke immer wieder Medikamente der zweiten Wahl. Für Uwe Dolata ist das auch noch nach vielen Dienstjahren am »allerschlimmsten«, weil »der Arzt nicht mehr nach dem hippokratischen Eid« vorginge, der eine »Heilung in den Vordergrund stellt«. Statt des Patientenwohls stünde heute »der Profit im Vordergrund«. Dieser sei allerdings dem Patienten nicht dienlich, sondern schade den Betroffenen im Einzelfall sogar. Doch derzeit schützt das deutsche Recht die niedergelassenen Ärzte. Denn für den Gesetzgeber haben diese den Status eines privatwirtschaftlichen Unternehmens – und als solches darf man sich von Kunden durchaus bestechen lassen. Ärzte in Krankenhäusern oder anderen öffentlichen Einrichtungen fallen hingegen unter den Bestechungsparagrafen des Strafrechtes (Paragrafen 299, 331 ff. Strafgesetzbuch/StGB).

Dieser Auffassung treten in jüngster Zeit Juristen entgegen, die argumentieren, niedergelassene Vertragsärzte handelten als »Beauftragte« der jeweiligen Krankenkasse. Damit wäre der Tatbestand der Bestechlichkeit und Bestechung gemäß Paragraf 299 StGB erfüllt.[26] Grundlage dieser Auffassung ist für die Befürworter die Tatsache, dass bei Vertragsärzten eine »ausdrückliche Bestellung durch die antragsgemäße Zulassung der Teilnahme an der vertragsärztlichen Versorgung in dem formalisierten Zulassungsverfahren gemäß Paragraf 95 SGB V« vorliege.[27] Damit sei die Zulassung des Vertragsarztes ein Verwaltungsakt, der mit einer dauerhaften Eingliederung in das System der gesetzlichen Krankenversicherung verbunden sei. Aus diesem Grund kommen die Juristen wie Henner Apfel und Oliver Pragal zu dem Schluss: »Die Analyse der Einbindung der Vertragsärzte in das System der gesetzlichen Krankenversicherung unter strafrechtlichen Gesichtspunkten [...] [hat] gezeigt, dass die Bestechung von Vertragsärzten durch Leistungserbringer oder pharmakologische Unternehmen in Bezug auf die handelnden Personen (einschließlich des hierüber informierten Managements der Unternehmen) den Tatbestand des Paragrafen 299 StGB erfüllt.«[28]

Dieser Position halten Kritiker entgegen, sie ignoriere die Stellung der Ärzte als selbstständige Freiberufler. Denn es stehe eindeutig im Gesetz, dass nach Paragraf 299 StGB nur bestraft werden kann, »wer als Angestellter oder Beauftragter eines geschäftlichen Betriebes im geschäftlichen Verkehr einen Vorteil für sich oder einen Dritten als Gegenleistung dafür fordert, sich versprechen lässt oder annimmt, dass er einen anderen bei dem Betrag von Waren oder gewerblichen Leistungen im Wettbewerb in unlauterer Weise bevorzuge.«

Doch genau in diesem gesetzlichen Wortlaut liegt das Problem: Das deutsche Strafrecht möchte mit dieser Formulierung die Unternehmen vor der Bestechlichkeit ihrer Entscheidungsträger und Mitarbeiter schützen. Im Mittelpunkt steht der Schutz des freien, lauteren Wettbewerbs. Gegen die Anwendung des Paragrafen auf Ärzte spricht folglich das engere Verständnis des »Beauftragtenbegriffs«, wie er im Gesetz niedergeschrieben ist. Denn damit sei ein Geschäftsinhaber quasi per Definition ausgenommen, sagen Juristen, die eine Anwendung des Paragrafen 299 StGB auf Ärzte negieren. Was sei ein niedergelassener Arzt anderes als der Inhaber seiner eigenen Praxis? Dies ist die derzeit herrschende Meinung in der Fachwelt.[29] Als Begründung, warum ein Vertragsarzt nicht als »Beauftragter« der jeweiligen Krankenkassen zu definieren sei, dienen den Verfechtern dieser Position folgende Punkte:

- Zwischen Vertragsärzten und Krankenkassen bestehen keine unmittelbaren Rechtsbeziehungen. Das zeige sich schon daran, dass der Arzt gegenüber der Kasse keinen Honoraranspruch habe. Umgekehrt könnten Kassen auch beim Vertragsarzt keine Behandlungen eines Patienten einklagen.
- Da der Vertragsarzt keine Rechtsentscheidungen zulasten der Krankenkassen treffen kann, ist er auch nicht als Beauftragter der Krankenkassen zu qualifizieren, denn er ist weder berechtigt noch verpflichtet, für die Krankenkassen tätig zu werden.[30]
- Der Vertragspartner des Arztes ist nicht die Krankenkasse, sondern der versicherte Patient. Dessen Behandlung habe der Arzt originär zu erfüllen. Damit würde der Arzt bei der Verordnung von Arzneimitteln, wirtschaftlich betrachtet, für sich selbst und, therapeutisch betrachtet, für den Patienten tätig.[31]

Aus den genannten Gründen würden Ärzte lediglich mit den Krankenkassen »zusammenwirken«, worin jedoch keineswegs eine Tätigkeit des Vertragsarztes »für« die gesetzlichen Krankenkassen bei der Verordnung von Rezepten gesehen werden könne.[32] Die daraus resultierende Haltung – »Geht mich nichts an, ich bin kein Amtsträger und auch kein Angestellter oder Beauftragter« – führt dazu, dass sich viele Mediziner, die gern Geschenke der Pharmaindustrie annehmen, fälschlicherweise auf der sicheren

Seite wähnen.[33] Denn insbesondere die Staatsanwaltschaften in Berlin, Wuppertal und Koblenz wenden den Paragrafen 299 StGB auch bei niedergelassenen Ärzten konsequent an. Aufsehen erregte eine Entscheidung des Oberlandesgerichts Braunschweig vom Februar 2010, nach der Ärzte künftig als Sachwalter der Krankenversicherungen verurteilt werden können. Die Richter begründeten das mit der Vermögensbetreuungspflicht, die das Gesetz den Ärzten zuschreibt. Andere Strafverfolgungsbehörden allerdings lehnen eine Strafbarkeit von Bestechung nach Paragraf 299 StGB ab und weigern sich, Verfahren zu eröffnen.

Für viele Experten ist es jedoch nicht ausreichend, die Definition eines Tatbestandes dem Interpretationsspielraum regionaler Staatsanwaltschaften zu überlassen. Seit Jahren fordern unter anderem Krankenkassen und der Bund Deutscher Kriminalbeamter, den Betrugstatbestand nach Paragraf 299 auch auf niedergelassene Ärzte anzuwenden. Für den Polizeiermittler Uwe Dolata lässt sich die bisherige Praxis nur erklären, weil »eine große Lobby der Politiker Einfluss« nehme. Sachlich sei es »durch nichts erklärbar, dass ein Einkäufer jedes Handelsbetriebes unter Strafe gestellt« würde, während dagegen »ein niedergelassener Arzt, der sich bestechen lässt oder aktiv an einem Bestechungsakt teilnimmt, nicht unter Strafe gestellt wird«.[34] Ebenso fordert auch der Vorstandsvorsitzende der KKH-Allianz, Ingo Kailuweit, den Straftatbestand der Bestechlichkeit und der Korruption auch bei frei praktizierenden Ärzten anzuwenden.[35]

Und während das Strafgesetz noch heute mit einem veralteten Rechtsverständnis korrupten Medizinern und unseriösen Pharmaanbietern in die Hände spielt, werden die kriminellen Kräfte in der Branche immer gerissener. Nicht umsonst beobachtet Uwe Dolata »seit vielen Jahren, dass hier in verschiedensten Bereichen auf eine Weise vorgegangen wird, die der organisierten Kriminalität mit ihren mafiaähnlichen Strukturen entspricht«. Insgesamt habe er es auf dem Pharmamarkt sogar »mit Strukturen zu tun, von denen die Mafia noch etwas lernen könnte«.[36]

Kapitel 4
Die Macht der Pharmariesen: die Medikamente Lucentis und Avastin

Die alte Frau zog die Wohnungstür hinter sich zu, tastete sich mit der rechten Hand an der Wand des Treppenhauses entlang, bis sie den Handlauf gefunden hatte. Sehen konnte sie ihn nicht, auch die Stufen nicht.

»Wenn ich die Treppen nach unten ging«, erinnert sich Frau Marga B., eine 79-jährige Rentnerin aus Düsseldorf, »dann sah ich nur Ausschnitte, als wenn man aus meinem Blickfeld die Hälfte rausgesägt oder rausgehauen hätte.«[1] Zum kleinen Laden im Nachbarhaus schaffte sie es nur in Begleitung. Einige Tage lang hoffte sie noch, ihr Sehvermögen könnte sich wieder bessern. Doch stattdessen verschlechterte sich ihr Zustand, eine schreckliche Angst zu erblinden erfasste sie.

Die 86-jährige Inge B. aus Monheim bei Köln litt ebenfalls unter Sehstörungen, die sich langsam verschlimmerten. Sie sah alles verschwommen: Gerade Linien bewegten sich plötzlich, zerliefen zu Kurven, bildeten Kreise, dann Punkte, die auf und ab tanzten. Mitunter sah sie nur rote oder schwarze Flecken, die mit der Zeit größer wurden und ihr Blickfeld verschatteten.

»Meine Augen gehorchten mir bald nicht mehr«, sagte die alte Frau, »sie waren selbstständig geworden, sie sahen Dinge, die nicht vorhanden waren.«

Die beiden Rentnerinnen litten an einer gefährlichen Augenkrankheit, der feuchten, altersabhängigen Makuladegeneration (AMD), die bis vor wenigen Jahren noch unweigerlich zur Erblindung führte. Rund 100 000 Patienten erkranken daran jährlich in Deutschland. Bis vor Kurzem noch hatte die Medizin keine Therapie gegen diese Krankheit. Auslöser der feuchten

AMD sind Wucherungen von neuen Gefäßen in der Aderhaut des Auges. Sie sondern Flüssigkeiten in die Netzhaut ab und zerstören die Sinneszellen. Während die trockene AMD, eine leichtere Form, noch immer nicht behandelbar ist, lässt sich seit einiger Zeit die feuchte Makuladegeneration mit neuen Medikamenten aufhalten.

Marga B. und Inge B. können inzwischen wieder lesen, wenn auch nur mit der Lupe. Die Einschränkungen ihres Blickfeldes aber sind weitgehend behoben.

»Seit der Behandlung«, sagt Marga B., »kann ich das Haus gegenüber wieder sehen und auch die Leute auf der anderen Straßenseite. Das war vorher nicht möglich.«

Und Inge B. stellt zufrieden fest: »Vorher habe ich meine Hand nur schemenhaft wahrgenommen. Heute sehe ich sogar wieder meine Finger.«

Die deutliche Verbesserung ihres Sehvermögens verdanken die beiden Frauen dem Wirkstoff Bevacizumab, den der Hersteller Roche unter dem Handelsnamen Avastin vertreibt. Avastin ist ein bekanntes Chemotherapeutikum gegen metastasierenden Brust- und Darmkrebs.

Die Behandlung der feuchten Makuladegeneration wurde möglich, weil der US-amerikanische Augenarzt Philip Rosenfeld Anfang 2005 ein Experiment mit Bevacizumab wagte. Er unternahm den Versuch, den Botenstoff VEGF[2] zu hemmen, der die Gefäßversorgung fördert und damit für das Wachstum einiger Tumore wie den Darmkrebs verantwortlich ist. Die Wirkung von VEGF ist auch eine Ursache für die feuchte AMD. Philip Rosenfeld folgerte daraus, dass der Avastin-Wirkstoff auch gegen den gefährlichen Botenstoff im Auge einsetzbar sein müsste. Seine Versuche verliefen so erfolgreich, dass die Augenärzte in den USA unmittelbar danach Avastin im Praxisbetrieb einsetzten. Wenig später folgten auch ihre deutschen Kollegen.

Die Therapie sieht folgendermaßen aus: Den betroffenen Patienten wird im Abstand von einigen Monaten die Avastin-Flüssigkeit in den Glaskörper des Auges gespritzt, der von der

Erblindung bedroht ist, ein operativer Eingriff, der nur wenige Minuten dauert und unter strengsten sterilen Bedingungen erfolgen muss. Eine Infektion an der Einstichstelle kann fatale Folgen haben und sogar den Verlust des Auges bedeuten. Daher sollte der Eingriff nur von den dafür ausgebildeten operierenden Augenärzten, den Ophthalmochirurgen, ausgeführt werden.

Das Arzneimittel Avastin ist mittlerweile weltweit zu einem viel gerühmten und häufig verwendeten Therapeutikum in der Augenheilkunde geworden. Es hat Hunderttausende von Patienten vor der Erblindung bewahrt.

»Avastin ist eine hochwirksame Substanz«, weiß der Kölner Ophthalmochirurg Norbert Körber aus eigener Erfahrung, »meine Kollegen und ich haben mit ihr sehr gute Erfolge erzielt.«

Dennoch gehen Norbert Körber und seine Kollegen mit Avastin ein hohes Risiko ein, denn der Einsatz des Krebsmittels in der Augenheilkunde ist keine offiziell anerkannte und durch wissenschaftliche Studien belegte Therapiemethode. Dass das so ist, liegt am Hersteller Roche, der für den Indikationsbereich feuchte AMD bis heute keine Marktzulassung beantragt und auch keine Studien in Auftrag gegeben hat – trotz wiederholter Forderungen der Ärzteschaft und der Krankenkassen. Patienten, die an der feuchten AMD erkrankt sind, mit Avastin zu behandeln, gilt daher als individueller Heilversuch. Die Augenärzte setzen das Mittel in einer Therapie ein, für die es nicht zugelassen ist, und handeln somit gegen den Willen des Herstellers. Der Einsatz des Roche-Arzneimittels in der AMD-Therapie ist folglich ein Off-Label-Use,[3] für eventuelle Risiken und Schäden bei der Behandlung haftet nicht der Hersteller, sondern der Arzt.

Die Avastin-Blockade durch den Pharmakonzern Roche ist symptomatisch für das Verhalten der Pharmaindustrie in Deutschland. Kritiker werfen ihr seit vielen Jahren vor, ihre wirtschaftlichen Interessen über die Bedürfnisse selbst schwerstkranker Patienten zu stellen.

Doch was bezweckt der Konzern mit der Avastin-Blockade? Ärzte und andere Verantwortliche im Gesundheitswesen fragten sich lange Zeit, warum ein Präparat, das Millionen Menschen auf der Welt vor der Erblindung bewahren kann, dennoch vom Produzenten nicht für die AMD-Behandlung freigegeben wird? Das sei ein unglaublicher Vorgang, unethisch und extrem patientenfeindlich, schimpften Ärzte und viele Kritiker der Pillenbranche. Die großen Pharmakonzerne waren bislang eher dadurch aufgefallen, dass sie Medikamente trotz gravierender Nebenwirkungen oft zu spät oder erst nach Todesfällen vom Markt nahmen. Wie beispielsweise das berüchtigte Vioxx. An dem Antirheumatikum starben einige Hundert Menschen, bis der US-amerikanische Konzern Merck die Produktion des Arzneimittels endlich stoppte. Doch Patienten ein Medikament vorzuenthalten, mit dem eine schwere Erkrankung gelindert werden kann, eine solche Variante hatte die Pharmabranche bis dahin noch nicht geliefert.

Die Mutmaßungen schossen ins Kraut. Was konnte der Grund dafür sein, dass ein Pharmakonzern freiwillig auf mögliche Zusatzgeschäfte verzichten wollte? Warum nur mauerte Roche?

Die Antwort darauf erhielten die Augenärzte im Laufe des Jahres 2006, als langsam durchsickerte, dass der Pharmakonzern Novartis ein eigenes Medikament gegen die feuchte AMD mit dem Wirkstoff Ranibizumab, eine verwandte Substanz zum Bevacizumab des Avastin, auf den Markt bringen wollte. Damit stand fest, dass dieses Mittel offiziell für den Indikationsbereich feuchte Makuladegeneration zugelassen werden sollte und wissenschaftliche Studien seine Wirksamkeit belegen würden. Und das verhieß Milliardengeschäfte und Rekordgewinne. Allerdings nur, wenn das preiswerte Avastin ganz vom Markt verschwinden oder lediglich als Außenseitermittel Anwendung finden würde. Denn zugleich war auch durchgesickert, dass die neue Novartis-Substanz zu einem extrem hohen Preis angeboten werden sollte.

Ein böser Verdacht kam auf. Stand hinter der Avastin-Blockade eine ausgeklügelte gemeinsame Strategie der miteinander verbandelten Pharmakonzerne Roche und Novartis, die allein darauf ausgerichtet war, dem neuen Novartis-Mittel eine Monopolstellung zu verschaffen? Für Professor Gerd Glaeske, Mitglied im Sachverständigenrat der Bundesregierung für das Gesundheitswesen, ist das eine naheliegende Vermutung. »Das versteht sich wegen der Verflechtungen der Unternehmen fast schon von selbst«, schrieb er im Oktober 2007 in der Zeitschrift *Die Ersatzkasse*.

Im Mittelpunkt des Geflechts steht der US-amerikanische Biotechnik-Konzern Genentech, in dessen Labors das erfolgreiche Avastin entstand und dessen Forscher nun das neue Novartis-Mittel entwickelt haben, das unter der Bezeichnung Lucentis Anfang 2007 auf den Markt kommen sollte. Mehrheitsaktionär von Genentech ist mit einem Anteil von über 50 Prozent der Baseler Pharmariese Roche, mittlerweile sogar Alleineigentümer der US-amerikanischen Firma. Und der Schweizer Nachbarkonzern Novartis wiederum ist mit einem Aktienanteil von über 33 Prozent Hauptaktionär von Roche. Es handelt sich also um ein mächtiges Arzneimittel-Trio, bekannt dafür, gerade auf dem deutschen Markt besonders hohe Preise zu verlangen.

2006 stand eine klinische Studie für Lucentis kurz vor der Veröffentlichung, die Marktzulassung war somit nur noch eine Formsache. Und wenn Lucentis offiziell zugelassen war, würde die nicht gewünschte Off-Label-Use-Anwendung von Avastin wohl schnell ein Ende haben. Und das nicht allein in Deutschland, sondern weltweit – lohnende Geschäftsaussichten.

Ein Versagen des Systems

Doch die Strategie des Konzerns ging nicht auf, seine Marketingmanager hatten nicht mit der Reaktion vieler Augenärzte gerechnet. Diese behandelten bereits seit 2005 die feuchte AMD mit Avastin und wollten und konnten nicht auf die Einführung eines zugelassenen Medikaments warten.

»Sollte ich etwa tatenlos zusehen, dass meine Patienten

langsam erblinden?«, erklärt eine operierende Augenärztin aus Düsseldorf den beiden Autoren ihre Entscheidung. »Ob zugelassen oder nicht, das war für mich nicht wichtig.« Schließlich war der Avastin-Nutzen in wissenschaftlichen Abhandlungen oft genug dokumentiert worden. »Ich habe meine betroffenen Patienten über die rechtliche Lage aufgeklärt«, so die Ärztin, »habe sie auf das Risiko hingewiesen, das für mich allerdings keines mehr war. Und alle meine Patienten waren damit einverstanden. Sie hatten ja letztlich auch keine andere Wahl. Sollten sie vielleicht geduldig auf ihre Erblindung warten?«

Immer mehr Augenchirurgen nahmen bewusst das Anwendungsrisiko in Kauf. Wer sich als betroffener Patient mit Avastin versorgen ließ, musste die Behandlung zunächst aus eigener Tasche bezahlen: rund 60 Euro pro Spritze, Risiko eingeschlossen. Denn weil dem Roche-Präparat für den Indikationsbereich feuchte AMD die offizielle Zulassung fehlte, verweigerten die Krankenkassen zunächst die Kostenübernahme. Es erschien ihnen zu heikel, die Verordnung eines nicht zugelassenen Präparats zu finanzieren. Sie argwöhnten anfangs, Avastin könnte vielleicht doch Nebenwirkungen haben und damit hohe Folgekosten verursachen. Nur auf Drängen betroffener Versicherter übernahmen dann einige Kassen in Einzelfällen die Kosten der Behandlung.

Als schließlich der Druck der Patienten und der Ärzte auf die Kassenmanager immer weiter zunahm, setzten sich schließlich die BEK und die DAK als erste Kassen über die generellen Bedenken hinweg und vereinbarten mit dem Verband operierender Augenärzte Nordrhein (VOA) und dem Bundesverband Deutscher Ophthalmochirurgen (BDOC) für alle betroffenen Versicherten im Bezirk Nordrhein die Kostenübernahme der Avastin-Behandlung. Nach und nach schlossen sich auch andere Kassen, etwa die Innungskrankenkasse und auch einige AOKs, der Vereinbarung an. So konnten bereits im Jahre 2006 rund 25 000 Patienten erfolgreich mit Avastin behandelt werden, ungefähr die Hälfte von ihnen auf Kosten der Krankenkassen.

»Die Ärzte versuchten etwas gutzumachen, was eigentlich ein Systemversagen ist«, kommentierte Professor Peter Sawicki vom Kölner Institut für Qualitätssicherung und Wirtschaftlichkeit im Gesundheitswesen (IQWiG) das Verhalten der Ophthalmochirurgen. Er kritisiert damit den Zustand, dass Marktzulassungen und klinische Studien allein den Herstellern überlassen sind. Wenn aber ein Produzent wie Roche im Fall Avastin an einer Zulassung für die Behandlung der feuchten AMD nicht interessiert sei, gebe es in Deutschland keine Institution, die einspringe und eine entsprechende Studie veranlasse. Es seien auch keine Mittel dafür vorgesehen, bedauert Peter Sawicki. Ein Manko, das schleunigst behoben werden müsse.

Ein Manko, aus dem Novartis die erhofften finanziellen Vorteile indessen nicht ziehen konnte. Denn inzwischen hatten sich die Augenchirurgen im Interesse ihrer Patienten längst an die Behandlung mit Avastin gewöhnt und mit dem Präparat sehr gute Erfahrungen gemacht. Viele Augenärzte mochten daher, als Lucentis Anfang 2007 auf den Markt kam, nicht mehr wechseln, sondern blieben bei Avastin.

Das taten sie zum Teil auch aus Verärgerung über die Preispolitik von Novartis. Ärzte, Pharmakritiker und Vorstände der Krankenkassen hatten sich zwar schon auf Preise, die weit über den Kosten von Avastin liegen würden, eingestellt, doch als Lucentis dann in den Handel kam, übertraf der Preis selbst die schlimmsten Erwartungen. Novartis verlangte mehr als das Zwanzigfache des Avastin-Preises. Eine Spritze Lucentis kostete zunächst happige 1523 Euro, inzwischen liegt der Preis bei 1360 Euro. Die Kosten für eine Spritze Avastin betragen dagegen nach wie vor 60 Euro. Die beiden Ophthalmoprofessoren Antonia Joussen und Norbert Bornfeld von den Unikliniken Düsseldorf und Essen rechneten vor, dass die jährliche Behandlung eines AMD-Patienten mit Lucentis 14 100 Euro kostet, dagegen die mit Avastin nur bei 650 Euro liegt.

»Das sind Wucherpreise, die Novartis verlangt«, stellte Peter Sawicki fest. »Der Hersteller hat vom Avastin-Molekül einen

Teil abgespalten, daraus wurde Lucentis. Das rechtfertigt nicht einen solchen Preis.« Novartis sieht das anders. Auf Anfrage teilte der Konzern uns mit: »Die Kosteneffektivität (von Lucentis) haben unabhängige Institute in anderen Ländern nachgewiesen, wo unser Medikament Mittel der 1. Wahl ist und regulär erstattet wird.«

Gerd Glaeske zeigt sich von solchen Argumenten nicht beeindruckt. »Die Preisgestaltung«, erklärte der Bremer Gesundheitsökonom, »ist überhaupt nicht nachvollziehbar.« Roche und Novartis besäßen »faktisch vergleichbare Medikamente, einmal als Avastin verpackt und ein weiteres Mal als Lucentis, aber zu den zwanzigfachen Kosten. Das muss Novartis mal erklären.«

Die Vorstände der Krankenversicherungen sahen bereits eine Kostenflut auf sich zukommen. Professor Ulrich Schwabe, Mitherausgeber des *Arzneimittel-Reports*, rechnete laut *Ärzte Zeitung* vom 17. Oktober 2007 hoch, dass eine Behandlung aller 485 000 AMD-Patienten mit Lucentis Kosten in Höhe von neun Milliarden Euro verursachen würde.

Es war vor allem die unverfrorene Gier der Novartis- Manager, die Fachleute wie Peter Sawicki nach harten Gegenmaßnahmen der Bundesregierung rufen ließen. »Der Gesetzgeber ist hier in der Pflicht, einer solchen Entwicklung Grenzen zu setzen«, erklärte uns der habilitierte Mediziner in einem Fernsehinterview. »Diese Verantwortung hat die Politik bisher nicht wahrgenommen. Es fehlt eine Regelung des Gesetzgebers, Nutzen und Wirtschaftlichkeit der Medikamente zu prüfen, bevor sie auf den Markt kommen.« Und er sagte weiter: »Wenn ein Medikament einen Nutzen für die Patienten hat, die Firma aber an einer Zulassung nicht interessiert ist, müsste der Staat in der Fürsorge für die Patienten eine Zwangszulassung des Medikaments erwirken.«

Im Fall Lucentis und Avastin, meinte auch Gerd Glaeske, »würde mir eine Zwangszulassung sehr gefallen. Der pharmazeutischen Industrie, die mit ihren überzogenen Preisvorstellungen den Anschein erweckt, die gesetzlichen Krankenkassen ausplündern zu wollen, sollten endlich Grenzen gesetzt werden.«

Der Lucentis-Wucher brachte die Ärzteschaft in einem Maße wie nie zuvor gegen einen Pharmahersteller auf. »Wirtschaftliches Handeln ist im heutigen Gesundheitssystem unabdingbar«, erklärte uns der Düsseldorfer Ophthalmochirurg Jürgen Hauck, der in einer Gemeinschaftspraxis viele AMD-Patienten behandelt. »Wir nutzen unter Kostenaspekten viel häufiger Avastin. Nur auf ausdrücklichen Wunsch hin verabreichen wir Lucentis.«

Unter den Augenärzten verbreitete sich eine frostige Stimmung. »Novartis versucht, die Therapiefreiheit der Ärzte einzuengen, indem auf eine Monopolstellung seines Medikaments hingewirkt wird«, grollte der BDOC-Vorsitzende Armin Scharrer, Augenchirurg in Nürnberg, und kündigte energischen Widerstand an. »Dem gilt es, aktiv zu begegnen.«[4]

Als hätten sie sich mit ihren deutschen Kollegen abgestimmt, wehrten sich auch die Augenärzte in den USA gegen Versuche, die AMD-Therapien mit Avastin zu blockieren. In einem Rundbrief an die Ophthalmochirurgen hatte Genentech ihnen mitgeteilt, dass der Großhandel nicht mehr länger jene Apotheken mit Avastin beliefern werde, die Ärzte mit Avastin-Spritzen versorgten (zur Verabreichung von Avastin siehe Seite 62). Das schürte Ängste, Menschen mit feuchter AMD bald nicht mehr behandeln zu können.

»Ich will nicht erleben, dass meine Patienten blind werden, weil sie sich 2000 Dollar für ein Medikament nicht leisten können«, empörte sich Raj Maturi, ein Augenspezialist am Midwest Eye Institute in Indianapolis.[5]

Ähnlich äußerten sich auch viele andere Augenärzte in Interviews und fachärztlichen Veröffentlichungen. Ein möglicher Ausfall von Avastin werde folgenschwere Auswirkungen auf die Behandlung der Makuladegeneration haben, warnte Raj Maturi. Auch in den USA hat die Gegenwehr der Ärzte Wirkung gezeigt. Auch dort ist nach wie vor Avastin das bevorzugte Mittel in der AMD-Therapie.

Das eigene Präparat abgewertet

Der Fall Lucentis–Avastin gilt mittlerweile als ein Paradebeispiel für das skrupellose Gewinnstreben der mächtigen Pharmakonzerne. Das Gezerre um die geeignete AMD-Therapie belegt zugleich die Ohnmacht vor allem der deutschen Politik, die der maßlosen Preisabzocke und der Machtwillkür der Pillenbranche bislang nichts entgegengesetzt hat. Die unangemessenen Sonderrechte bescheren den Pharmakonzernen sogar noch in Zeiten von Finanzkrise, steigender Staatsverschuldung und schrumpfender Einkommen hierzulande Rekordzuwächse, während andere Bereiche des Gesundheitswesens, etwa die Krankenhäuser, unter starkem Sparzwang stehen und auch die Patienten ständig höhere Eigenleistungen und Krankenkassenbeiträge aufbringen müssen.

Als stünde die Branche unter dem besonderen Schutz der Politik, darf sie ungeniert das Solidarsystem auf eine längst nicht mehr nachvollziehbare Weise belasten. Allein zwischen 1997 und 2005 schnellten die Ausgaben der gesetzlichen Krankenversicherungen (GKV) für Arzneimittel um über 50 Prozent in die Höhe. Als einer der großen Profiteure der Branche trat die deutsche Novartis-Tochter hervor, die 2007, im Jahr der Lucentis-Einführung, mit Rekordgewinnen und einem Umsatzzuwachs von über zwölf Prozent glänzte.

Die Lobby von Novartis, Roche und Co. ist so einflussreich und die Gesundheitspolitik und die zuständige Ministerialbürokratie ihr gegenüber so willfährig, dass Kritik, von welcher Seite auch immer sie artikuliert wird, die Pillenkonzerne nicht anficht. Denn im Pharmaparadies Deutschland, in dem mit Ausnahme der USA die weltweit höchsten Preise verlangt werden, haben die Vorstände keine Eingriffe zu fürchten, die ihre Macht und Gewinne einschränken könnten.

Vor diesem Hintergrund erklärt sich auch das selbstherrliche Verhalten der Novartis-Manager. Da die Milliardenumsätze mit Lucentis eingeplant waren, sollten sie auch auf Biegen und Brechen erzielt werden. Das aber wäre nur zu erreichen, wenn die Behandlungen mit Avastin untersagt würden – notfalls auch per Gerichtsbeschluss. Und so erwirkte Novartis im Juli 2007 schließlich eine einstweilige Verfügung gegen die Verträge zwischen den Ärzteverbänden VOA, BDOC und der BEK, der Innungskrankenkasse und der DAK mit dem Ziel, die Übernahme der Kosten für die Avastin-Behandlung gerichtlich untersagen zu lassen.

Doch die Rechnung der Novartis-Juristen, das Düsseldorfer Sozialgericht werde die von dem Pharmariesen inkriminierten Abmachungen stoppen, ging nicht auf. Denn das Gericht tastete die Verträge nicht an.

»Angesichts vergleichbarer Wirkstoffe in Avastin und Lucentis«, schrieben die Richter in ihrer Begründung, sei es nicht zu beanstanden, »wenn die Vertragspartner der gesetzgeberischen Zielsetzung entsprechend preiswertere Alternativen gegenüber einem Quasi-Monopolprodukt in den Vordergrund stellen.«[6]

Dieses Urteil schmeckte den Novartis-Managern überhaupt nicht, und so zogen denn die Konzernanwälte in die zweite Instanz. Ein umfangreiches Bündel an Argumenten sollte nun das Landessozialgericht in Düsseldorf davon überzeugen, dem Antrag von Novartis zu folgen und die Verträge zwischen Ärzten und Krankenkassen zu verbieten. Die ärztliche Behandlung mit Avastin, heißt es in der Begründung der Novartis-Anwälte, sei rechtswidrig und setze Patienten und die behandelnden Ärzte unkalkulierbaren Risiken aus. Im Ergebnis führe die Avastin-Behandlung faktisch zu einem Boykott des anerkannten, zugelassenen und »überragend wirksamen« Medikaments Lucentis.

Schließlich lieferte auch noch der Partner Roche den Novartis-Anwälten argumentative Schützenhilfe. In ihrem Positionspapier »Warum lehnt Roche den Off-Label-Use von Avastin in der Indikation AMD ab?« ließen die Verfasser nichts an Begründung aus, um ihr eigenes Medikament in der Augenmedizin zu diskreditieren – als hätte es die weltweiten Erfolge von Avastin gegen die feuchte Makuladegeneration nicht gegeben. Selbst erfahrene Pharmakologen können sich nicht daran erinnern, dass

Pharmamanager ein eigenes Produkt jemals so negativ beschrieben haben.

Nach der Lucentis-Zulassung, heißt es in dem Roche-Papier, seien die »rechtlichen Voraussetzungen für eine mögliche Anwendung von Avastin außerhalb der zugelassenen Indikation grundsätzlich nicht mehr gegeben«. Die Roche-Autoren legten sich für das Konkurrenzpräparat mächtig ins Zeug und werteten gleichzeitig das eigene kräftig ab: »Für Lucentis ist in klinischen und pharmakologischen Studien nachgewiesen worden, dass dieses humanisierte therapeutische Antikörperfragment bei der Behandlung von Patientinnen und Patienten mit AMD sicher und wirksam ist, für Avastin kann dies bisher nicht gezeigt werden.« Und schließlich, als sei Roche geradezu ein Vorbild für ethisches und uneigennütziges Handeln: »Der Schutz des Patienten ist unantastbar, Arzneimittelsicherheit muss gegenüber Kostenerwägungen den Vorrang haben.«

Doch selbst das flammende Roche-Plädoyer für Lucentis konnte die Richter nicht überzeugen. Im Februar 2008 entschied auch das Landessozialgericht gegen Novartis und bestätigte damit ausdrücklich die Rechtsgültigkeit des Vertrages zwischen Ärzten und Kassen. Das Gesundheitsrecht sehe zwar vor, dass ein Medikament ohne Zulassung nur verordnet werden dürfe, wenn es kein weiteres wirksames Mittel gebe, hieß es in der Begründung. Doch bei Mehrkosten von 1,4 Milliarden Euro pro Jahr spiele auch die Stabilität der GKV eine große Rolle.[7] Die Krankenkassen seien zudem verpflichtet gewesen, die Avastin-Kosten zu tragen, stellten schließlich die Richter fest. Sie beriefen sich hierbei auf Entscheidungen des Bundesverfassungsgerichts und des Bundessozialgerichts. Nach deren Rechtsprechung »sind Kosten eines Off-Label-Use von Arzneimitteln von Krankenkassen zu erstatten, wenn es bei einer schweren Krankheit keine Behandlungsalternative gibt und nach dem Stand wissenschaftlicher Erkenntnis die begründete Aussicht besteht, dass mit dem Medikament ein Behandlungserfolg erzielt werden kann«. Zu Avastin hatte es lange Zeit keine ähnlich wirksame Alternative gegeben.

Die Richter mochten daher nicht einsehen, warum ein erfolgreiches Mittel nun aus reinem Gewinnstreben nicht mehr für die AMD-Therapie eingesetzt werden sollte.

Freude und Genugtuung bei den Ärzten und Kassenmanagern, Verdruss dagegen bei den Novartis- und Roche-Vorständen. Und nicht nur dort. Das Urteil habe die gesamte Pharmabranche aufgeschreckt, stellte der Nürnberger Medizinrechtler Reinhold Preißler in einem Kommentar zum Urteil fest. Die Arzneimittelhersteller hätten bislang »in der Zulassung innovativer Arzneimittel stets eine Marktzulassungsgarantie gesehen«.[8]

In der Tat dürfte das nordrhein-westfälische Landessozialgericht für eine neue Auslegung der Marktzulassungskriterien gesorgt haben. Die Richter folgten damit auch der Skepsis, die der Gesetzgeber gegenüber der Aussagefähigkeit von arzneimittelrechtlichen Zulassungsstudien zum Ausdruck gebracht hat. Im Sozialgesetzbuch V führte er für den GKV-Bereich den Begriff des »therapeutischen Nutzens« ein, der für ein Arzneimittel bewiesen werden müsste. Und der sei, so Preißler, für Avastin bereits erbracht worden: »Weltweit gehen Tausende von Augenärzten aufgrund ihrer praktischen Erfahrungen mit über 100 000 Patienten von der Wirksamkeit und dem therapeutischen Nutzen von Avastin ohne nennenswerte Nebenwirkungen aus. Nicht einmal die Ärzte, die Lucentis anwenden, wollen die Wirksamkeit von Avastin ernsthaft bestreiten.«[9]

Denn nicht wenige unter den angesehenen Medizinern sprechen Avastin sogar eine bessere Wirkung als Lucentis zu. Darunter auch Ophthalmoprofessor Philip Rosenfeld von der Uniklinik Miami, der das Avastin für die AMD-Therapie entdeckt hat. Rosenfeld und einige seiner Kollegen, berichtete die *New York Times* im Oktober 2007, hielten das Roche-Mittel für effektiver. Der gleichen Ansicht sind auch deutsche Augenärzte.

In einer gemeinsamen Stellungnahme der Retinologischen Gesellschaft, der Deutschen Ophthalmologischen Gesellschaft und des Berufsverbandes der Augenärzte Deutschlands heißt es: »Mögliche Vorteile von Bevacizumab (Avastin-Wirkstoff) im

Vergleich zum Ranibizumab (Lucentis) bestehen in der längeren Halbwertszeit und größeren Stabilität des Moleküls, die in der Theorie längere Behandlungsintervalle und damit eine geringere Häufigkeit von Wiederbehandlungen versprechen.«[10] Um das definitiv bewerten zu können, müssten allerdings erst umfassende Studien abgewartet werden.

Das Kölner IQWiG wird dazu in einigen Monaten eine Studie vorlegen. Institutschef Peter Sawicki erklärte uns in einem Interview: »Wenn die Veränderung an der Netzhaut gleich gut reduziert wird durch Avastin, dann wäre dieses Mittel besser als Lucentis, weil es seltener gespritzt werden muss.« Doch das seien bislang nur theoretische Überlegungen. Der Beweis dafür müsste noch erbracht werden. Die Ergebnisse der Studie seien noch nicht interpretierfähig.

»Ein Hygienefehler«

Der Kölner Augenchirurg Norbert Körber und einige seiner Kollegen haben aus eigener Anschauung Hinweise darauf, dass mit Avastin weniger Behandlungen in einem bestimmten Zeitraum nötig sind als mit Lucentis. Bei gleicher Wirksamkeit halten sie das für einen gewichtigen Vorteil. Doch diese Beobachtungen aus der eigenen Praxis sind für die Ärzte nur Anhaltspunkte, aber keine erwiesenen wissenschaftlichen Belege. Um konkrete Aussagen treffen zu können, müssten Patienten ihre Untersuchungsintervalle penibel einhalten, was im normalen Praxisalltag allerdings selten der Fall sei.

Nach wie vor das größte Problem in der AMD-Behandlung ist der Umgang mit den Avastin-Fläschchen, weil deren Inhalt mengenmäßig auf den Bedarf in der Krebstherapie abgestimmt ist, während für die Augentherapie eine wesentlich geringere Dosis benötigt wird. Die Spritzen für die Augen müssen daher unter absolut sterilen Bedingungen aufgezogen werden, damit die flüssige Substanz nicht mikrobiologisch verunreinigt wird und Infektionen im Auge hervorrufen kann. Die Fachleute nennen diesen Vorgang »Auseinzelung«.

Wie in den USA haben sich auch hierzulande viele Apotheken, aber auch Pharmalabore darauf spezialisiert, aus den Avastin-Phiolen einzelne Spritzen aufzuziehen. Die meisten Augenarztpraxen beziehen von ihnen das ausgeeinzelte Avastin. Diese Apotheken und Firmen werden damit rechtlich zum pharmazeutischen Unternehmen, das umfüllt, umpackt, kennzeichnet und die Verantwortung für die Qualität, die Sterilität und die Sicherheit des Produkts übernimmt.

Gegen die Avastin-Therapie brachten die Manager von Roche, Genentech und Novartis lange Zeit ein Argument vor, das viele Augenärzte vorwiegend aus Sicherheitsgründen Lucentis verabreichen ließ. »Die ophthalmologische Anwendung von Avastin«, heißt es in einem Roche-Positionspapier, »birgt die Gefahr von Verunreinigungen, da für den Einsatz von Avastin am Auge keine geeignete Darreichungsform zur Verfügung steht.« Und Peter Maag, der damalige Deutschland-Chef des Baseler Konzerns Novartis, erklärte Mitte 2008 in einem *Stern*-Interview: »Es kann nicht sein, dass in Deutschland aus einer Infusionsflasche mehrmals Injektionen abgezapft und dann ins Auge gespritzt werden.«[11]

Das Thema beschäftigte sogar die Politik und ließ die Novartis-Manager zeitweilig doch noch auf ein Verbot der Avastin-Verwendung hoffen. So forderte das bayrische Sozialministerium die damalige SPD-Gesundheitsministerin Ulla Schmidt auf, »hinsichtlich der gesundheitsgefährdenden Tolerierung von Auseinzelungen ihrer Aufsichtspflicht nachzukommen«.[12] Die Ministerialen und auch manche Augenärzte waren von Veröffentlichungen über Behandlungspannen mit Avastin verunsichert worden. So hatten beispielsweise im März 2008 in einer Augenarztpraxis in Bad Kissingen mehrere AMD-Patienten nach einer Avastin-Spritze folgenschwere Schäden davongetragen. Ein 73-jähriger Rentner war drei Tage später auf dem linken Auge blind, das Sehvermögen einer älteren Frau hatte sich nach der Behandlung dramatisch verschlechtert, weitere Patienten klagten über eine drastisch schlechtere Sehleistung. Ähnliche Behandlungspannen wurden auch aus anderen Augenarztpraxen gemeldet.

Solche Fälle sind jedoch für Fachleute eindeutig der Hinweis auf einen unsachgemäßen Umgang mit der Avastin-Flüssigkeit. Für den Kölner Augenchirurgen Norbert Körber ist es »ein Hygienefehler«. Die den Berufsverbänden VOA und BDOC angeschlossenen operierenden Augenärzte haben sich daher gegenüber den Krankenkassen verpflichtet, ausschließlich Spritzen von Apotheken oder Pharmafirmen zu applizieren, weil dort das Serum professionell unter höchst sterilen Bedingungen ausgeeinzelt wird. Inzwischen haben sich Apotheken sogar darauf spezialisiert, selbst das in kleinen Fläschchen angelieferte Lucentis auszueinzeln, weil die Menge auch für zwei Spritzen reicht.

Doch diesen sorgfältigen und umsichtigen Umgang mit der flüssigen Substanz pflegen nicht alle der rund 6000 Augenärzte. Denn es gibt keine gesetzlichen Vorschriften darüber, wer die Auseinzelungen von Avastin und Lucentis unter welchen Bedingungen vornehmen darf. Grundsätzlich ist jeder Augenarzt berechtigt, mehrfach Spritzen aus einer Avastin-Phiole aufzuziehen. In den Praxisräumen aber ist die Wahrscheinlichkeit, dass Verunreinigungen auftreten können, weitaus größer als unter den sterilen Bedingungen in Apotheken und Pharmabetrieben mit Reinraum-Verhältnissen.

Sowohl in Praxis- als auch in Operationsräumen, beklagt Klaus Ludwig, ärztlicher Direktor der Nürnberger Augenklinik ARIS, sei es in einigen Fällen nach der Behandlung mit Avastin, Lucentis und anderen Arzneimitteln zu einer Entzündung der inneren Gewebeschichten des Auges (Endophthalmitis) gekommen. Die Vereinzelung eines Medikaments, fordert Klaus Ludwig daher, sollte »ausschließlich durch Apotheken einschließlich erneuter steriler Verpackung erfolgen, nicht aber durch den Chirurgen oder die OP-Schwester«.[13]

Ein weiteres Risiko besteht darin, dass jeder Augenarzt die

Spritze setzen darf. »Ein Unding«, sagt das Vorstandsmitglied einer AOK, »das sollte nur den rund tausend Ophthalmochirurgen vorbehalten sein.«

Es besteht also ausreichend Handlungsbedarf für den Gesetzgeber. Die Bundesregierung sah bisher aber keinen Grund, regelnd einzugreifen oder gar der Forderung nach einer Zwangszulassung von Avastin für die Augentherapie nachzukommen. Den Freiraum der Pharmaindustrie zu beschränken und ihre horrenden Preise zu begrenzen – das hat sich bislang noch keine Bundesregierung getraut. Auch die gegenwärtige scheint nicht geneigt, gegen die Wucherpreise vorzugehen, die für einen Großteil der Arzneimittel verlangt werden, obwohl die Pharmaindustrie inzwischen der größte Kostentreiber im Gesundheitswesen ist.

Kapitel 5
Hochpreisland Deutschland: teure Arzneimittel

Das große Fressen

Der junge Mann stand vor ihr, schlapp und gekrümmt, von einem Freund gestützt, unfähig, sich allein auf den Beinen zu halten. Er blickte bestürzt und elend drein und konnte einfach nicht verstehen, was mit ihm passiert war.

Die Frankfurter Ärztin Daniella Morbitzer kennt solche Symptome und weiß die Anzeichen zu deuten. Sie erkannte sofort, dass wieder das Schicksal zugeschlagen hatte, unerbittlich und auf eine grausame Weise. Das hieß auch, sie hatte erneut eine schreckliche Wahrheit zu verkünden – ausgerechnet einem so jungen Menschen.

»Wie alt er wohl sein mag?«, überlegte die Ärztin. Sie hatte ihn nicht danach gefragt. Dann las sie es in den Patientenunterlagen. Er hieß Philipp mit Vornamen und war vor Kurzem 19 Jahre alt geworden.

Die Neurologin untersuchte ihn gründlich, ließ ihn erzählen, ließ ihn Angst abbauen. Am frühen Morgen nach dem Aufwachen im Zimmer seiner Frankfurter Wohngemeinschaft hatte der Physikstudent eine dramatische Veränderung an sich gespürt und zuerst an Schlaganfall gedacht. In seinem Alter? Ein abwegiger Gedanke. Was aber war es dann? Seine rechte Seite fühlte sich taub an. Der Arm war gefühllos, als gehörte er nicht zu seinem Körper. Philipp war fassungslos. In seinem Kopf herrschte ein wirres Durcheinander, die unterschiedlichsten Gedanken schossen ihm durch den Kopf und ließen sich nicht ordnen. Ein Mitbewohner fuhr ihn schließlich zum Arzt, einem Allgemeinmediziner, der schickte ihn zur Neurologin Daniella Morbitzer.

Der Befund der Ärztin war ein Schock: Multiple Sklerose (MS). In der vergangenen Nacht, sagte sie ihm, habe er einen schweren MS-Schub erlitten mit Lähmungen auf der rechten Seite. Von dem tragischen Fall erfahren wir, als wir die Neurologin im April 2009 für einen Beitrag für das ZDF-Magazin Frontal21 zu den Preisen für die von ihr verordneten MS-Mittel befragen.

Daniella Morbitzer betreibt zusammen mit ihrem Kollegen Arndt Harmjanz eine Schwerpunktpraxis für Multiple Sklerose-Patienten. Rund 250 an Multipler Sklerose erkrankte Jugendliche und Erwachsene werden dort behandelt. Philipps Zustand verschlimmerte sich in kürzester Zeit dramatisch. Die Ärztin hat in ihrer ärztlichen Praxis schon viel Leid erlebt. Doch Philipps Schicksal ging ihr besonders nahe, und die Machtlosigkeit gegen die Krankheit ärgerte sie. Viele ihrer Patienten kamen glimpflicher davon und lebten teilweise schon seit Jahrzehnten mit Multipler Sklerose, häufig auch ohne gravierende Beeinträchtigungen. Warum nur war der Verlauf bei Philipp so heimtückisch?

Wissenschaftlich war es leicht zu erklären: eine Störung des zentralen Nervensystems. Doch was half ihm das. MS ist nicht heilbar, der Verlauf lässt sich lediglich verzögern.

Anfangs noch war Philipp zu Fuß in die Praxis gekommen. Doch nach jedem Schub bewegte er sich unsicherer, als schwanke der Boden unter ihm, manchmal taumelte er auch. Nach weiteren aufeinanderfolgenden Schüben war er schließlich an den Rollstuhl gefesselt. Das Lernen fiel ihm zunehmend schwerer, bald konnte er den Vorlesungen nicht mehr folgen, musste schließlich das Studium aufgeben.

»Bei einem so rapiden Verlauf«, erklärt uns die Neurologin, »lässt sehr schnell die Konzentrationsfähigkeit nach, Bewusstseinsveränderungen treten auf und der Patient büßt immer mehr von seiner Persönlichkeit ein.«

Seit einiger Zeit kommt Philipp nicht mehr in ihre Praxis, er wohnt wieder bei seinen Eltern in Berlin, denn er braucht ständige Betreuung. Das Drama um den jungen Mann beschäftigt die Neurologin noch immer. Manchmal fragt sie sich, warum Betaferon, das Medikament, das sie ihm fünf Jahre lang verordnete, den MS-Verlauf nicht verlangsamt hat wie bei anderen Patienten. Betaferon ist teuer, es zählt zu den teuersten Medikamenten auf dem deutschen Markt.

Zu teuer, findet Daniella Morbitzer, viel zu teuer. Sie weiß nämlich inzwischen, was der Hersteller Bayer Vital für das MS-Mittel in anderen EU-Ländern nimmt. Und das hat sie über ihr Honorar nachdenken lassen. Genau 32,50 Euro bekam die Ärztin Anfang 2009 pro MS-Patient im Quartal, inzwischen sind es nur noch 29,50 Euro. Einschließlich Behandlung und unabhängig davon, wie oft der Kranke in ihre Praxis kommt. Das kann mehrmals in der Woche sein, vor allem nach einem neuen Schub. Philipp war bisweilen zwei-, dreimal gekommen.

Es war im Frühjahr 2009, als sie von den Preisen für Betaferon im EU-Ausland erfahren hatte. Ebenso wie von den Vergleichspreisen anderer Medikamente, die sie tagtäglich verschreibt und die Avonex, Rebif, Copaxone und Tysabri heißen. Wir hatten ihr bei unserem Treffen eine vergleichende Preisliste der Ersatzkasse KKH vorgelegt. KKH-Allianz heißt sie seit April 2009 nach der Fusion mit der Betriebskrankenkasse des Versicherungskonzerns. Über das Ergebnis des Vergleichs regte sie sich gewaltig auf, und seitdem sieht sie einige Vorgänge im Gesundheitssystem in einem ganz anderen Licht. Auf die Pharmaindustrie ist sie nicht mehr gut zu sprechen und liegt damit auf einer Wellenlänge mit den Kassenmanagern.

Die KKH-Controller hatten zu Anfang des Jahres 2009 deutsche Pharmapreise mit denen in acht EU-Ländern verglichen. Nicht irgendwelche Medikamente, sondern die dreißig umsatzstärksten GKV-Mittel. Arzneimittel sind in Deutschland besonders teuer, das weiß man seit Jahren. Der Vergleich auf Basis der Herstellerabgabepreise der zweiten Jahreshälfte 2008 aber fiel weit dramatischer aus als gedacht. Selbst die Pharmaexperten waren überrascht. Für die dreißig Arzneimittel zahlt die GKV rund eine Milliarde Euro mehr, als sie auf Basis der jeweils günstigsten Preise in einem der acht ausgewählten EU-Länder dafür ausgeben müsste. Eine Milliarde, das ist ein gewaltiger Betrag, und so machte der Vergleich wieder einmal deutlich, in welchem Ausmaß sich die Pharmakonzerne auf Kosten der Krankenkassen und damit der Patienten bereichern.

Ingo Kailuweit, KKH-Allianz-Vorstandschef, ist nicht so leicht zu erschüttern. Aber dass die Pharmaindustrie hier einen derartig gewaltigen Reibach macht, das hat er so krass doch nicht vermutet. »Wir wissen seit Jahren«, sagt er, »dass die Preise für Arzneimittel in Deutschland besonders hoch sind. Die tatsächlichen Unterschiede aber haben uns doch sehr überrascht.«[1]

Das schreit nach politischen Maßnahmen. Derart horrende Zahlen müssten eigentlich die Bundesregierung zur Einsicht bringen und zum Handeln zwingen, um die Beutezüge der Arzneimittelhersteller einzudämmen.

Die Gesundheitspolitik und Einsichten? Daran mag Ingo Kailuweit nicht glauben. Eine gewisse Verbitterung ist ihm anzumerken, als er an ein Gemälde von Pieter Brueghel erinnert. Schlaraffenland heißt es und ist eine Darstellung vom großen Fressen. »Es sei höchste Zeit«, sagt der KKH-Allianz-Chef, »die Situation so zu verändern, dass Deutschland kein Schlaraffenland mehr ist für die Pharmaunternehmen mit ihren Preisen.«

So wie Kailuweit denkt auch Peter Sawicki vom IQWiG, das im gesetzlichen Auftrag Vor- und Nachteile medizinischer Verfahren im Vergleich bewertet, darunter auch Arzneimittel. Finanziert wird das IQWiG von der GKV, Aufträge erhält es ausschließlich vom Bundesministerium für Gesundheit (BMG) und dem Gemeinsamen Bundesausschuss (G-BA), dem obersten Beschlussgremium der sogenannten Selbstverwaltung im Gesundheitswesen. Der G-BA entscheidet nach den Prüfungen und Voten des IQWiG, welche medizinischen Leistungen von der GKV übernommen werden.

Seine Äußerungen fanden stets große Beachtung. In einem Interview für einen Beitrag in Frontal21 äußerte er sich zu den Pharmapreisen – kritisch und unbestechlich, so wie immer während seiner Amtszeit seit 2004. Das hat ihn auf Dauer zu einer Hassfigur werden lassen für alle Interessengruppen, denen das Institut durch seine Analysen und Berechnungen die Geschäfte zu erschweren droht. Die Arzneimittelbranche vorneweg. Uns gegenüber erklärte Sawicki im Frühjahr 2009: »Wenn man davon ausgeht, dass wir etwa 30 Prozent höhere Preise haben im Vergleich zum europäischen Ausland, dann könnten etwa fünf Milliarden Euro pro Jahr eingespart werden. Das macht zwei Prozentpunkte bei den Beitragssätzen für die Krankenkassen aus.«

Von diesen gravierenden Preisunterschieden hatte Daniella Morbitzer noch keine Vorstellung, als sie begann, die KKH-Liste penibel nach den MS-Mitteln und ihren Preisen zu durchforsten, nach Medikamenten, die sie oft verschreibt. Sie verglich die deutschen Preise mit denen in Spanien, Griechenland, Italien, Portugal, Großbritannien, Frankreich und Belgien. Als sie zu Ende gelesen hatte, kam dann ihre verständliche Reaktion: »Ich bin sehr schockiert und gleichzeitig außerordentlich wütend. Das sind doch Wucherpreise.«

Es sind Preise wie von einem anderen Planeten. Preise, die völlig aus dem europäischen Rahmen fallen. So kostete das von der Neurologin häufig verordnete Betaferon, eine Packung mit einer Substanz für 15 Spritzen, zur Jahreswende 2008/2009 hierzulande knapp 1430 Euro (jeweils auf der Basis von Herstellerabgabepreisen). Und dann das große Erstaunen: In der Rubrik für Großbritannien, wo die niedrigsten Preise ermittelt wurden, sind die 15 Betaferon-Spritzen vom Hersteller Bayer Vital bereits für rund 668 Euro zu haben und damit um rund 50 Prozent preiswerter. Selbst im teuersten EU-Vergleichsland Spanien ist die gleiche Betaferon-Menge mit rund 911 Euro immerhin noch um knapp 520 Euro günstiger als in Deutschland.

Als wir den Hersteller Bayer Vital auf die hohen Betaferon-Preise in Deutschland ansprachen, teilte dieser uns Mitte März

2009 mit: »Unser Arzneimittel Betaferon ist mehr als ›nur‹ ein Medikament. Die Patienten werden gleichzeitig in das umfangreiche Service- und Betreuungsprogramm Betaplus freiwillig eingebunden, das speziell auf die Bedürfnisse der MS-Patienten zugeschnitten ist.« Das Betreuungsprogramm in Deutschland sei im Vergleich zu anderen EU-Ländern »in seiner Struktur als auch in seiner Prozessprofessionalität am weitesten entwickelt«.

Ganz so happig wie bei dem Bayer-Medikament sind die Preisunterschiede der anderen MS-Mittel nicht – immerhin aber noch so exorbitant höher, dass sich viele Kritiker bestätigt sehen, die von geradezu paradiesischen Zuständen für die Pharmabranche in Deutschland sprechen. So kosteten vier Fertigspritzen Avonex hierzulande mit rund 1203 Euro knapp 490 Euro mehr als in Italien und 428 Euro mehr als in Portugal. Und für zwölf Fertigspritzen Rebif verlangte der Hersteller von den deutschen Krankenkassen knapp 1400 Euro, in Großbritannien dagegen nur knapp 929 Euro und in Italien 981 Euro.

Die krassen Preisunterschiede haben Daniella Morbitzer nicht ruhen lassen. Die Ärztin hat die Mehrbelastung für ihre Patienten auf Basis des Vergleichs ausgerechnet. Obwohl längst nicht alle MS-Patienten in der Gemeinschaftspraxis mit den teuren Medikamenten behandelt werden müssen, fallen dort pro Quartal Kosten in Höhe von rund 560 000 Euro an. Das sind 2,24 Millionen Euro im Jahr – nur für die MS-Mittel. Kosten, die von den Krankenkassen getragen werden. Würden die MS-Medikamente zu den britischen Preisen eingekauft, ließen sich die Ausgaben im Schnitt um 40 Prozent senken. Allein in der Praxis von Daniella Morbitzer und Kollegen könnten dann knapp 900 000 Euro eingespart werden. »Der Betrag«, sagt die Neurologin, »dürfte noch etwas höher sein, weil wir am häufigsten das teure Betaferon verschreiben müssen.«

Die KKH-Controller haben nachgerechnet und die finanziellen Folgen dieser ungeheuerlich hohen Preise für die gesetzliche Krankenversicherung (GKV) und die Beitragszahler aufgezeigt. Allein für Betaferon mussten die Krankenkassen rund 122

Millionen Euro mehr aufbringen, als sie dafür in Großbritannien gezahlt hätten. Und auch im vergleichsweise teuren Spanien hätte die GKV immer noch 104 Millionen Euro einsparen können. Für Betaferon, Avonex, Rebif und Copaxone zusammen wurde ein Einsparvolumen von über 243 Millionen Euro errechnet, wenn man die britischen Preise zugrunde legt.

Ein Totengräber des Systems

Als Peter Sawicki vom Institut für Qualitätssicherung und Wirtschaftlichkeit (IQWiG) diese Preise kommentierte, konnte man aus seinen Worten viel Ohnmacht heraushören. Mit dem 2004 gegründeten Institut hat die Politik im Zuge der Gesundheitsreform einen vielversprechenden Schritt unternommen, um langfristig Einfluss auf die Pharmapreise nehmen zu können.

Wenn Sawicki kritisierte, kamen seine Sätze stets sachlich und ruhig daher. Er zählte Missstände auf, warnte vor ihren Auswirkungen, kritisierte die unnötige Medikamentenvielfalt, Medikamente, die keiner braucht, die nur den Umsatz erhöhen sollen und die Kassen belasten.

Seine Aussagen ärgerten vor allem jene im Gesundheitssystem, die zuallererst an ihre eigenen Pfründe denken. Aber sie fanden ein ungeteiltes Echo bei den Managern in den Kassen und bei jenen Ärzten, die sich eine kritische und unabhängige Meinung bewahrt haben und sich nicht von der Pharmaindustrie kaufen ließen. Auch sie können nicht verstehen, warum die Politik an den Zuständen nichts ändert, nichts ändern will. Doch wer versteht das schon?

»Man kann nicht jeden Preis verlangen im Gesundheitswesen, den man sich ausdenkt«, sagte Peter Sawicki. »Diese Gier bedroht das System. Und manche sagen auch, dass die pharmazeutische Industrie ein Totengräber dieses Systems ist.«

Das sagte uns Sawicki im Frühjahr 2009, als wir ihn über die Pharmapreise in Deutschland interviewten. Solche Sätze hätten viele gern gesagt, doch die meisten hatten und haben Angst vor denkbaren Konsequenzen.

Die Totengräber fürchteten Sawickis Kritik, vor allem wenn sie öffentlich vorgetragen wurde. Das tat weh, das ging an die Substanz. Wahrheiten können gefährlich sein, wenn sie zum Allgemeingut werden und womöglich Veränderungen provozieren. Doch die Arzneimittelmultis haben mächtige Verbündete. Deshalb hat der Chef des Instituts für Qualitätssicherung und Wirtschaftlichkeit stets fürchten müssen, dass die Pharmalobbyisten allein oder zusammen mit anderen Interessengruppen es irgendwann schaffen würden, ihn aus dem Amt zu drängen. Wenn es ums große Geld geht, praktizieren sie den Schulterschluss. Das gemeinsame Ziel macht einig und stark. Spätestens seit mit der FDP weitere Gönner von Pharmaindustrie und privaten Klinikkonzernen auf der Regierungsbank sitzen und auch noch den Gesundheitsminister stellen.

Die Vertreter der Pharmaindustrie finden nach dem Regierungswechsel in Berlin noch mehr Gehör. Und sie stießen auch auf offene Ohren mit ihren Klagen über das IQWiG und dessen Empfehlungen an den Gemeinsamen Bundesausschuss (G-BA), der darüber entscheidet, welche neuen Medikamente von der GKV erstattet werden sollen – oder auch nicht. Die Empfehlungen des Kölner Instituts waren bislang das Resultat gründlicher Untersuchungen über den medizinischen Nutzen von Medikamenten im Verhältnis zu ihren Kosten. Sie haben schon manchen Zornesausbruch von Pharmavorständen bewirkt. Denn negative IQWiG-Voten an den G-BA schmälern die Erträge.

Die Branche nahm die Arbeit des IQWiG nicht einfach hin. Sie ist kampferprobt und versiert im Ränkespiel mit der Politik und mit ihren Gegnern. Und zimperlich ist sie überdies auch nicht. Ihr Heer der Lobbyisten und auch so mancher Konzernchef nutzten in den letzten Jahren jede Gelegenheit, die Kanzlerin auf das große Problem anzusprechen: das Problem mit dem Namen Peter Sawicki. Schon öfters fiel bereits in Zeiten der großen Koalition der Begriff Ablösung, vorgetragen von einflussreichen Pharmavertretern. Und wie immer, wenn die Industrie etwas mit Nachdruck vorträgt, ist auch von Arbeitsplätzen die Rede, von vielen Tausend Arbeitsplätzen, die mal wieder auf dem Spiel stünden. Die könnten eines Tages wegfallen, heißt es unverhohlen. Die Schuldigen: Peter Sawicki und seine Institutshelfer.

Dass die Branche schon nach wenigen Jahren Sawicki so stark im Visier hatte, das spricht auch heute noch sehr für ihn und seine gute Arbeit. Der Chef des IQWiG war zu einer Instanz geworden, seine Forderungen stellten eine Bedrohung für die Pharmabranche dar. Seine Kritik und seine Mahnungen vor der wachsenden Erosion des Solidarsystems gingen ihr zu weit, ebenfalls manchen einflussreichen Unions- und FDP-Politikern.

Peter Sawicki war und ist kein einsamer Rufer. Seine Befürchtungen werden von vielen Fachleuten geteilt. Auch von Leonhard Hansen, bis Ende 2009 Chef der KV Nordrhein. »Die Solidargemeinschaft ist die größte Errungenschaft in unserem Land nach dem Krieg«, sagt er. Hansen hat Angst um diese Errungenschaft, »Angst, dass wir das gefährden«.

Argumente bewirken nichts gegen den Klüngel von Arzneimittelkonzernen, Klinikvertretern, Apothekern und mit ansehnlichen Pharmahonoraren geköderten Ärzten und Wissenschaftlern, wie überzeugend diese auch sein mögen – wie die von Sawicki. Der mochte nicht einsehen, dass alle Kosten im Gesundheitswesen bis auf den Cent festgesetzt sind: für jede Operation, für ein Röntgenbild, für medizinische Massagen, den orthopädischen Eingriff oder die ärztliche Zeit, alles ist limitiert – nur für Medikamente gibt es keine Preisgrenzen. Für sie können die Hersteller jeden beliebigen Mondpreis verlangen. Das ist ärgerlich und macht all jene wütend, die nicht zum Klüngel gehören.

Was zu tun ist, haben viele europäische Länder längst vorgemacht. Sie haben Konsequenzen gezogen, die auch Peter Sawicki forderte. »Wir brauchen eine Preisfestsetzungskommission«, sagte uns der habilitierte Mediziner, »unter Beteiligung der GKV und von Gesundheitsökonomen. Dieses Gremium sollte angemessene Preise ermitteln, sodass die Pharmaindustrie noch einen

Anreiz hat zu forschen, aber nicht mehr mit ihrer Gier alle Grenzen überwinden und das System destabilisieren kann.«

Eine plausible Forderung. Aber so abwegig wie ein frommer Wunsch. Denn die Realität ist anders, sie bleibt befremdlich anders. Und es bleibt auch die Ohnmacht gegen das Preisdiktat der Konzerne. Da müssen selbst Institutionen zu Maßnahmen greifen, die auf eine geradezu bizarre Weise die ganze Hilflosigkeit gegenüber der Pharmaindustrie deutlich werden lassen. Sie ähneln dem kläglichen Versuch, einen Großbrand mit einem Drei-Liter-Feuerlöscher zu bekämpfen.

Wie der Appell der Kassenärztlichen Vereinigung (KV) Hessen, der weich wie eine Bitte daherkam. In ihrem Info-Dienst hatte die KV im Mai 2009 die GKV-Vertragsärzte auf ein Kostenproblem hingewiesen, diskret und ohne vorwurfsvollen Ton. Anlass war der Umsatzrekord des MS-Mittels Betaferon, das die hessischen Ärzte im Jahre 2008 mit einem Verordnungsvolumen von 23,5 Millionen Euro auf den ersten Platz aller Medikamente geschrieben hatten. Nun sollten sie stattdessen das neue Medikament Extavia verordnen. Es enthalte den »vollkommen identischen Wirkstoff« zu Betaferon, sei aber um 20 Prozent preiswerter. Damit ermögliche es maximal ein Einsparvolumen von 4,7 Millionen Euro pro Jahr.

Aber: Rund 20 Prozent preiswerter, das ist immer noch um 30 Prozent teurer als in anderen Ländern Europas. Doch das blieb unerwähnt.

Der größte Preistreiber

Der KV-Appell macht für Harald Herholz das gesamte Dilemma der deutschen Arzneimittelpolitik deutlich. Der promovierte Mediziner ist persönlicher Referent des hessischen KV-Vorstands. Häufig diskutierte er auf internationalen Tagungen mit Kollegen aus der EU. Dort wurden Vorträge gehalten, Zahlen verglichen, Prognosen aufgestellt, Auswege erörtert. Es ging um

Zahlen über die Entwicklung auf den europäischen Märkten und Auswege aus der Kostenklemme der Pharmaindustrie.

Auf einer Tagung in Mailand hatte Harald Herholz Peter Wieninger getroffen, einen Pharmaexperten aus Wien, Abteilungsleiter im Hauptverband der österreichischen Sozialversicherungsträger. Ein Bekannter, den er von vielen Kongressen kennt. Mehrere Tage lang diskutierten Fachleute aus Kanada, Australien und nahezu allen EU-Ländern auf Einladung des renommierten italienischen »Mario Negri – Istituto di Ricerche Farmacologiche« (Mario Negri – Institut für pharmazeutische Forschung) über neue Arzneimittel, über Innovationen und Scheininnovationen, über medizinische Fortschritte, über die Gesundheitspolitik in den einzelnen Ländern und natürlich über Arzneimittelpreise. Das Ergebnis dieser Diskussionen überraschte nicht, denn daran hat sich in Jahrzehnten nichts geändert: Der Spitzenreiter bei den Preisen ist Deutschland. Und der Abstand wird immer größer.

Abends im Hotel unterhielt sich Herholz lange mit Wieninger. Er verstehe nicht, sagte ihm der Österreicher, warum ein so großes und so mächtiges Land wie Deutschland sich von einem Industriezweig so gängeln lasse. Was sollte Harald Herholz dazu sagen? Der Mann aus Wien war nicht der einzige Teilnehmer, von dem er sich das anhören musste.

Herholz erzählt uns: »Die schütteln über die Pharmapolitik bei uns nur den Kopf, die fragen sich alle, wie lange es wohl noch gehen kann, dass die Arzneimittelfirmen für ihre Produkte nehmen können, was immer sie wollen.« Und er führt weiter an: »Die europäischen Kollegen fragen auch, warum budgetiert man Ärztehonorare, warum budgetiert man die Ausgaben für Krankenhäuser, aber warum wagt sich keiner an die Arzneimittelpreise heran?«

Herholz hat sich deshalb auf den internationalen Kongressen viel Kritik anhören müssen. »Der deutsche Preis ist die Messlatte für die Preise in Kanada, Europa und vielen Drittländern«, stellt er fest. »Weil Arzneimittel bei uns so besonders teuer sind, können die Hersteller dort mit dem Verweis auf Deutschland leichter höhere Preise durchsetzen. Die Pharmaindustrie führt daher einen erbitterten Kampf, um die hohen Preise in Deutschland zu halten.« Das gelingt ihr seit Jahren mühelos. Mit der Folge eines verheerenden Ansehens der deutschen Gesundheitspolitik. Harald Herholz konstatiert: »Wir haben den zweifelhaften Ruf, die größten Preistreiber der Welt zu sein.«

Der KV-Mann aus Frankfurt weiß inzwischen, dass die Arzneimittelindustrie in der gesamten EU strenger reglementiert wird als in Deutschland. Ein italienischer Wissenschaftler bemerkte hierzu ihm gegenüber: »Die Politiker in Rom werden gesteuert von Cosa Nostra und 'Ndrangheta, die Politik in Berlin von der Pharmaindustrie.«

Bis heute hat Herholz keine einleuchtende Antwort darauf gefunden, warum in Deutschland die Preise für Pillen und Pulver, Seren und Salben so astronomisch hoch sein dürfen. Und das auch noch mit stiller Duldung der Bundesregierung, die sich wenig darum scherte, welche Preise die Konzerne für ihre patentgeschützten Medikamente nahmen und immer noch nehmen. Wenn Herholz dazu gefragt wird, schweigt er oft.

Neidisch schauen die deutschen Experten auf Länder, die sich nicht durch sklavische Hörigkeit gegenüber der Industrie auszeichnen. Fast überall auf der Welt werden die Pharmapreise staatlich festgelegt. Bereits in den Neunzigerjahren des letzten Jahrhunderts wurden in Ländern wie Kanada, Neuseeland, Australien und europäischen Ländern wie Finnland, Frankreich, Großbritannien, Norwegen, Schweden, Österreich und Dänemark staatliche Kontrolleinrichtungen geschaffen, Institute, in denen Spezialisten die Wirksamkeit von Medikamenten prüfen, ihren therapeutischen Nutzen vergleichen mit denen anderer Mittel und medizinischer Methoden. Und sie bestimmen weitgehend die Preise. Deutschland war mit seinem IQWiG 2004 ein absoluter Nachzügler, als die anderen Institute schon lange im Einsatz waren. Mit beachtlichen Erfolgen und weitaus größeren Rechten als das deutsche Pendant.

Über besonders weitreichende Vollmachten verfügt das englische National Institute for Health and Clinical Excellence (NICE). Es prüft die Wirksamkeit und Wirtschaftlichkeit von Medikamenten. Es kann auch die Kostenübernahme von Präparaten strikt ablehnen, wenn sie keinen therapeutischen Nutzen versprechen oder zu teuer sind. Das geschah beispielsweise im November 2009. Da verweigerte das NICE erneut den Einsatz des Krebsmittels Avastin. Die staatlichen Prüfer und der Hersteller Roche hatten lange über den Preis für das Medikament gegen metastasierten Darmkrebs verhandelt, sich aber nicht einigen können.

Avastin ist nicht gerade ein Wundermittel. Es soll, immerhin, bei Krebspatienten die Lebenszeit um einige Wochen verlängern können. So sagen es die Studien. Für NICE reicht das nicht, vor allem nicht bei dem hohen Preis. Ausschlaggebend für eine Akzeptanz durch das Institut ist das Verhältnis der Kosten zum Gewinn an Überlebenszeit, woraus die Maßeinheit Qaly (Quality adjusted life years) entstand. Qaly ist das Ergebnis der Verrechnung von Lebensverlängerung mit der Lebensqualität. Eine zu hohe Hürde für Avastin. Nach dem NICE-System hätte der Preis für das Krebsmittel unter 30 000 Pfund liegen müssen. Avastin hat die Qaly-Norm nicht erfüllt, der Preis liegt darüber. Sorry.

Der Diskussionsnotstand

Einige Wochen Lebensverlängerung: für die Betroffenen eine große Hoffnung, für die Krankenkassen eine gewaltige Belastung. Doch gerade die letzte Hoffnung von Menschen garantiert glänzende Geschäfte. Mit keiner Krankheit sind so hohe Renditen zu erzielen wie mit Krebs. Seit Langem schon wünschen sich die Manager der deutschen Krankenkassen nach britischem Vorbild eine staatliche Festsetzung von Preisen, vor allem für die exorbitant teuren Krebs- und MS-Mittel. Deren Kosten drohen die GKV immer mehr an ihre Finanzierungsgrenzen zu treiben. Die Gesundheitspolitiker von Union, FDP und SPD meiden das Thema staatlicher Preiskontrollen, als sei damit der Untergang des Gesundheitssystems verbunden. Dass die Pharmapreise nirgendwo so hoch sind wie in Deutschland – mit Ausnahme der USA vielleicht noch –, wird seit Jahren tabuisiert. Denn das käme dem Eingeständnis einer gescheiterten Gesundheitspolitik gleich. Das räumt kein Politiker gern ein. Stattdessen reden sie gerne von anderen Ursachen für die Kostenexplosion, beispielsweise von der Überalterung der Gesellschaft. Weil das danach klingt, als könne man nichts dagegen tun. Das hört sich nach einer naturgegebenen Ursache an, gegen die man nichts ausrichten kann.

Pharmaexperten drücken es konkreter aus. Professor Gerd Glaeske spricht offen von »asozialen Preisen«. Er meint die Preise von »wichtigen und häufig verordneten Medikamenten«, Mittel gegen Krebs und gegen Multiple Sklerose. »Das ist nicht mehr vertretbar«, sagt Glaeske. Er hat herausgefunden, dass Deutschland »im Bereich der patentgeschützten Medikamente mittlerweile das teuerste Land der Welt ist«. Für ihn und andere Pharmakritiker stimmt die Relation von Nutzen und Kosten vieler teurer Medikamente schon seit Langem nicht mehr. Vor allem bei Krebsmitteln. Und Onkologen sagen, der Effekt einer Lebensverlängerung lasse sich oft genug nicht einmal nachweisen.

»Es ist für mich nicht gerechtfertigt«, kritisiert Professor Wolf-Dieter Ludwig, Vorsitzender der Arzneimittelkommission, in einem Fernsehinterview im Dezember 2008,[2] dass für einen einzigen Patienten Jahrestherapiekosten von 100 000 Euro anfielen, »die wir derzeit finanzieren müssen, ohne den Nutzen zu kennen und ohne zu wissen, ob diese Medikamente für unsere Patienten einen echten Vorteil bedeuten«. Ludwig ist Chefarzt für Hämatologie, Onkologie und Tumorimmunologie am Helios Klinikum in Berlin-Buch. Er weiß, wovon er redet. Er weiß auch, dass die Diskussion über Nutzen und Kosten nicht leicht zu führen ist.

Wie teuer darf die Verlängerung eines Lebens sein? Um einige Tage, um einige Wochen? Sind solche Fragen ethisch überhaupt zulässig? Sie eignen sich kaum für eine öffentliche Diskussion, und Ärzte und Kassenvorstände lassen schon mal durchblicken, dass der Diskussionsnotstand der Pharmaindustrie nicht ungelegen kommt. Er trägt dazu bei, dass sich die Preise leichter hochschrauben lassen. Die Hersteller, sagen Pharmakritiker, nutzen das schamlos aus. Warum wird ihnen das erlaubt? Müssen derart horrende Preise widerspruchslos akzeptiert werden?

Das IQWiG hat im Auftrag des Gemeinsamen Bundesausschusses (G-BA) einen Ansatz geschaffen, um künftig die hohen Preise für Krebsmittel und andere Medikamente kritisch zu untersuchen. Im Oktober 2009 hat das Institut dem G-BA eine Lösung präsentiert. Es ist eine Methode für die Bewertung der Kosten-Nutzen-Verhältnisse von Medikamenten und Therapien. Peter Sawicki und seine Fachleute haben dafür die Methoden und Bewertungen anderer Institute in Europa und sogar in Übersee als Vergleich herangezogen. Das IQWiG verzichtet mit seinem Modell im Gegensatz zum NICE bewusst auf eine rationierte Medizin. Wirkungsvolle Therapien sollen weiterhin zur Verfügung stehen. Sawickis Modell garantiert somit auch künftig jedem Patienten alle notwendigen medizinischen Leistungen. Die Pharmaprüfer wollen aber jene teuren Medikamente eruieren, die über keinen therapeutischen Nutzen verfügen. Deren Kosten sollen von den Kassen nicht mehr getragen werden.

Auch unter anderen Aspekten ist das IQWiG-Modell bei Weitem nicht so rigide wie die Ansätze des NICE. So sollen denn auch Arzneimittel, zu denen es bislang keine »zweckmäßige« Alternative gibt, von der kritischen Bewertung ausgeschlossen werden. Für andere, patentgeschützte Arzneimittel will das IQWiG den Zusatznutzen berechnen. Wenn es ihn gibt, wird eine Kosten-Nutzen-Bewertung erfolgen, aus der dann Effizienzgrenzen abgeleitet werden, die wiederum die Basis für die Empfehlung eines Höchstbetrages an den G-BA sind. Die Krankenkassen bekommen damit die Richtschnur für ein Kostenlimit. Bis zu dieser Grenze zahlen sie, auf keinen Fall aber mehr.

Das Institut hat viel Zeit in die Entwicklung der Modell-Berechnung investiert. Rund zwei Jahre hat es gedauert. Auch klinische Werte über Sterblichkeit und Lebensqualität haben Peter Sawicki und sein Team in der Kosten-Nutzen-Analyse untergebracht. Das Institut hatte sich von Anfang an hauptsächlich auf die Berechnungsmethoden des australischen Pharmaceutical Benefits Advisory Committee (PBAC) gestützt, das seit 1993 Höchstpreise für Arzneimittel auf der Basis von Kosten-Nutzen-Verhältnissen festsetzt, ein im Vergleich zum NICE wesentlich patientenfreundlicheres Modell. Darauf kam es Peter Sawicki an. Aber die IQWiG-Berechnungen sollten auch gewährleisten, dass die Solidargemeinschaft bezahlbar bleibt und nicht von Pharmainteressen ausgehöhlt wird.

Das IQWiG gilt unter Fachleuten als die sinnvollste Neuerung im deutschen Gesundheitswesen seit Jahrzehnten. Es hat in vielen Fällen den Kassen und auch den Medizinern die Vor- und Nachteile medizinischer Leistungen aufgezeigt. Es hat zudem auf den Nutzen einzelner Arzneimittel hingewiesen. Und es hat so manche Therapie als nutzlos enttarnt und damit die Krankenkassen von ihrer Erstattung befreit. Das hat nicht nur für Verdruss in der Pharmaindustrie gesorgt. Auch in der Ärzteschaft kam das nicht überall gut an. Und viele Ärzte verordnen im Rahmen von Anwendungsbeobachtungen nach wie vor besonders teure Arzneimittel.

»Wenn nichts mehr geht«

Die Pharmakonzerne haben über Jahrzehnte ihre Interessen auf dem deutschen Markt fest etabliert, und das hat zu Preisexzessen geführt, die nicht mit einem Federstrich zu beseitigen sind. Zementiert hat ihre Macht ein Abhängigkeitskartell, das die Hersteller um sich gruppiert haben und das wie eine Palisade wirkt. Es besteht aus mächtigen Gruppierungen, die sich häufig genug für die Verteidigung der Pharmafreiheiten einspannen lassen.

Manche im Gesundheitssystem sprechen auch von Klüngelgruppierungen. Dazu gehören viele Tausend Ärzte, die sich durch Zuwendungen der Arzneimittelkonzerne an diese haben binden lassen, ebenso wie viele alimentierte Wissenschaftler, Patientenorganisationen und schließlich auch eine Vielzahl der Branche gefällige Politiker.

Auf keinen anderen Industriezweig wurden über Jahrzehnte hinweg solche Rücksichten genommen. Das hat ihn machtbewusst werden lassen. Fachleute sagen: rücksichtslos. Wer Sonderrechte hat, reagiert empfindlich auf Einschränkungen. Bereits die ersten Ansätze zu einer kritischen Bewertung ihrer Produkte haben die Pharmahersteller als Angriff auf ihre existenziellen Rechte wahrgenommen. Im Laufe der Jahre seit seiner Gründung 2004 hat das IQWiG mehr Rechte bekommen. Es kritisierte Preise und kontrollierte die Wirksamkeit von Medikamenten. Und neuerdings stellt es auch noch die Kosten-Nutzen-Bewertungen an: Das alles hat die Konzernmanager provoziert und ihre Lobbytruppen mobilisieren lassen.

Mit einem Mann wie Peter Sawicki hatte es die Branche nicht leicht. Als »Überzeugungstäter« ist er ein besonders gefürchteter Gegner. Oft genug auch hat er vor den Folgen einer Medizin gewarnt, die nicht mehr für alle bezahlbar ist. Wie das in den USA der Fall ist, wo Menschen sterben müssen, weil sie das Geld für bestimmte Therapien nicht mehr aufbringen können. Eine Entwicklung, die auch das deutsche Gesundheitssystem treffen könnte, wenn die Kosten weiter so hemmungslos steigen.

»Wenn wir nichts ändern«, warnte der Institutschef im Frühjahr 2009 in dem Gespräch mit uns, »wird irgendwann mal der Punkt kommen, an dem die Politiker sagen werden, es geht nicht mehr, es ist nicht mehr bezahlbar. Ich habe die große Sorge, dass dann die Lösung sein könnte, die gesetzliche Krankenversicherung abzuschaffen. Jeder versichert sich dann nach seinen Möglichkeiten. Dann haben wir eine große Errungenschaft unseres Sozialsystems, nach dem jedem, unabhängig von seinen Vermögensverhältnissen, geholfen wird, abgeschafft. Der Schaden wäre unermesslich.«

Eine Entwicklung, die zur Spaltung der deutschen Gesellschaft führen würde. Für Sawicki ist das eine Horrorvision: »Dann bekommen wir eine Ungleichheit in der Behandlung. Wir werden eine Destabilisierung der Solidargemeinschaft erleben.« Mit verheerenden Folgen. »Wenn sich Menschen«, sagte er uns, »bestimmte Medikamente, bestimmte Operationen nicht mehr leisten können, dann wird das sicherlich Menschenleben kosten.«

Die Pillenprüfer von Köln waren von Anfang an schlecht gelitten. Kontrollen sind bei den Kontrollierten nun mal nicht beliebt. Die Lobbyisten nutzten jeden Einfluss für die Stimmungsmache gegen das IQWiG und dessen Chef. Immer wieder hatte sich Kanzlerin Merkel zu Zeiten der schwarz-roten Koalition die Klagen der Pharmamanager anhören müssen, der Ton aber wurde mit den neuesten Plänen des IQWiG zur Kosten-Nutzen-Kontrolle schärfer.

Wie üblich in solchen Fällen wurden Horrorszenarien bemüht. Im Kanzleramt kursierte die Drohung, die Industrie könnte bei weiteren Einschnitten auch an eine Verlagerung ihrer Forschungs- und Produktionsstandorte denken. Damit hatte sie schon häufig gedroht. Und um den Druck auf die Bundesregierung zu erhöhen, machten sich auch schon mal Gewerkschafter und Betriebsräte der Pharmakonzerne auf den Weg nach Berlin.

Der Bock wird Gärtner

Als schließlich Peter Sawicki im Oktober 2009 sein Kosten-Nutzen-Modell der Öffentlichkeit präsentierte, schien es schon nicht mehr aktuell. Kurz zuvor war durchgesickert, dass dem Institut Fesseln angelegt werden sollen. Auf Druck der Pharmaindustrie. Die Einflüsterungen der Lobbyisten hatten offenbar gewirkt. Nach dem Entwurf zum Koalitionsvertrag soll der Arzneimittelindustrie ein Mitspracherecht beim IQWiG eingeräumt werden.

In dem Papier heißt es: »Kosten-Nutzen-Bewertungen müssen praktikabel nach klaren, eindeutigen Kriterien erfolgen. Die Arbeit des Instituts für Qualität und Wirtschaftlichkeit im Gesundheitswesen (IQWiG) werden wir auch unter dem Gesichtspunkt stringenter, transparenter Verfahren überprüfen und damit die Akzeptanz von Entscheidungen für Patientinnen und Patienten, Leistungserbringer und Hersteller verbessern. Dabei werden wir die Betroffenen frühzeitig beteiligen.«

Mit ihrer Wunschkoalition verbindet die Pharmabranche die Hoffnung, dass die Beschränkungen durch die ausgedehnten IQWiG-Kontrollrechte, die ihr von der SPD in der schwarzroten Koalition aufgedrückt wurden, wenigstens teilweise wieder rückgängig gemacht werden können. Wie weit aber werden die Liberalen es mit ihrer Klientelpolitik gegenüber den Pharmakonzernen, den Ärzten und den Apothekern treiben?

Aus Angst vor zu viel Rücksichtnahmen durch die FDP haben Klinikleitungen, Manager der Krankenkassen und Kassenärztlichen Vereinigungen sowie selbst die privaten Krankenversicherer bereits im Dezember 2009 in einem Appell an die Bundesregierung vor den rapide steigenden Kosten und den nicht mehr zumutbaren Beitragserhöhungen gewarnt. Längst gehen Philipp Röslers Kritiker davon aus, dass auch die Verhandlungen mit der Pharmaindustrie über die künftige Preisgestaltung bei den patentgeschützten Medikamenten lediglich eine paar kosmetische Korrekturen bringen werden. Um das im Schnitt um 30 bis 40 Prozent niedrigere Preisniveau in den EU-Nachbarländern zu erreichen, wären allerdings drastische Einschnitte nötig. Und die sind nicht zu erwarten, schon gar nicht von der FDP.

Wie ernst es die Bundesregierung mit ihren Absichten zur Eindämmung der Pharmakosten tatsächlich nimmt, wird sich nicht zuletzt am Beispiel des IQWiG zeigen. Wenn die Pharmaindustrie tatsächlich ein Mitspracherecht beim Kölner Institut erhalte – dann werde der Bock zum Gärtner gemacht, sagen viele Verantwortliche im Gesundheitssystem. Mit genau diesen Worten. Die Reaktion macht deutlich, auf welche Skepsis die gesundheitspolitischen Pläne der neuen Bundesregierung stoßen.

Die ersten Kosten-Nutzen-Analysen

Die Koalition wird es nicht leicht haben, ihre Klientel in der Pharmaindustrie und der Ärzteschaft so reichlich wie vorgesehen zu beschenken. Die ersten Widerstände gegen seine Pläne hat Gesundheitsminister Philipp Rösler bereits zu spüren bekommen. Vom Gemeinsamen Bundesausschuss (G-BA) und seinem Vorsitzenden Rainer Hess, einem Mann mit schlohweißen Haaren und einer sonoren Stimme, die bestimmend klingt und einen hervorstechenden Charakterzug des 69-Jährigen offenbart. Der promovierte Jurist ist seit 2004 der unparteiische Mann an der Spitze des G-BA. Er gilt als durchsetzungsfähig, was für diese Position, die massiven Lobbyanfechtungen zu widerstehen hat, eine unerlässliche Voraussetzung ist. Rainer Hess hat in vielen leitenden Funktionen Erfahrungen im deutschen Gesundheitswesen gesammelt. Er war Justiziar des Verbandes der leitenden Krankenhausärzte, danach in der Rechtsabteilung der Kassenärztlichen Bundesvereinigung tätig und von 1988 bis zu seiner Pensionierung Ende 2003 ihr Hauptgeschäftsführer.

Rainer Hess hat sich der Herkulesaufgabe verschrieben, als G-BA-Vorsitzender alle ihm einsichtigen Maßnahmen zur Senkung der Kosten im Gesundheitssystem zu unterstützen. Und einsichtig sind sie, die seit Langem überfälligen Maßnahmen zur Senkung der Pharmakosten. Das IQWiG-Modell zur Kosten- und-Nutzen-Bewertung von Medikamenten gehört vorrangig dazu. Das Institut mit dem zungenbrecherischen Namen ist vom G-BA explizit damit beauftragt worden. Entsprechend kritisch wurden von Hess und seinen Kollegen die Absichten der neuen Bundesregierung zum Umbau des IQWiG aufgenommen.

Mitte Dezember bereits hat der G-BA auf die IQWiG-Pläne der Koalition reagiert, unmissverständlich. Hess wollte sich die Erfolg versprechenden Ansätze gegen den Kostentsunami nicht von pharmahörigen Politikern zunichtemachen lassen – von den Gesundheitspolitikern in der schwarz-gelben Koalition, die offenbar der Pharmabranche in Sachen IQWiG schon frühzeitig Versprechungen gemacht hatte, wie den wenigen Zeilen im Koalitionsvertrag deutlich zu entnehmen ist. Dagegen wollte der G-BA vollendete Tatsachen schaffen.

Mit seiner Entscheidung vom 17. Dezember 2009 hat der G-BA das deutlich gemacht. Da beschloss er nämlich, das IQWiG mit der ersten Kosten-Nutzen-Bewertung von Arzneimitteln zu beauftragen. Und das war mehr als nur die Anerkennung des von den Kölnern ausgearbeiteten Berechnungsmodells. Es war auch ein Signal an die Bundesregierung, dass Rainer Hess und seine Kollegen eine Aufweichung der Institutsfunktionen nicht ohne Widerstand akzeptieren würden.

Die Kölner Arzneimittelprüfer sollen zum ersten Mal offiziell im Auftrag des G-BA die Kosten-Nutzen-Bewertung einsetzen, um mehrere Antidepressiva-Wirkstoffe (Venlafaxin, Duloxetin, Bupropion und Mirtazapin) miteinander zu vergleichen: ihre Kosten, ihre therapeutischen Erfolge, jeweils in Konkurrenz zueinander und auch zu anderen Mitteln. Venlafaxin und Duloxetin beispielsweise gelten als sehr teuer im Vergleich zu Mirtazapin. Die amerikanische Arzneimittelbehörde FDA (Food and Drug Administration) hatte bereits 2004 dem Hersteller Wyeth verboten, für sein Venlafaxin mit der angeblichen Überlegenheit des Medikaments zu werben.

Ein zweiter Auftrag betrifft die Bewertung des Kosten-Nutzen-Verhältnisses von Clopidogrel in Kombination mit Acetylsalicylsäure (ASS). Das IQWiG soll herausfinden, ob und welche Therapie- und Kostenvorteile beziehungsweise -nachteile zur ASS-Monotherapie bei akuten Herzkrankheiten bestehen. Das Institut soll zudem eruieren, welche Kosten-Nutzen-Relation von Clopidogrel als Monotherapie besteht im Vergleich zur ASS-Monotherapie bei peripheren arteriellen Verschlusskrankheiten, bekannt als Schaufensterkrankheit, weil die von massiven

Durchblutungsstörungen geplagten Patienten oft eine Pause einlegen müssen und dabei so tun, als betrachteten sie irgendwelche Auslagen.

Der Ärger mit den Herstellern ist vorprogrammiert. Wenn es zu einer Abwertung beispielsweise des teuren Clopidogrel kommt, wird sich zeigen, ob der jahrzehntelange Einfluss der Branche besonders auf die jetzige Regierung so groß ist, dass sie den Kostendruck durch G-BA und IQWiG wieder lockern wird.

Oft genug haben sich die Lobbytruppen in Berlin bei den Ministerialen und den Bundestagsabgeordneten in den letzten Jahren über die diversen Aktivitäten des Kölner Instituts beklagt. Peter Sawickis kompromisslose Haltung wirkte provozierend auf die Vorstände der Pharmakonzerne. Sie hatten von ihm offensichtlich mehr Fügsamkeit erwartet, mehr Gefälligkeiten. Demut gegenüber der Pharmaindustrie aber war von dem IQWiG-Chef nicht zu erwarten. Das war letztlich auch der Grund, warum im Januar 2010 entschieden wurde, den Vertrag mit ihm nach August 2010 nicht zu verlängern.

»Ökonomische Innovationen«

Den bislang größten Ärger mit der Pharmabranche hat sich das IQWiG mit seiner Bewertung von Analoginsulinen eingehandelt. Die »kurzwirksamen Insulinanaloga zur Behandlung des Diabetes mellitus Typ II«, heißt es in einer Analyse des Instituts vom Februar 2006, hätten gegenüber dem herkömmlichen und sehr viel preiswerteren Humaninsulin keinen Zusatznutzen erbracht. Es war eine der ersten größeren Arzneimittel-Bewertungen des IQWiG. Pharmakritiker äußerten den Verdacht, dass hauptsächlich die Hersteller den Nutzen von der Verschreibung der um rund 35 bis 60 Prozent teureren Analoginsuline hätten. Die von Konzernen wie sanofi-aventis, Novo Nordisk und Lilly produzierten neuen Mittel brachten es immerhin auf einen stattlichen Jahresumsatz von insgesamt 330 Millionen Euro.

Doch die hohen Kosten waren kein Hinderungsgrund für die Ärzte, die neuen Arzneimittel in großen Mengen zu verschreiben. Im Jahr 2006 schnellte das Verordnungsvolumen für Insulinanaloga um 33 Prozent in die Höhe. Dazu trugen auch die Zuwendungen der Hersteller an die Ärzte bei. Für jeden auf die neuen Präparate umgestellten Patienten kassierten sie eine Prämie von 75 Euro – eine hinter Anwendungsbeobachtungen versteckte Form der Bezahlung mit dem Zweck, über den Rezeptblock die Umsätze anzukurbeln.

Einen therapeutischen Vorteil der neuen Medikamente mochten neben dem IQWiG auch etliche Fachleute nicht erkennen. Der Bremer Gesundheitsökonom Gerd Glaeske, Mitglied im Sachverständigenrat für das Gesundheitswesen, sprach Mitte 2006 im Zusammenhang mit der IQWiG-Bewertung gegenüber dem Hamburger Magazin *Stern*[3] abfällig von »ökonomischen Innovationen, die durch hohe Preise auffallen«.

Peter Sawickis negative Beurteilung veranlasste schließlich den Gemeinsamen Bundesausschuss, den Krankenkassen eine stark eingeschränkte Kostenübernahme für die neuen Diabetesmittel zu empfehlen. Die Insulinanaloga sollten nur dann verordnungsfähig sein, wenn sie nicht teurer als das reguläre Humaninsulin seien, eine sinnvolle Empfehlung, wie sich herausstellte. Denn das brachte die Hersteller dazu, mit den Krankenkassen Rabattverträge abzuschließen zu Preisen von regulärem Humaninsulin.

Für viele Beteiligte des Systems war das Ergebnis ein Beleg für die wichtige Bedeutung eines solches Instituts. »Wir haben leider etwas spät damit begonnen«, bedauert Gerd Glaeske uns gegenüber, »Kosten-Nutzen-Rechnungen einzuführen, was in anderen europäischen Ländern längst an der Tagesordnung ist. Die pharmazeutischen Hersteller können dort gut damit leben.« Offenbar aber nicht im Pharma-Verwöhnland Deutschland. So befürchten denn auch die Pharmakritiker eine Rückkehr der Branche zur alten Marktmacht ohne Kosten-Nutzen-Analysen des IQWiG. Jedenfalls dann, wenn die Bundesregierung der Pharmaindustrie Mitspracherechte beim Kölner Institut einräumt. Die Folgen für das deutsche Gesundheitssystem wären verheerend.

Noch sind in den USA die Preise für Arzneimittel ähnlich hoch wie in Deutschland. Doch mit Einführung eines staatlichen Gesundheitssystems wird sich auch das ändern. Den Pharmaherstellern drohen dann in den Vereinigten Staaten härtere Preisverhandlungen. Nur bei uns bliebe alles beim Alten, nur hierzulande könnten die Konzerne weiterhin mit Rekordgewinnen rechnen wie nirgendwo sonst auf der Welt. Schon heute haben Hersteller in Deutschland bei einigen Produktgruppen die Preisführerschaft an sich gerissen. Beispielsweise bei den drei sogenannten TNF-Antagonisten, deren Indikationsschwerpunkt die rheumatische Arthritis ist. Die Mittel heißen Humira, Enbrel und Remicade und werden auch bei Autoimmunerkrankungen wie Morbus Crohn eingesetzt. Humira schaffte in Deutschland 2008 mit einem Umsatz von 334 Millionen Euro den Sprung auf Platz eins der am häufigsten verordneten Arzneimittel.

Zusammen mit einigen Krebsmitteln gehören die TNF-Antagonisten zu den größten Kostentreibern im Pharmabereich. Denn deren Preise liegen wiederum unverschämt deutlich über denen anderer Länder. Bei einem Vergleich der Herstellerabgabepreise für diese drei Mittel in dreißig Ländern hat Deutschland nach Angaben des *Arzneiverordnungs-Reports 2009* den Spitzenplatz belegt. Im Vergleich zum Pharma-Hochpreisland USA »lagen die deutschen Preise um rund 70 Prozent höher«. Die drei Mittel erreichten 2008 hierzulande einen Umsatz von 766 Millionen Euro. Auf Basis der US-Preise, so das Resümee, hätten hierzulande fast 300 Millionen Euro eingespart werden können.

Das wirft eine Menge Fragen an die Politik auf. Warum zum Beispiel ist Humira nach dem KKH-Vergleich um den exorbitanten Betrag von 1267 Euro in Spanien preiswerter als bei uns? Statt rund 4290 Euro kostet es dort nur 3026 Euro und in Belgien mit 3151 Euro unwesentlich mehr. Und warum kostet eine Einheit Enbrel in Deutschland über 4220 Euro, in Spanien dagegen nur 2840 Euro und in Großbritannien sogar nur 2640 Euro?

Gescheiterte Positivlisten

Deutschland und seine Pharmapreise: Die meisten Gesundheitsminister hatten bei Amtsantritt noch beste Absichten, wollten verändern, etwas bewegen, wollten gravierende Verzerrungen beseitigen, die schon vor zwanzig, dreißig Jahren das System auszuhöhlen drohten.

Auch Horst Seehofer, Bundesgesundheitsminister von 1992 bis 1998, hatte diesen Ehrgeiz. Mitte der Neunzigerjahre nahm er sich sogar eines Projekts an, das unter seinen Vorgängern nicht über das Diskussionsstadium hinausgekommen war: die Positivliste. Sie war bislang noch stets am Widerstand der mächtigen Pharmalobby gescheitert. Seehofer wollte den Kraftakt wagen und sich mit der mächtigen Pharmaindustrie anlegen für einen Plan, den andere Länder längst realisiert hatten. Nur noch eine bestimmte Auswahl an Medikamenten, über deren medizinische Wirkung keine Zweifel bestanden, sollte von den gesetzlichen Krankenkassen bezahlt werden.

Welchen medizinischen Humbug hatten die Kassen bis dahin nicht alles finanzieren müssen. Nur mühsam war es den Gesundheitspolitikern gelungen, Arzneimittel aus der Erstattung zu nehmen, deren Wirkung Fachleute ausschließlich im Bereich des Glaubens ansiedelten. Lange Zeit ganz oben auf der Verschreibungsliste stand beispielsweise ein Extrakt aus den Blättern des Ginkgo-Biloba-Baumes. Er sollte angeblich gegen Durchblutungsstörungen wirken. Häufig verordnet wurde auch eine Rosskastaniensalbe gegen Krampfadern, Ödeme und Hämorriden, was manche Pharmakritiker nur mit Kopfschütteln quittierten.

Couragiert wollte Seehofer nun auch andere Medikamente aus der Erstattungspflicht nehmen, die unzähligen überflüssigen Arzneimittel, Me-too-Präparate vor allem, Medikamente ohne einen therapeutischen Nutzen. Mächtig viel Widerstand hatte der Bayer erwartet, aber nicht mit dieser brachialen Gegenwehr gerechnet. Die Arzneimittelhersteller und ihre Belegschaften organisierten Demonstrationen und Plakataktionen, Ärztegruppen und Patientenvereinigungen verfassten Protestschreiben, verschickten Schmähbriefe und Resolutionen. Nahezu alle Interessengruppen im Gesundheitssystem probten den Aufstand.

Eine Armada von Lobbyisten feilschte um jedes Medikament. Der Widerstand wurde schließlich so groß, dass Seehofer das Projekt der Positivliste aufgeben musste. In einem Interview mit dem ZDF-Magazin Frontal21 räumte er im Jahre 1995 ein, dass »die Pharmalobby so mächtig ist, dass sinnvolle strukturelle Veränderungen auch im Sinne von mehr sozialer Marktwirtschaft nicht möglich sind«.

Auf die Frage: »Noch mächtiger als die Politik?«, antwortete Seehofer: »Ja, noch mächtiger als die Politik. Und das ist seit dreißig Jahren so.«[4]

Gesundheitsstaatssekretär Baldur Wagner vollzog die Kapitulation damals mit einem peinlichen Auftritt. Er überreichte Hans-Rüdiger Vogel, Präsident des Bundesverbandes der Pharmazeutischen Industrie (BPI), am damaligen Sitz in der Karlstraße in Frankfurt einen durchsichtigen Plastiksack. Es war Karneval, Narrenzeit, und der Inhalt passte dazu: Es war die geschredderte Positivliste. Die Pläne zur Kostenreduzierung im Pharmabereich – nur noch ein Berg Luftschlangen.

Ulla Schmidt (SPD) startete 2002/2003 als Gesundheitsministerin der großen Koalition erneut einen Versuch zur Einführung einer Positivliste. Von den insgesamt 50 000 Medikamenten sollten nur noch 20 000 Medikamente von den Kassen erstattet werden. Doch auch dieses Mal wurde um jedes einzelne Medikament gestritten – mit Protestaktionen, Interviews und Pamphleten. Eines dieser umstrittenen Medikamente: Glucobay von Bayer, das den Blutzuckerspiegel senken sollte. Die Bundesregierung sah keinen belegbaren Nutzen in dem Medikament. Der Bremer Gesundheitsökonom Gerd Glaeske sagte im Januar 2003 in einem ZDF-Interview:[5] »Man kann davon ausgehen, dass Präparate, die man mit der Ernährung zu sich nimmt – nehmen Sie Müsli –, einen ähnlichen Effekt haben, wie ihn das Glucobay hat.«

Rekordpreise für Generika

Die Zeiten ändern sich, nur die Macht der Arzneimittelbranche ist ungebrochen wie eh und je. Die Pillenlobbyisten sind guter Hoffnung, mit dem neuen FDP-Gesundheitsminister ihre Pfründe sichern zu können. Während in allen anderen Bereichen im Gesundheitswesen 2008 die Kosten weniger stark anstiegen, sind trotz einiger Sparbemühungen die Ausgaben für Arzneimittel um immerhin 5,3 Prozent nach oben geklettert.

Bei der Vorstellung des unter Mitwirkung der AOK erstellten *Arzneimittelverordnungs-Reports 2008* wies Mitherausgeber Professor Ulrich Schwabe auf die zahlreichen ungenutzten Einsparmöglichkeiten hin. Zum Beispiel im Bereich Generika, die hierzulande ebenfalls erheblich teurer sind als in den Nachbarländern. Würden in Deutschland für Generika englische Preise bezahlt, könnten die Kosten der gesetzlichen Krankenversicherungen laut Schwabe um rund 3,4 Milliarden Euro gesenkt werden. Viele teure Präparate wären, wie der Pharmakologe an Beispielen untermauerte, ohne therapeutische Nachteile durch günstigere Medikamente zu ersetzen. Auf diese Weise, so Ulrich Schwabe, ließen sich weitere 1,7 Milliarden Euro einsparen.

So kostet beispielsweise der Cholesterinsenker Inegy mit 204 Euro 13-mal mehr als das Standardpräparat. Inegy habe aber, sagt Schwabe, in Studien keinerlei Zusatznutzen gezeigt. Bei der Einführung neuer Medikamente würden gegenüber anderen Ländern extrem hohe Preise verlangt. Wie etwa bei der Impfung gegen Gebärmutterhalskrebs. Während das Mittel für die Grundimmunisierung in Deutschland 477 Euro kostet, würden in den USA dafür nur 247 Euro gezahlt. Sogar im klassischen und teuren Pharmaland Schweiz sei das Medikament um 163 Euro preiswerter.

»Die Apotheke der Welt« wurde Deutschland einst der mächtigen Pharmaindustrie wegen genannt. Das ist lange her. Die großen forschenden Arzneimittelkonzerne haben längst anderswo ihre Zentralen. Von den zwanzig größten Pharmariesen der Welt sind über die Hälfte in den USA angesiedelt. Die vier größten europäischen Konzerne, sanofi-aventis, GlaxoSmith-Kline, Novartis und Roche, haben ihren Sitz in Frankreich, Großbritannien und der Schweiz. Erst auf Platz 13 erscheint mit Bayer das erste deutsche Pharmaunternehmen. Das war lange anders. Noch in den Siebzigerjahren des letzten Jahrhunderts galt Deutschland als das bedeutendste Pharmaland der Welt.

Im Bewusstsein der Politiker aber gilt Deutschland noch immer als ein wichtiger Forschungsstandort. Geblieben aus den alten Blütezeiten sind auch die hohen Preise, als ginge es darum, noch wichtige Forschungsaktivitäten bei uns zu fördern. Die Welt habe sich geändert, sagt Gesundheitsökonom Gerd Glaeske. »Wir sind nicht mehr der Forschungsstandort Deutschland, wir sind nicht mehr die Apotheke der Welt. Insofern geht es um rationale Preise, um eine rationale Versorgung und um die Begrenzung von Profiterwartungen und Profitmaximierungen in der pharmazeutischen Industrie.«[6]

Rational sind die Preise bei Weitem nicht, die von der Pharmaindustrie für Analogpräparate gefordert werden. Es gibt zu diesen Medikamenten längst preiswertere Alternativen – zumeist Generika. Dennoch werden Analogpräparate, weil auch die Ärzte über Anwendungsbeobachtungen kräftig daran verdienen, so häufig verschrieben, dass manche Kassenärztliche Vereinigung regelmäßig den Ärzten mehr Zurückhaltung bei der Verschreibung dieser Mittel empfiehlt.

»Sie stellen insgesamt gesehen keinen nennenswerten erkennbaren indikationsbezogenen Behandlungsvorteil für die Patienten dar und können von Ausnahmen abgesehen ohne Schaden durch vorhandene Generika ersetzt werden«, teilte die KV Hessen Mitte Juni 2009 in ihrem Rundbrief Info.doc den Ärzten mit.

Bei den Analogpräparaten handelt es sich meist um patentgeschützte und damit hochpreisige Mittel mit ähnlichen pharmakologischen und klinischen Wirkungen, wie sie bereits vorhandene Arzneimittel, meist preiswerte Generika, aufweisen. Ein Einsparpotenzial von 1,7 Milliarden Euro hätte allein im Jahre 2008 nach Angaben des *Arzneiverordnungs-Reports* genutzt werden können, wenn die Ärzte statt der teuren Analogpräparate die preisgünstigeren Generika verschrieben hätten.

Ausdrücklich loben die Autoren des Reports die Vereinbarungen zwischen der Kassenärztlichen Vereinigung Nordrhein und den nordrheinischen Krankenkassen. Die KV und einige Kassen hatten vor einigen Jahren gemeinsam eine Liste mit teuren, patentgeschützten Analogpräparaten ausgearbeitet und sie von Jahr zu Jahr aktualisiert. Diese Form der Zusammenarbeit ist im Sozialgesetzbuch V (SGB) ausdrücklich vorgesehen. Zusätzlich wurde auch eine Marktübersicht über pharmakologisch-therapeutisch vergleichbare Arzneimittel erstellt, um eine Auswahl preisgünstiger Alternativen zu offerieren. Diese Informationen wurden von der KV in Düsseldorf und einigen anderen an die Vertragsärzte geschickt mit dem Ziel, zu einem kostenbewussteren Verschreibungsverhalten anzuhalten.

Eine mühsame Aufklärungsarbeit, die in Jahren doch einige vorzeigbare Erfolge gebracht hat. Bereits 2006 hatte die KV in Düsseldorf mit der Aufklärungskampagne Einsparungen von 55 Millionen Euro erzielt. Mittlerweile haben sich auch andere Kassenärztliche Vereinigungen der Aktion der Düsseldorfer Kollegen angeschlossen und ebenfalls ihre Vertragsärzte zu mehr Sorgfalt bei den Verschreibungen aufgefordert. Im vergangenen Jahr war auf Veranlassung von Leonhard Hansen eine Liste mit insgesamt 84 teuren Analogpräparaten und ihren Wirkstoffen aufgestellt und auch anderen Kassenärztlichen Vereinigungen überlassen worden. Alles Medikamente, deren Verordnung hohe Kosten verursachen, aber keinen zusätzlichen therapeutischen Nutzen bringen.

Unterstützung fand Leonhard Hansen mit seinen Aktivitäten vor allem bei den Kollegen in Frankfurt. »Die Arzneimittelausgaben in Deutschland stiegen weiter an, auch in Hessen«, schrieb die KV Hessen in ihrem Rundbrief Info.doc im Mai 2009, fügte

Hansens Liste bei und warnte die Vertragsärzte vor möglichen Honorarkürzungen: Wenn es bei dem »zu hohen Anteil an Verordnungen von Analogpräparaten« und den »zu niedrigen Generikaverordnungen« bleibe, sei »mit einer Überschreitung der Arzneimittelausgaben-Obergrenze 2009« zu rechnen. Dann aber sei nach SGB V ein Kollektivregress möglich.

Die Drohung mit einer Honorarkürzung zeigt bei den Ärzten immer Wirkung. Der hessische KV-Info-Dienst schrieb dazu: »Die Krankenkassen können Verhandlungen darüber verlangen, dass die Überschreitung der Obergrenze der Arzneimittelausgaben 2009 vom Honorar des Jahres 2010 abgezogen wird.« Und dann der Rat: »Um das im SGB V vorgesehene Wirtschaftlichkeitsgebot einzuhalten, ist es zu empfehlen, die genannten Analogpräparate durch gleichartige Wirkstoffe, die als Generika verfügbar sind, zu ersetzen.«

Mit ihrer Aktion schafften es die Kassenärztlichen Vereinigungen, dass von 2005 bis 2008 die Umsatzanteile von Me-too-Präparaten am Gesamtmarkt von 14 auf 12,6 Prozent zurückgingen. In den KV-Bezirken Bremen und Nordhrein sackte der Anteil 2008 sogar auf 10,4 und 10,8 ab. Nur die Ärzte im Osten verschrieben noch in einem Umfang Analogpräparate, als hätten sie von der Kampagne noch nie etwas gehört. So erreichten diese Medikamente in den KV-Bezirken Sachsen und Thüringen im Jahre 2008 immer noch stattliche Werte von 14,2 und 14,5 Prozent.

Das zähe Kostendrücken einiger Kassenärztlicher Vereinigungen macht zugleich die Hilflosigkeit der deutschen Gesundheitspolitiker deutlich. Wenn sie nur wollten, hätten sie schon vor langer Zeit eine gesetzliche Regelung für die Krankenkassen durchsetzen können, um ihnen zu ermöglichen, die Kostenerstattung von Me-too-Präparaten und anderen Medikamenten abzulehnen. Doch den Mut, sich mit der Pharmaindustrie und auch mit den Ärzten wegen deren Sondereinnahmen über AWB anzulegen, brachte bislang keine Bundesregierung auf, nicht einmal die rot-grüne Koalition. Auch sie traute sich nicht, den Kassenärztlichen Vereinigungen klare Richtlinien für die Durchsetzung von Einsparvorgaben gegenüber den niedergelassenen Ärzten zu machen. Von den Freidemokraten mit ihrer ausgeprägten Klientelpolitik sind da erst recht keine Einschnitte zu erwarten.

Bis zu zwanzig Milliarden Verluste durch Betrug

Die Untätigkeit der Politik in vielen Bereichen des Gesundheitswesens ist auch ein Kritikpunkt von Transparency Deutschland. Die Organisation sieht bei der Bekämpfung der Korruption vor allem die Ärzte in einer Schlüsselposition. »85 bis 90 Prozent der Ausgaben im Gesundheitswesen werden durch Ärzte veranlasst«, heißt es in einem Mitte 2008 veröffentlichten Grundsatzpapier mit dem Titel »Transparenzmängel, Korruption und Betrug im deutschen Gesundheitswesen«[7]. Von den rund 250 Milliarden Umsatz im Gesundheitswesen könnten nach Einschätzung von Anke Martiny, Vorstandsmitglied der deutschen Abteilung der internationalen Antikorruptionsorganisation, bis zu 20 Milliarden Euro jährlich durch Betrug und Korruption verloren gehen. Doch den seit 2004 vorgeschriebenen Antikorruptionsstellen verweigerten sich fast alle Kassenärztlichen Vereinigungen.

»Die Ärzteverbände kennen doch ihre Pappenheimer«, sagte Martiny bei der Vorstellung des Grundsatzpapiers, »sie tun es nicht, weil sie sich als Standesorganisation für ihre Kollegen begreifen.«

In ihrem Grundsatzpapier fordert die Antikorruptionsorganisation klare Verhaltensrichtlinien für Menschen in Gesundheitsberufen. Gerade bei den Ärzten mit ihrem großen Einfluss auf Kosten und auch Fehlentwicklungen sieht Transparency einen großen Bedarf an gesetzlichen Regelungen. Der Organisation ist es unverständlich, dass für eine Vielzahl der Ärzte in offiziellen Funktionen keine strengeren Regeln und Auflagen gelten: »Ärzte stehen Kliniken und Lehrstühlen vor und leiten Universitätsinstitute. Ärzte arbeiten nicht nur in Privatpraxen und Krankenhäusern, sondern auch als Sachverständige und Gutachter im gesamten Gesundheitssystem. Sie sind eingebunden in die Strukturen von Ärzte- und Zahnärztekammern und Kassen(zahn)-ärztlichen Vereinigungen mit ihren Delegationssystemen, daneben in unübersehbar vielen Kommissionen, Fachgesellschaften und Beratungsgremien mit staatlichem oder öffentlichem Charakter.«[8] Für diese »ehrenamtlichen« Funktionäre oder Entscheidungsträger sollten dieselben »gesetzlichen Regelungen wie für Amtsträger« gelten. Gerade für diese Bereiche fordert Transparency mehr Kontrollen und Durchlässigkeit.

Die Organisation verlangt vor allem klare Regeln und Sanktionsmöglichkeiten bei Verstößen von Ärzten gegen Abrechnungspraktiken, bei der Annahme von Geschenken und geldwerten Vorteilen durch die Pharmaindustrie. Zudem müssten die Kassenärztlichen Vereinigungen für mehr Budgettransparenz sorgen. Ein Ärgernis ist für Transparency auch der als Referent mit einem horrenden Honorar von der Pharmaindustrie gekaufte Arzt, der auf Fortbildungsveranstaltungen reichlich kritiklos das Loblied auf die Produkte des jeweiligen Herstellers anstimmt. Die Organisation empfiehlt zudem die Einführung von Standards für Beraterverträge von Ärzten mit der Pharmaindustrie und deren Umgang mit Ärztemustern.

Viele Ansätze in der Politik, das Schmier- und Abhängigkeitssystem zwischen Ärzten und Pharmaindustrie zu bekämpfen, sind jedoch gescheitert. So hatte beispielsweise im Jahre 2003 die damalige Gesundheitsministerin Ulla Schmidt das Amt eines Bundesbeauftragten für die Korruptionsbekämpfung mit staatsanwaltlichen Befugnissen schaffen wollen. Es blieb bei der Absicht. Um staatlichen Aktivitäten zuvorzukommen, hatte der Verband Forschender Arzneimittelhersteller (VFA) vor einigen Jahren einen Verein gegründet, der die Korruption im Bereich ihrer Branche bekämpfen sollte. Sogar ein Sanktionskodex wurde verabschiedet.

An dem Erfolg der Selbsthilfeaktion hegt Transparency jedoch erhebliche Zweifel. Zwar existiere bereits seit Anfang der Siebzigerjahre des letzten Jahrhunderts ein Pharma-Kodex des Bundesverbandes der Pharmazeutischen Industrie (BPI), ein greifbarer Effekt sei dadurch aber nicht festzustellen gewesen. Transparency plädiert daher für die Schaffung einer firmenübergreifenden Institution, die durch einen wirksamen Verhaltenskodex ergänzt werden müsse – eine sinnvolle Forderung, die aber ebenso wie viele andere am Einfluss der Industrie scheitern dürfte.

Wie dringend solche Kontrollen aber sind, zeigen auch die Aktivitäten der Arzneimittelbranche in vielen Selbsthilfegruppen von Patienten, die häufig für die Interessen einzelner Firmen eingespannt werden. Für die meist stattliche finanzielle Unterstützung durch einzelne Hersteller empfehlen die Gruppen dann deren Arzneimittel in Internetforen oder werben dafür auf ihren eigenen Veranstaltungen.

Aber auch Ärzte lassen sich dafür einspannen. So berichtet Transparency von der »Aktion Bewusstsein für Brustkrebs«, die vom Arzneimittelkonzern Aventis zusammen mit anderen »kooperierenden Organisationen der forschenden Pharmaindustrie« initiiert worden war. Offiziell firmierte diese Aktion als »Allianz zur Förderung der Brustkrebsfrüherkennung«. Als Vorsitzender fungierte der Chefarzt einer Unifrauenklinik. Geschäftsführer der Allianz war laut Transparency ein ehemaliger Mitarbeiter der Pharmafirmen ICI und AstraZeneca. Der Chefarzt und der Geschäftsführer waren auch Mitglieder der Expertengruppe bei der Verfassung der sogenannten »Stufe-3-Leitlinie Brustkrebs«.[9]

Kapitel 6
Thalidomid – die Rückkehr des Contergan-Wirkstoffs

Zu Beginn ist es nur eine Unsicherheit beim Laufen, ein wenig Schmerzen im Rücken. Die Anfang Fünfzigjährige hat kaum Zweifel – vermutlich Ischias. Doch die Schmerzen wollen nicht besser werden. Im Gegenteil, sie werden heftiger. Es folgt ein Zusammenbruch in der Dusche. Das Knochenleiden ist kaum mehr zu ertragen. Susanne G. erinnert sich an »ein Gefühl, als wenn es an der Stelle blutet, wo es wehtut«.[1] Es beginnt eine Odyssee durch verschiedene Facharztpraxen. Gewissheit, was den Schmerz verursacht, verschafft ihr schließlich ein Diagnostiker. Er findet die Ursache des Übels: Susanne G. ist an einem sogenannten Multiplen Myelom erkrankt. Dabei handelt es sich um eine Krebserkrankung des Knochenmarks, in deren Verlauf es zu einer bösartigen Vermehrung von antikörperproduzierenden Plasmazellen kommt. Diese zerstören dann bei den Betroffenen die Knochensubstanz und verursachen Blutarmut.[2]

Wir lernen Susanne G. kennen. Den Kontakt hat das Universitätsklinikum Heidelberg für uns hergestellt. Bereitwillig berichtet sie uns ihre Geschichte, die geprägt ist von Hoffnungen und Rückschlägen. Susanne G. ist ein Beweis dafür, dass ein Mensch mit einer soliden Mischung aus professioneller Therapie und der richtigen psychischen Disposition der schrecklichen Krankheit über zehn Jahre trotzen kann.

Seit 1995 leidet sie unter der Erkrankung. Glaubt man dieser Medizin, so kommt es fast einem Wunder gleich, dass sie noch lebt. Denn noch vor wenigen Jahren bedeutete die Diagnose des Multiplen Myeloms den sicheren Tod.

Susanne G. fuhr in eines der europaweit renommiertesten Zentren zur Bekämpfung von Krebs, die Heidelberger Universitätsklinik. Um die Krankheit zu bekämpfen, setzten die Ärzte eine aufwendige Hochdosis-Chemotherapie ein. Das Krankenhaus wurde für Susanne G. zu einem zweiten Zuhause. Es war ein verzweifelter Kampf der Medizin um Wochen und Monate. Die Überlebensrate betrug damals nach der Erstdiagnose eines Multiplen Myeloms circa dreißig Monate. Der Krankheitsverlauf ist ein ständiges Auf und Ab. Kurzfristige Behandlungserfolge und Rückfälle – für die Patienten eine körperliche und seelische Tortur.

Auch Susanne G.s Krankengeschichte ist von Rückfällen gekennzeichnet, die die starke Frau mit ihrem immensen Lebenswillen überstand. Ein Arzt gab ihr nach der Diagnose den Hinweis: »Weinen Sie sich erst einmal richtig in einem Handtuch aus – und dann kämpfen Sie.« Für die Patientin wurde dieser Rat zum Leitmotiv ihres Lebens. Ihr starker Wille gab ihr Kraft, und zum Rückfall kam es erst nach sieben Jahren. Wurde Susanne G. zuvor mit einer Hochdosis-Chemotherapie behandelt, ergänzten die Ärzte die Therapie nun mit einer neuen Substanz: Thalidomid. Dieser Wirkstoff gibt ihr nach internationalen Studien eine realistische Chance, ihr Leben erheblich zu verlängern. Doch wie viele andere Wirkstoffe hat Thalidomid zwei Seiten: Einem extrem starken Nutzen stehen weitreichende Nebenwirkungen gegenüber. Als bei Susanne G. die Dosis beständig erhöht werden musste, wurde das lebensrettende Medikament zur Belastung.

Susanne G. erinnert sich an »ein Taubheitsgefühl, sodass man unsicher ist und glaubt, keinen Bodenkontakt mehr zu haben«. Dazu kamen zitternde Hände. Schließlich musste die Behandlung abgebrochen werden, obwohl Thalidomid zu einer signifikanten Verbesserung der Krebserkrankung geführt hat.

»Harmlos wie ein Zuckerplätzchen«

Thalidomid steht wie kaum ein anderer Wirkstoff für das Grauen und auch die Chancen von pharmazeutischen Substanzen.[3] Der Schrecken hat einen Namen: Contergan. Vor vierzig Jahren wurden in Deutschland rund 5000 Kinder mit Missbildungen geboren,[4] deren Mütter während der Schwangerschaft das Schlafmittel Contergan genommen hatten. Weltweit waren es rund 10 000 Kinder,[5] die von den unseligen Nebenwirkungen des Contergans betroffen waren.[6] Der Wirkstoff wurde damals als regelrechtes Wundermittel bezeichnet. Hersteller war das deutsche Pharmaunternehmen Grünenthal GmbH, das in Stolberg bei Aachen ansässig ist.

Im Gegensatz zu anderen Schlafmitteln galt Contergan zunächst als »sicher«, als das Medikament im Oktober 1957 auf den Markt gebracht wurde. Das Unternehmen bewarb sein Mittel mit Slogans wie »Harmlos wie ein Zuckerplätzchen«, »ungiftig«[7] und »Contergan, für Greis und Kind gleich gut geeignet«.[8] Der Preis lag damals bei günstigen 3,90 DM, also ungefähr 1,95 Euro pro Packung. Für viele Familien war das eine bezahlbare Chance, die Lebensqualität zu verbessern. Nicht umsonst galt das Medikament als »Kinopille«: Schlafende Kinder ermöglichten den jungen Paaren der frühen Sechzigerjahre des vergangenen Jahrhunderts Kinobesuche und Konzertabende. Und während andere chemische Müdemacher durch ihre Eigenschaft, auch bei Suizidversuchen hilfreich zu sein, in Misskredit kamen, war ein Selbstmord mit Contergan kaum möglich. Außerdem war der Stoff bei werdenden Müttern auch wegen seiner Wirksamkeit gegen die morgendliche Schwangerschaftsübelkeit sehr beliebt.

Vier Jahre nachdem das Medikament auf den Markt gekommen war, informierte ein Hamburger Arzt das Unternehmen am 16. November 1961 über den Zusammenhang von Contergan und Missbildungen. Zehn Tage später nahm die Grünenthal GmbH ihr Mittel vom Markt. Ein bitterer Nachgeschmack bleibt, wenn man bedenkt, dass dem Unternehmen bis 1961 schon rund 1600 Warnmeldungen vorlagen, bevor es endlich handelte.

Nach einem aufwendigen Prozess vor dem Aachener Landgericht mit Hunderten von Verhandlungstagen schlossen die zugelassenen 312 Nebenkläger mit dem Unternehmen Grünenthal einen Vergleich: Gegen einen Entschädigungsbetrag von 100 Millionen DM, was in etwa 50 Millionen Euro entspricht, verzichteten die Betroffenen auf weitere Schadensersatzansprüche. Doch der Imageschaden für den Konzern blieb immens. Insbesondere mit dem zweiteiligen ARD-Film *Eine einzige Tablette* stand Grünenthal im Jahr 2007 wieder im Fokus der Medien. Versuche des Pharmaunternehmens, die Ausstrahlung juristisch zu unterbinden, scheiterten.

Auf dem Spiel standen für Grünenthal weit mehr als 15 Punkte, die von dem Konzern an dem Film als falsch beanstandet wurden.[9] Das alte grauenhafte Gespenst Contergan war wieder aus der Flasche entwichen. Millionen Deutsche wurden in den Ausstrahlungen Zeugen, welch grausame Konsequenzen die Einnahme eines Grünenthal-Produktes haben kann.

Für das Unternehmen gibt es danach nur noch die Vorwärtsverteidigung. Wo Justitia die Hilfe verwehrt, muss Bares helfen. Eine satte Summe für die Contergan-Opfer soll helfen, den Schaden zu begrenzen. Im Juli 2009 schließlich zahlt der Arzneimittelhersteller Grünenthal 50 Millionen Euro in die Contergan-Stiftung ein. Laut einer Pressemitteilung des Unternehmens ein Beitrag, um »die Lebenssituation der Contergan-Betroffenen dauerhaft zu verbessern«.[10]

Auf eine Entschuldigung des Konzerns warten die Opfer des Wirkstoffs bis heute vergebens, da »im Zusammenhang mit der Contergan-Tragödie kein schuldhaftes Verhalten« gesehen wird.[11] Stattdessen gibt es lediglich ein Wort des Bedauerns. Auf der Webseite des Unternehmens schreibt der ehemalige Geschäftsführer und Gesellschafter der Grünenthal GmbH Sebastian Wirtz: »Die Contergan-Tragödie ist und bleibt Teil unserer

Firmengeschichte. Grünenthal und die Familie Wirtz bedauern die Folgen der Contergan-Tragödie sehr.«[12]

In Deutschland galt der Wirkstoff nach der Contergan-Katastrophe in der Pharmawelt als verbrannt. Eine weiterführende Forschung – insbesondere durch den Pharmakonzern Grünenthal – fand nicht mehr statt. Dabei birgt der Wirkstoff ein breites Spektrum von Anwendungsmöglichkeiten in sich. Denn Thalidomid hat eine hemmende Wirkung auf Wachstumsfaktoren, die wissenschaftliche Namen wie VEGF (Vascular Endothelial Growth Factor) oder BFGF (Basis Fibroblast Growth Factor) tragen. Beide verhindern, dass sich Blutgefäße ausbilden.[13] Eine Eigenschaft, die sowohl Segen wie Fluch sein kann. Denn ist eine Unterbrechung der Blutversorgung für einen wachsenden Organismus eine Katastrophe, so liegt die Wirkung für die Krebsbehandlung quasi auf der Hand: Ein wachsender Tumor braucht Nahrung, und unterbindet man die Blutzufuhr, verkümmert er. Außerdem hilft Thalidomid dem Körper, gegen entartete Zellen vorzugehen, indem es die Zahl der im Blut vorhandenen natürlichen Killerzellen steigert.

Doch trotz der enormen Möglichkeiten von Thalidomid vergehen Jahrzehnte, bis es zu einer zielführenden, weitergehenden Forschung kommt. Zu tief sitzt die Angst vor einer Imageschädigung in Deutschlands Pharmaindustrie.

Die Wiedergeburt des Thalidomids

Seine zweite Chance verdankt Thalidomid wohl eher einem Zufall. 1964 stand ein israelischer Arzt namens Dr. Jacob Sheskin in einer Jerusalemer Leprastation vor einem Problem. Einer seiner Patienten konnte nicht einschlafen und wurde von Fieberanfällen geschüttelt. Noch schlimmer plagten ihn die Schmerzen in den Muskeln und knotige Ausschläge auf der Haut. Selbst das bewährte Morphium war kaum noch in der Lage, dem 46-Jährigen zu helfen. Nachdem andere Mittel nicht zur Hand waren, griff der Arzt zu seinen Restbeständen an Contergan, das er noch nie zuvor verordnet hatte.[14] Zu seiner Überraschung setzte nach der Einnahme des Medikaments bei seinem Patienten nicht nur Müdigkeit ein, sondern es kam auch zu einer deutlichen Verbesserung des Krankheitsbildes. Die Entzündungsherde auf der Haut des Patienten gingen völlig unerwartet zurück, nach zwei Tagen waren die Schmerzen ganz verschwunden und das Fieber war gesunken.

Der Pharmakologe Professor Kurt Eger sieht in der Leprabehandlung durch Dr. Sheskin den »Auftakt für eine Neubetrachtung des geächteten Thalidomid«. Zwar habe der Stoff »nicht die Infektion beseitigt, aber die Immunreaktion des Körpers, die zu Erblindung, Gewebsentartung und Abfall von Extremitäten« führen kann, »konnte gestoppt werden«.[15] Auch die *Pharmazeutische Zeitung* sieht in dem Behandlungserfolg Sheskins die »Renaissance von Thalidomid«.[16]

1965 veröffentlichte der Arzt die Ergebnisse seiner Forschung bei der Behandlung von Leprapatienten. Das war ein wichtiger Startschuss für weiter gehende wissenschaftliche Studien in der Anwendung von Thalidomid gegen Jahrhundertkrankheiten wie Aids, Lupus und Krebs.[17] Auf Kongressen der späten Sechzigerjahre des letzten Jahrhunderts galt der Wirkstoff plötzlich als Geheimwaffe. Am Rande einer Arbeitstagung internationaler Lepraspezialisten 1968 in London bescheinigte Professor Amado Saul aus Mexiko Thalidomid »sehr gute Resultate« und stand damit nicht allein. »Alle Forscher meldeten Erfolgsquoten von neunzig und hundert Prozent«, jubelte *Der Spiegel* zwei Wochen nach der Tagung.[18]

Ein weiterer Grund für die internationale Aufmerksamkeit, die Dr. Sheskins Contergan-Aufsatz erregte, dürfte in der weiten Verbreitung von Lepra begründet sein. Zwar gilt die Krankheit im Alltagsbewusstsein als ausgerottet, doch die Realität sieht anders aus. Nach Angaben der Deutschen Lepra- und Tuberkulosehilfe erkranken jedes Jahr rund 250 000 Menschen neu an Lepra.[19] Weltweit wird die Zahl der Erkrankten auf zwei bis vier

Millionen Menschen geschätzt, die Zahl der Toten auf 4000 pro Jahr.[20] Dazu taucht Lepra nicht nur in armen Regionen auf. Auch in den USA kommt es alljährlich zu knapp hundert Neuerkrankungen. Insofern liegt in der Erforschung eines effektiven Wirkstoffs gegen Lepra nicht nur humanitär, sondern auch monetär ein großes Potenzial.

1998 bekommt Thalidomid in den Vereinigten Staaten wieder legale Weihen. Die »Food and Drug Administration« (FDA) genehmigt einen Zulassungsantrag für ein thalidomidhaltiges Arzneimittel zur Bekämpfung einer schweren Lepraverlaufsform. Zulassungsinhaber ist das Pharmaunternehmen Celgene.[21]

Aber es sind erneut die Nebenwirkungen, die den internationalen Siegeszug des Wirkstoffs vorläufig stoppen. Gerade in südamerikanischen Ländern mit einer hohen Analphabetenrate kommt es regelmäßig zu folgenschweren Missverständnissen. Frauen verstehen die Warnhinweise auf der Packung nicht; einer beispielsweise zeigt eine durchgestrichene Schwangere, was bei den Frauen zu der falschen Annahme führt, es handele sich um ein Verhütungsmittel.

Eine andere Ursache liegt in dem Ruf Thalidomids als »Wunderdroge« gegen Lepra. Denn ein Medikament, das zu 90 Prozent wirksam ist, spricht für sich. Doch was vielen Patienten Hilfe verschaffen kann, wird anderen erneut zum Verhängnis. Denn der begehrte Stoff kursiert auch auf den Schwarzmärkten Afrikas und Südamerikas, teilweise nur mit Beipackzetteln auf Englisch.[22] Die Folge sind massenhaft »Thalidomid-Geschädigte der nächsten Generation«.[23] Allein in Brasilien soll es mindestens 500 Betroffene geben.

Wegen des hohen Risikos rät die Weltgesundheitsorganisation (World Health Organization, WHO) inzwischen vom Einsatz des Thalidomids ab, obwohl der Stoff jahrelang von der WHO kostenlos an Patienten abgegeben wurde. Dazu haben sich die Wirkstoffe Clofazimin oder Prednisolon in Studien zur Leprabehandlung im Vergleich zu Thalidomid als effektiver erwiesen.[24]

Doch der Wunsch nach weiterer Erforschung der janusköpfigen Substanz besteht nach wie vor. Ihre große Stunde kommt im Kampf gegen seltene Krebsarten.

Vom Albtraum zum Hoffnungsträger

Dass der Wirkstoff auch nach der Contergan-Katastrophe weiterhin verfügbar war, ist dem Unternehmen Grünenthal zu verdanken, wie es in der Firmenchronik heißt. »Ausschließlich« aus »humanitären Gründen« habe man die Verfügbarkeit aufrechterhalten. Gewinne wollte das Unternehmen »nach der Contergan-Tragödie« mit dem Wirkstoff keine mehr erzielen.[25] Dabei waren die Perspektiven in der Krebsbehandlung offenkundig: Sie ergeben sich allein aus der Eigenschaft des Thalidomid, die Neubildung von Äderchen zu unterbinden.

Thalidomid vereinte also zwei Eigenschaften, die den Stoff zu einer potenziellen Geldquelle machen: Da ist zum einen die Substanz, die sich wegen ihrer erwiesenen spektakulären Heilerfolge bei der Leprabehandlung einen Ruf als »Wunderdroge«[26] erworben hat, und da gibt es zum anderen das Unternehmen Grünenthal, das den Stoff entwickelte, aber nichts mehr an ihm verdienen möchte.

Diese Umstände schafften Platz für einen neuen Investor, der den Mut hatte, trotz des Kainsmals Contergan in Thalidomid zu investieren. Wieder ist es der amerikanische Konzern Celgene aus New Jersey, der eine erweiterte Zulassung von Thalidomid nun auch für die Krebsbehandlung beantragte. Das Unternehmen hatte bereits 1992 den richtigen Riecher und startete »ein groß angelegtes Forschungsprogramm« zur Erforschung von Thalidomid.[27] Systematisch machte sich der amerikanische Konzern daran, chemische Modifikationen am Thalidomid-Molekül zu entwickeln und eine Vielzahl von Anwendungsperspektiven zu erarbeiten.

Rund 15 Jahre später, 2006, sieht sich das Unternehmen am

Ziel. Thalidomid erhält unter dem Handelsnamen Thalomid von der amerikanischen Arzneimittelbehörde FDA die Zulassung zur Behandlung des Multiplen Myeloms. Unter dieser Krebsform leiden nach Angaben der International Myeloma Foundation rund 750 000 Menschen.[28] In Deutschland kommt es pro Jahr zu circa 4000 Neuerkrankungen. Jahrelang galt dieser Krebs als unheilbar. Heute liegt die Lebenserwartung bei etwa fünf Jahren[29] und die Hoffnung auf ein Weiterleben basiert bei vielen Patienten auf der Behandlung mit Thalidomid oder seiner Molekülvariante Lenalidomid, die heute in Tablettenform mit dem Namen Revlimid im Handel ist.

Der Krebsspezialist Professor Hartmut Goldschmidt von der Heidelberger Universitätsklinik gehört zu den namhaftesten deutschen Thalidomid-Forschern und zählt zu den Befürwortern des Medikaments. Nach seiner Ansicht habe sich die Wirksamkeit des Medikaments längst bestätigt und zeige sich in einer ganzen Reihe von Vorzügen. Thalidomid verhindere »die in Tumoren üblicherweise einsetzende Neubildung von Blutgefäßen«. Gleichzeitig wirke es »direkt toxisch auf die Tumorzellen und stimulierend auf bestimmte Immunzellen sowie deren Botenstoffe, die Zytokine«.[30] Insgesamt könne durch Thalidomid die Tumormasse zurückgedrängt werden, und zwar dann, »wenn andere Medikamente versagen«. Nach Goldschmidts Meinung markiert die Zulassung der Substanz für die Behandlung der Patienten »eine neue Ära«.[31]

Damit stehen die Erkenntnisse aus Heidelberg im Einklang mit Aussagen auf dem 28. Deutschen Krebskongress in Berlin im Jahr 2008. Auf dem Symposium »Innovative Behandlungsansätze bei Multiplem Myelom (MM) und Myelodysplastischem Syndrom (MDS)«, das von Celgene veranstaltet wurde, präsentierte Professor Wolfgang Knauf aus Frankfurt die Ergebnisse der italienischen GIMEMA-Studie. An der Untersuchung haben 225 Patienten im Alter zwischen 60 und 85 Jahren teilgenommen. Laut Professor Knauf war die thalidomidhaltige Therapie den klassischen Ansätzen zur Behandlung »klar überlegen«.[32] Durch die Integration von Thalidomid in die Behandlung habe sich nach Aussagen von Wolfgang Knauf das ereignisfreie Leben von Patienten um 49 Prozent verbessert. Auf der anderen Seite hätte sich das Sterblichkeitsrisiko um 65 Prozent reduziert.

Ein weiterer Beleg für die hohe Qualität von Thalidomid stammt aus einer Untersuchung der Universitätsklinik Lille. Nach der Studie von Dr. Thierry Facon und seinem Team, an der 447 Myelom-Kranke teilnahmen, verläuft die klassische Chemotherapie deutlich erfolgreicher, wenn Patienten Thalidomid bekommen. Beträgt die Überlebensrate ohne Thalidomid 33,2 Monate, kletterte sie bei einer mit Thalidomid verstärkten Chemotherapie im Schnitt auf 51,6 Monate. Studienleiter Facon forderte als Konsequenz seiner Untersuchung, die Behandlung mit Thalidomid zum Standard für ältere Patienten mit Multiplem Myelom zu machen.[33]

Therapieform	**Überlebensrate**
Chemotherapie mit Malphalan und Prednison (MP)	33,2 Monate
Chemotherapie mit Malphalan und Stammzelltransplantation	38,3 Monate
Chemotherapie mit Malphalan, Prednison und Thalidomid (MPT)	51,6 Monate

Weit verträglicher als Thalidomid beschreibt Professor Goldschmidt die Molekülvariante Revlimid. In zwei Studien erwies sich Revlimid wirksamer als das Placebo, mit dem das Medikament verglichen wurde.[34] Im Vergleich zu Patienten, die das Placebo nahmen und bei denen sich die Krankheit nach 20,1 Wochen verschlimmerte, trat eine Verschlechterung bei der Behandlung mit Revlimid erst nach 48,3 Wochen ein.

Auch bei Susanne G. setzten die Ärzte nach den starken Nebenwirkungen von Thalidomid auf die Molekülvariante Revlimid. Nachdem sie im Zuge schwerer Chemotherapien bereits viermal ihre Haare verlor, gibt ihr Revlimid Zuversicht: Im Gegensatz zu den Hochdosis-Chemotherapien und Thalidomid seien bei der Therapie mit Revlimid die unangenehmen Begleiterscheinungen nahezu verschwunden. Für Susanne G. und viele andere Krebspatienten erwies sich der einstige Contergan-Wirkstoff als Chance auf ein menschenwürdiges Leben mit einer tödlichen Krankheit.

Das vergoldete Contergan

Insgesamt leiden derzeit allein in Deutschland rund 12 000 Menschen an dem Multiplen Myelom. Ohne Behandlung liegt ihr Überleben bei rund sechs Monaten. Mit Hilfe von Hochdosis-Chemotherapien, gepaart mit Medikamenten wie Thalidomid und seinen Abkömmlingen, haben Patienten heute eine Chance, viele Jahre zu überleben. Wie kaum ein anderes Medikament zeigt Thalidomid, wie dicht in der Medizin Schrecken und Hilfe beieinanderliegen. Aus diesem Grund war ein Vertrieb in Deutschland bis Juni 2007 untersagt. Für Ärzte, die ein nicht zugelassenes Medikament verschreiben, bedeutet das ein kaum kalkulierbares Risiko. In solchen Fällen ist allein der Mediziner für die Folgeschäden haftbar.

Erst mit der Zulassung von Revlimid im Juni 2007 und rund ein Jahr später, im April 2008, von Thalidomid Pharmion als Fertigarzneimittel durch die Europäische Kommission öffnete sich der europäische Markt für eine breite Anwendung[35] – und für reichlich Rendite. Nun hat Thalidomid das jahrzehntelang verweigerte Gütesiegel einer Behörde, in diesem Fall der Europäischen Arzneimittelbehörde (European Medicines Agency, EMEA). Sie beurteilt auf Grundlage von Studien und anderen Unterlagen die Qualität von Arzneimitteln. Auf Grundlage ihrer wissenschaftlichen Beurteilung gibt dann die Europäische Kommission einen positiven oder negativen Erlass heraus. Im Falle Thalidomids gab sie grünes Licht.

Der Präsident des herstellenden Pharmaunternehmens Celgene, Aart Brouwer, bejubelte die EU-Marktzulassung seiner Medikamente Thalidomid und Revlimid als »weiteren Meilenstein auf dem Weg zur weltweiten Vermarktung lebenswichtiger Therapien«.[36] Für seinen Konzern war das die lang erhoffte große Chance, mit dem alten Wirkstoff in Europa Kasse zu machen. Das Unternehmen hat auf die richtige Karte gesetzt. Denn wo das Leid groß ist, wird viel bezahlt.

Damit befindet sich Celgene in bester Gesellschaft mit anderen Anbietern auf dem Markt der Krebsmedikamente. Nach Angaben der Lauer-Taxe, die für Deutschland die Herstellerabgabepreise festlegt, kosten 28 Thalidomid-Tabletten 490,11 Euro.[37] Zur Erinnerung: Für eine Packung des chemisch identischen Contergan bezahlten die Bundesbürger 1960 noch 3,90 DM, also rund 1,95 Euro. Der Verkaufspreis für 21 Kapseln der Molekülvariante Revlimid beträgt stolze 6856,40 Euro für eine 10-Milligramm-Packung. Die höher dosierte 25-Milligramm-Packung kostet die Krankenkassen 8000 Euro.[38]

Für Vertreter der Kassenärztlichen Vereinigungen hat das mehr mit Wucher als mit Preispolitik zu tun. Dr. Leonard Hansen wirft dem amerikanischen Unternehmen Celgene »unkeusche Preispolitik« vor.[39] Zustimmung bekommt er vom Pharmakologen Dr. Peter Moormann von der KKH-Allianz. Moormann sieht das Produkt »in einem Missverhältnis« zu seinem früheren Preis stehen.[40]

Die zornige Analyse von Leonard Hansen verdient es, ungekürzt zitiert zu werden: »Wenn ich mir anschaue, dass Revlimid, eine ähnliche Substanz wie Thalidomid, in Tablettenpackungen mit 21 Tabletten abhängig vom Wirkstoff zwischen 6000 und 8000 Euro Apothekenverkaufspreis auf den Markt gebracht worden ist und jetzt die Ursubstanz Thalidomid in Packungen mit 28 Tabletten auch für fast 500 Euro auf den Markt gebracht wird, und weiß, dass ein Päckchen Contergan im letzten Jahrhundert 3,90 DM gekostet hat, dann halte ich diese Preispolitik für skandalös, unanständig und unkeusch.«[41]

Das sind pro Patient jährliche Behandlungskosten zwischen 30 000 und 40 000 Euro für eine Molekülvariante eines Medikaments, das wie kaum ein anderer Stoff bereits Jahrzehnte vor seiner Marktzulassung erforscht wurde. Der bekannte Pharmakologe Professor Kurt Eger schreibt, es gebe »kaum einen Arzneistoff, der in der Literatur besser dokumentiert ist, über dessen Wirkungen und Nebenwirkungen man besser Bescheid weiß als Thalidomid«.[42] Für die Preisbemessung spielen derlei Fakten offenkundig keine Rolle. Die übliche Argumentation, mit Verweis auf die hohen Entwicklungskosten Fantasiepreise auf dem deutschen Markt zu verlangen, wird in Anbetracht dieser Fakten ad absurdum geführt.

Viel Aufwand verursacht jedoch unstrittig das einzigartige Sicherheitskonzept, das von der Europäischen Kommission mit der Vertriebserlaubnis verknüpft wird.[43] Mit aufwendigen Informationen müsse das Unternehmen auf die Gefahren der thalidomidhaltigen Stoffe hinweisen.[44]

Auf Nachfrage des ZDF-Magazins Frontal21 im November 2009, wie sich die hohen Preise erklären, lehnt Celgene ein Interview aus Termingründen ab. Schriftlich begründet der Pharmakonzern den hohen Preis mit einem »aufwendigen und umfassenden Sicherheitsprogramm«, um eine »Wiederholung der Contergan-Katastrophe« auszuschließen. Hinzu kämen »hohe Entwicklungskosten bei der Entwicklung von Thalidomide Celgene. Die klinische Entwicklung erfolgte nach denselben Prinzipien wie bei einem Präparat, bei dem auch der chemische Wirkstoff neu ist.«[45]

Dem widersprechen Fachleute wie Professor Kurt Eger, der über Jahrzehnte Thalidomid auch im Auftrag der Pharmaindustrie und des Leipziger Instituts für Pharmazie erforschte. Nach seinen Aussagen war ein Teil der Forschungsarbeit längst getan, bevor Celgene den Wirkstoff vermarktete: »Man kann die Entwicklung der Arzneimittel in verschiedene Stadien einteilen, und da sind sie in der Endphase eingestiegen, und das ist die Wirkung am Menschen, am Probanden.«[46] Dazu habe sich Celgene nach Auffassung Kurt Egers praktisch »ins gemachte Nest gesetzt«. Die Industrie habe Hauptwirkungen und Nebenwirkungen längst gekannt.

Auch Leonard Hansen kritisiert, dass der Wirkstoff dem amerikanischen Pharmakonzern »fast fertig erforscht in den Schoß gefallen« sei und er mit dem Wirkstoff »nur noch absahne«.[47] Beleg hierfür scheint auch die Zahlenentwicklung, die der Konzern in einer Dokumentation selbst veröffentlicht[48]:

Jahr	Umsatz	Ausgaben für Forschung und Entwicklung
2003	271,5 Mio. US-Dollar	122,7 Mio. US-Dollar
2004	377,5 Mio. US-Dollar	160,9 Mio. US-Dollar
2005	536,9 Mio. US-Dollar	190,8 Mio. US-Dollar
2006	899 Mio. US-Dollar	258 Mio. US-Dollar
2007	1405,8 Mio. US-Dollar	342 Mio. US-Dollar
2008	2255 Mio. US-Dollar	539 Mio. US-Dollar

Daraus ergibt sich, dass Celgene von 2003 bis 2008 die Ausgaben für Forschung und Entwicklung mehr als vervierfacht hat. Vergleicht man allerdings die Umsatzsteigerung im gleichen Zeitraum, so hat sich diese mehr als verachtfacht. Insofern dokumentieren die Zahlen vor allem den Zustand eines prosperierenden und finanziell höchst effektiven Unternehmens.

Den Vorwurf einer unmoralischen Preispolitik oder Abzocke weist das Unternehmen weit von sich. Im Gegenteil, kaum ein Unternehmen investiere so viel Geld für Forschung und Entwicklung.[49] Sol J. Barer, Vorstandsvorsitzender und Hauptgeschäftsführer von Celgene, sieht seinen Konzern als Garant »innovativer Arzneimittel« im Kampf gegen »bislang bösartige Erkrankungen«. Beleg hierfür sei, dass sein Konzern »25 bis 35 Prozent seiner Einnahmen in Forschung und Entwicklung« reinvestiere, wie er in einer Broschüre seines Unternehmens schreibt.[50]

In dem Antwortschreiben vom 30. November 2009 an uns rechtfertigt das Unternehmen seine Preise mit »einem sehr hohen Forschungs- und Entwicklungsaufwand bei der Suche nach neuen und wichtigen Therapieoptionen«.[51] Diese Kosten müssten gerade bei »seltenen Erkrankungen und wenigen Patienten über den Preis refinanziert werden«. Weiter schreibt Celgene: »Und was oft vergessen wird: Es handelt sich hier um einen Generationenvertrag. Die heutigen Präparate finanzieren die Erforschung der Innovationen von morgen.«

Wie hoch der Prozentsatz ist, den die Werbung und andere Vermarktungsmethoden vom Umsatz schlucken, sucht man in den öffentlichen Aussagen des Unternehmens vergeblich. Immerhin finden sich auf einer Liste der Kassenärztlichen Vereinigung Hessen zahlreiche Ärzte, die über sogenannte Anwendungsbeobachtungen von Celgene dafür bezahlt werden, dass sie das teure Revlimid verschreiben. Darunter befinden sich namhafte Praxisbetriebe in Darmstadt, Frankfurt am Main und Gießen.

Neben der Frage nach der exorbitanten Preisdifferenz von Thalidomid und Revlimid gibt es noch eine weitere Frage: Ist es wissenschaftlich überhaupt nachgewiesen, dass die wesentlich teurere Molekülvariante Revlimid wirklich effektiver ist als die Ursprungssubstanz Thalidomid? Auf beide Fragen bleibt Celgene die Antwort schuldig.

Zu Recht kritisiert der Pharmakologe Peter Moormann, dass »Vergleichsstudien zu der etablierten Substanz« fehlen, »die die Mehrkosten rechtfertigen könnten«. Ein zusätzlicher Nutzen sei »bis heute noch nicht« bewiesen. »Bis jetzt hat das Revlimid nur nachgewiesen, dass es gegenüber einer einfachen Cortison-Behandlung eine lebenszeitverlängernde Wirkung hat, aber eben nicht gegenüber der Ursprungssubstanz.«[52]

Trotz dieser offenen Frage müssen die Krankenkassen Celgene jeden Preis bezahlen, den es für seine lebenswichtigen Produkte verlangt.

Das Unternehmen

Nach Einschätzung vieler Kenner verdankt Celgene seinen Aufstieg in der Pharmawelt dem Wirkstoff Thalidomid. Das Unternehmen aus New Jersey gehört heute mit einem Jahresumsatz von 2,2 Milliarden Dollar zu den Großen auf dem Markt. Nach wie vor hat sich Celgene auf eine Substanzgruppe spezialisiert, die aufs Engste mit dem Schicksal des Unternehmens verknüpft ist: Thalidomid und seine Abkömmlinge. Und ein Garant für die märchenhaften Umsätze ist die deutsche Gesundheitspolitik, die sich willfährig von Pharmamultis wie Celgene plündern lässt.

Wieder bringt es der Exvorsitzende der Kassenärztlichen Vereinigung Nordrhein, Dr. Leonard Hansen, auf den Punkt: »Die Politik hat sich von der Aussage leiten lassen, dass wir die Apotheke der Welt sind und in dem Sinne einen Ruf zu verteidigen haben. Da muss man einfach feststellen, dass wir es mit Global Playern zu tun haben, denen die Arbeitsplätze in Deutschland völlig egal sind. Von daher würde ich mir wünschen, dass hier die Politik einschreitet und das Gesundheitssystem nicht durch die Pharmaindustrie abzocken lässt.«

Dass Celgene mit seinen Thalidomid-Produkten im Vergleich zu anderen Herstellern von Krebsmedikamenten hierzulande noch nicht einmal am teuersten ist, zeigt auf, wie Deutschland zur Bananenrepublik der Pharmamultis degradiert ist.

Kapitel 7
Implanon – gefährliche Stäbchen

Zu den ausgewiesenen Expertinnen in Sachen Frauenheilkunde gehört die Fachärztin Dr. Iris Milke[1]. In Bremen betreibt sie eine Tagesklinik, und wer der Medizinerin begegnet, fühlt sich schnell gut aufgehoben. In Sachen Verhütung ist sie eine kompetente Ansprechpartnerin, und vor vielen Jahren gehörte auch sie zu den Ärztinnen, die mit Überzeugung Implanon verschrieben. Die Idee, ein Stäbchen im Oberarm zu implantieren, fand sie »ganz gut«, insbesondere weil die Frau »nicht weiter an das Verhütungsmittel denken muss«,[2] wenn es erst einmal implantiert ist.

Spricht man die Ärztin heute auf Implanon an, steigt schnell Ärger in ihr auf, auch wenn einige ihrer Patientinnen heute noch sehr zufrieden sind. Sie »bestehen darauf, Implanon eingesetzt zu bekommen«, erzählt sie uns bei unserem Treffen Anfang Januar 2009. Doch eine Empfehlung spricht Iris Milke schon lange nicht mehr aus: »Ich erwähne es, weil ich verpflichtet bin, zu informieren, aber ich empfehle es so ausdrücklich nicht« – das ist ihr wichtig.

Der Grund für ihre Zurückhaltung sind katastrophale Begleiterscheinungen, die sie bei Patientinnen immer wieder beobachten musste. Besonders eindringlich schildert sie den Fall einer krebskranken Frau, die von einer Arztkollegin Implanon eingesetzt bekam. In ihrer Tagesklinik sollte das Stäbchen nun wieder entfernt werden. Für die Medizinerin Iris Milke ein Horrorszenario: »In dem Fall war das Implanon besonders gesundheitsschädigend, weil die Gelbkörperhormone dieses Hormonstäbchens das Wachstum der Tumorzellen fördern.«

Iris Milke operiert die krebskranke Patientin erfolglos. Das Gefühl, einen Gegenstand im Körper zu beherbergen, der ihrem

Krebs Kraft gibt, zermartert die Frau psychisch. Doch so sehr sich die Ärztin auch bemüht – die Suche nach Implanon verläuft erfolglos. In der Patientenakte der Tagesklinik heißt es nüchtern: »Implanon-Entfernung gescheitert.«

Sie überweist die Patientin zu ihren Kollegen in ein Krankenhaus. Wieder folgt ein langer Eingriff unter Vollnarkose. Doch so sehr sich das zweite Operationsteam auch bemüht, den Körper zu durchsuchen: Das Stäbchen ist nicht mehr zu finden. Schließlich brechen die Mediziner den Eingriff ab. Im Krankenhausbericht heißt es schließlich: »Kein Implanon-Stäbchen mehr nachzuweisen.«

Iris Milke erinnert sich an die vergeblichen Operationen: »Es war verschwunden, es war gewandert. Da kein Marker an dem Implanon ist, kann man es nicht darstellen.« Weder mit dem Ultraschall noch mit Röntgenstrahlen, ergänzt die Ärztin. Eine Eigenschaft des Implanon, die bedrückende Konsequenzen nach sich ziehen kann: »Diese Frau musste verstümmelt werden, das kann man gar nicht anders sagen«, resümiert Dr. Milke nüchtern die Folge der Operationen für die Patientin.

Dass die Auswirkungen auf den Krebs nicht schlimmer wurden, verdankte die Patientin der Implanon-Eigenschaft, nur drei Jahre Hormone abzugeben, denn das Stäbchen beherbergt sie noch heute irgendwo in ihrem Körper. Etwas beruhigt hat das Ärzteteam lediglich, dass die operativen Eingriffe in den letzten Monaten der Wirksamkeit von Implanon erfolgten. Zwar sei das Stäbchen jetzt noch immer im Körper, »aber die Hormone haben nicht mehr den Einfluss, weil die Trägersubstanz alles abgegeben hat«, weiß Dr. Iris Milke. Was es für die Patientin seelisch heißt, ein Leben lang den unerwünschten Fremdkörper im eigenen Organismus zu beherbergen, ist kaum vorstellbar.

Das Gruseln mit dem Stäbchen

Maria M. ist 31 Jahre alt, eine junge, selbstbewusste Frau. Zwei Jahre lang trägt sie in ihrem Oberarm ein Verhütungsstäbchen. Wie viele andere Frauen in Deutschland ließ sie sich diese moderne Form der Empfängnisverhütung auf eigenen Wunsch in ihren Körper implantieren. Sie glaubte, das Stäbchen »wäre eine tolle Verhütungsmethode«, weil man es im Arm habe und nicht immer daran denken müsse, etwas einzunehmen.[3]

Glaubt man der Werbung, sind diese eingeführten Stäbchen sicher und äußerst praktisch. Safer Sex – und die Paare müssten in den drei Jahren, die ein Stäbchen wirkt, auf nichts achten: keine unangenehmen Nebenwirkungen der Pille, keine Einschränkungen oder Unsicherheiten eines Präservativs. Rund 150 000 Frauen[4] in Deutschland sehen aus diesen Gründen in den Verhütungsstäbchen mit dem Namen »Implanon« eine sehr moderne Form, ungewünschte Schwangerschaften zu vermeiden.

Aufwendig hat der damalige Pharmakonzern Organon im Jahr 2000 die deutsche Markteinführung vorbereitet. Knapp 9000 Gynäkologinnen und Gynäkologen wurden in speziellen Schulungen an Übungsarmen trainiert, Implanon möglichst professionell einzusetzen. Als Dankeschön erhielten die Absolventen Schulungszertifikate, mit denen sie als Implanon-geübte Frauenärzte in ihrer Praxis glänzen konnten.[5] Damit war der Bekanntheitsgrad in der Gynäkologie gesichert.

Für eine weitere Verbreitung dürfte die geschmeidige Internetpräsentation des Konzerns Essex Pharma sorgen, der das Produkt als in vielerlei Hinsicht sicher präsentiert: »Einmal im Körper, gibt das weiche Stäbchen kontinuierlich geringe Mengen des Gelbkörperhormons (Gestagen) in die Blutbahn ab.[6] Es beruht auf einem mehrfachen Wirkungsprinzip: Zum einen wird der Eisprung unterdrückt, zum anderen wird der Schleim im Gebärmutterhals so verdickt, dass Spermien nur schwer oder gar nicht durchkommen. Darüber hinaus verändert das Hormon die Gebärmutterschleimhaut, wodurch sich eine befruchtete Eizelle nicht einnisten kann.«[7]

Doch es gibt auch die Schattenseiten. Mit Kosten von 300 bis 350 Euro zuzüglich rund 40 Euro für die Entfernung ist der Schutz nicht gerade günstig. Außerdem gibt es widersprüchliche Informationen zur Sicherheit. Auf der einen Seite lobt der Hersteller sein Präparat und schreibt, Implanon sei eine »sehr sichere Methode« zum Verhüten. Eine veröffentlichte Studie bescheinigte dem Stäbchen einen optimalen Pearl-Index[8], der die Zuverlässigkeit von Empfängnisverhütungsmethoden angibt. Das Nachrichtenmagazin *Der Spiegel* lobte im Wissenschaftsressort, bei einer internationalen Studie mit 3000 Frauen wäre es mit Implanon »bei 76 000 Monatszyklen zu keiner einzigen Schwangerschaft«[9] gekommen.

Aber es dringen auch andere Berichte an die Öffentlichkeit, die an der viel beschriebenen Sicherheit kratzen: »Tatsächlich haben allein in Holland 15 Frauen, die ungewollt trotz Verhütung mit Implanon schwanger geworden sind, vom Hersteller Schadenersatzzahlungen erhalten«, heißt es im Internetportal für Schulmedizin, Selbsthilfe und Naturheilkunde der Wissenschaftlichen Verlagsgesellschaft.[10] Dazu kennt man auch im Bonner Bundesinstitut für Arzneimittel und Medizinprodukte (BfArM) mehr als hundert Berichte über ungewollte Schwangerschaften trotz Implanon.[11]

Dazu klagen zahlreiche Frauen über nachhaltige Nebenwirkungen – und möchten das Stäbchen lieber heute als morgen entfernen lassen. Frauen wie Maria M., die wir 2009 bei ihrer Frauenärztin kennenlernen. Angesprochen auf Implanon, wird die junge Griechin ernst: »Zu viele Nebenwirkungen, ehrlich gesagt, ich habe seit zwei Wochen auch schwere Blutungen«, erklärt sie uns. Außerdem habe sie »auch einen schweren Eisenmangel bekommen, Haarverlust, also ganz viele Gründe, warum ich das einfach nicht mehr haben möchte«.[12]

Doch weitaus schlimmer als der Haarverlust ist auch bei Maria M. eine Angst, die viele Implanon-Kundinnen teilen. Es ist die Sorge, dass das Stäbchen nicht mehr auffindbar ist. In

Internetforen finden sich schauderhafte Betroffenenberichte. Manche Frauen seien regelrecht »zerschnitten« worden – auf der vergeblichen Suche nach Implanon im Körper. Marias Frauenärztin, Nathalie Gurtowaja-Breuer aus Köln, kennt solche Fälle. Besonders problematisch sei das Entfernen vor allem bei Frauen mit Übergewicht. So findet die erfahrene Medizinerin kurz vor dem Eingriff auch die passenden Worte, um Maria zu beruhigen. »Ich sehe, Sie haben überhaupt nicht zugenommen, das ist schon ein Vorteil für mich«, beschwichtigt sie.

Aber es gibt auch die anderen Fälle in ihrer Praxis. Gerade einen Tag vor Marias Operation habe sie einen äußerst unschönen Fall gehabt. »Gestern war eine Patientin bei mir«, berichtet sie uns, »die hatte so viel Muskelmasse – zehn Kilo – in drei Jahren bekommen, da habe ich das Stäbchen nicht gefunden«. Diese Fälle kommen besonders dann vor, wenn Implanon zu tief ins Gewebe eingesetzt werde. Dann könne das Verhütungsmittel anfangen zu wandern.

Doch Maria M. hat Glück. Ihre Ärztin muss nicht lange suchen, schon nach wenigen Minuten hat die Gynäkologin das Stäbchen ertastet und sofort aus dem Oberarm gezogen. Wie eine Trophäe zeigt sie ein wenig stolz und erleichtert ihrer Patientin das Implanon-Stäbchen und erklärt: »So sieht das Stäbchen aus. Das, was ich heute gemacht habe, war eine einfache Entfernung, in anderen Fällen geht das nicht so gut.«

Über die weniger guten Fälle kann Nathalie Gurtowaja-Breuer noch so einiges berichten. Etwa von einer Patientin, bei der ein Chirurg das Stäbchen operativ entfernen musste. Bei der Arzneimittelkommission der deutschen Ärzteschaft (AkdÄ) häufen sich derlei Schilderungen. In einem Aufsatz zu Implanon veröffentlichte die Kommission den Fall einer 21 Jahre alten Frau, deren Stäbchen »trotz eingehender Suche mittels Palpation[13], Ultraschall und MRT[14] sowie zweimaliger operativer Exploration des Oberarms« nicht auffindbar war.[15] Der AkdÄ lägen noch »weitere Berichte über schwierige oder misslungene Versuche, Implanon zu entfernen«, vor.[16]

Damit beschreiben Patientinnen und Ärzte etwas, was laut Aussage des Herstellers von Implanon kaum möglich ist. Auf einen Fragenkatalog, der dem Pharmakonzern Essex Pharma GmbH vom ZDF-Magazin Mona Lisa am 30. Dezember 2008 zugesandt wird, antwortet das Herstellerunternehmen nur schriftlich. In dem Text heißt es, Implanon gehöre »gemäß mehrerer Untersuchungen zu den sichersten Verhütungsmethoden« und unterliege »strengen Qualitätskontrollen«.[17] Darüber hinaus werde Implanon einer »permanenten Nutzen-Risiko-Überprüfung unterzogen«. Im Falle von Implanon würde »das Nutzen-Risiko-Verhältnis« sowohl vom Hersteller wie auch von den Zulassungsbehörden als »unverändert positiv« beurteilt.[18]

Gesprächiger als der Pharmakonzern mit deutschem Sitz in München gibt sich ein Facharzt aus Magdeburg, der uns von Essex Pharma als Interviewpartner vermittelt wird: der Frauenheilkundler Professor Hans-Joachim Ahrendt mit hervorragenden Referenzen wie der Lehrtätigkeit an der Medizinischen Fakultät der Otto-von-Guericke Universität Magdeburg. Auf seiner Webseite präsentiert sich der Frauenarzt als Mediziner mit großen Fachkenntnissen – »Mehr als 300 Vorträge auf nationalen und internationalen Tagungen« heißt es hier oder: »Erstellung von mehr als hundert wissenschaftlichen und allgemeinen Publikationen«.[19] Auch die »Leitung und Durchführung« von »Forschungsprojekten und Klinischen Studien« klingt beeindruckend.

Was auf der Webseite fehlt, ist der Verweis, wer die Studien finanziert. Denn seit Jahren forscht der Mediziner auch im Auftrag von Essex Pharma im Bereich der Verhütung und steht damit im direkten Kontakt zur Pharmaindustrie, die sich Studien im Allgemeinen auch etwas kosten lässt. Im Juni 2008 präsentiert die Essex Pharma GmbH eine Beobachtungsstudie zu einer östrogenfreien Pille. Leiter der Studie ist Professor Dr. Ahrendt.[20] Zudem ist Ahrendt gern gesehener Gast auf Kongressen, die von der Essex Pharma GmbH und der 2008 von Essex Pharma gekauften Organon GmbH finanziell unterstützt werden.[21]

Und so souverän sich Ahrendt medizinisch positioniert, so

groß ist auch das Misstrauen. Eine Mitarbeiterin wird angewiesen, das Interview mit uns mit einer kleinen Kamera zu filmen. Sicher ist sicher – nicht nur in Fragen der Verhütung. Die Aussagen, die der Essex-Vorzeigearzt dann auch macht, sind nicht weiter erstaunlich: Nein, Gefahren durch Implanon sehe er nicht. Zwar sei es denkbar, dass ein Stäbchen »nicht optimal« liege, »aber ein Risiko sehe ich eigentlich nicht«, beteuert der Mediziner auf Nachfragen immer wieder.[22] Auch auf die Frage, wie es möglich sein kann, dass ein Stäbchen verrutscht, hat er die passende beruhigende Antwort: »Viele Frauen sind es nicht, und es sind wirklich Einzelfälle. Wir kennen hier wirklich im Kreise der Kollegenschaft nicht einen einzigen Fall, und ich habe auch viel darüber nachgedacht, und wir diskutieren auch in Fachkreisen darüber, wie kann so etwas plötzlich nicht mehr da sein, ein Implantat. Wenn wir das Implantat ganz korrekt und optimal unter die Haut legen, dann ist es eigentlich nicht möglich, dass es wandert.«

Soll heißen: menschliches Versagen aufseiten des implantierenden Mediziners – kein Fehler beim Produkt.

Damit steht Professor Ahrendt im Widerspruch zu vielen seiner Ärztekollegen, die von Fällen berichten können, in denen Implanon wandert und später im Körper nicht mehr auffindbar ist. Die Gynäkologin Dr. Iris Milke warnt, es könne »im allerschlimmsten Fall natürlich auch ein Blutgefäß im Arm getroffen werden«. In diesem Zusammenhang könne es auch »zu einer Thrombose, also einer Verstopfung kommen«. Dann seien auch »Fremdkörperreaktionen« denkbar. Doch von einem Verschwinden des Stäbchens ist in den Warnhinweisen des Beipackzettels keine Rede – lediglich von eventuellen Problemen, die bei der Suche auftreten könnten.

Dazu kann auch eine Vielzahl anderer möglicher unerwünschter Nebenwirkungen auftreten, etwa Schmerzen, Blutgerinnsel oder Tumore. Eine Nachfrage beim zuständigen Bundesinstitut für Arzneimittel und Medizinprodukte (BfArM) ergibt, dass »ungefähr 330 Berichte über Nebenwirkungen jeder Art und jeden Schweregrades bekannt seien«, wie Dr. Ulrich Hagemann im Interview bestätigt.[23] Die Dunkelziffer dürfte erheblich höher liegen. Das Fachmagazin *Gute Pillen – Schlechte Pillen* rechnet damit – weil die meisten Nebenwirkungen nicht an das BfArM gemeldet würden –, dass auf »eine Meldung an das BfArM zwanzig bis dreißig nicht berichtete Unverträglichkeiten« kämen.[24]

Die Informationen der Arztpraxen an das Bundesinstitut erfolgen in Deutschland auf freiwilliger Basis, was der laxen Meldepraxis enormen Vorschub leistet. Aus diesem Grund empfiehlt es sich, neben den offiziellen Zahlen des BfArM auch auf die im Internet zurückzugreifen. Hier finden sich inzwischen zahlreiche Internetforen, auf denen Frauen über ihre Erfahrungen mit Implanon diskutieren. Neben zahlreichen positiven Berichten offenbart sich hier auch besonders drastisch die andere Seite des Wirkstoffs. Dutzende von Frauen beschreiben bundesweit einen regelrechten Horrortrip mit dem Verhütungsstäbchen, wie folgende Auszüge dokumentieren, die jedoch nur einen winzigen Ausschnitt wiedergeben.

»Inzwischen ging die Akne los. Ich hatte früher, also in der Pubertät, nie Probleme mit unreiner Haut gehabt. Und jetzt mit dreißig sah ich aus wie ein Streuselkuchen. Ganz schlimm.«[25]

»Übelkeit, Kopfschmerzen bis hin zu Migräne, Stimmungsschwankungen, Müdigkeit, Unlust, dauerhafte Blutungen. Wurde aus den genannten Gründen entfernt.«[26]

»Zunächst litt ich – ›nur‹, kann ich heute sagen – unter unaufhörlichen, mittelmäßigen bis starken Blutungen. Sie setzten etwa zwei bis drei Wochen nach Einsatz von Implanon ein und raubten mir den letzten Nerv. […] Nach und nach verschlechterte sich mein Hautbild, immer öfter litt ich unter Kopfschmerzen und mir unerklärlichen Launen – meist befand ich mich in einem Zustand zwischen Wut und Verzweiflung, und das ohne den geringsten Anlass. So mies fühlte ich mich noch nie. Und […] als ob das nicht genug wäre, begannen mir plötzlich auch noch die Haare auszufallen.«[27]

»[...] vor gut vier Wochen hat diese Dauerblutung, Schmierblutung, wie auch immer, angefangen, und seitdem kommen ständig andere Nebenwirkungen dazu, Schweißausbrüche, Ausschlag, keine Lust auf Sex, Gewichtszunahme und, was für mich am schlimmsten ist, der Haarausfall.«[28]

»Ich verhüte mit Implanon seit Ende März dieses Jahres. Ich empfinde diese neue Verhütung als psychische Erleichterung. [...] Nun habe ich aber zeitweise entzündete Akneschübe im Gesicht und starken Haarausfall. [...] Grundsätzlich würde ich das Implanon gerne behalten, diese Nebenwirkungen kann ich meinem Körper jedoch auf Dauer nicht zumuten.«[29]

Im Internet machte auch Irene Fischer ihrem Frust über Implanon Luft. Über eine Anfrage in einem Forum nehmen wir Kontakt zu der Anfang Vierzigjährigen auf. Eigentlich wollte sie mit Implanon überhaupt nichts mehr zu tun haben, doch die Spuren sitzen tief. Irene Fischer verbindet mit dem Implantat jahrelange Schmerzen und dramatische Einbußen ihrer Lebensqualität. Bevor sie 2003 zu ihrer damaligen Frauenärztin kam, wusste sie von Implanon nichts.

Ihre Ärztin rät ihr, die Verhütungsmethode mit dem Stäbchen zu wählen, Implanon sei ihr als ein »Produkt angepriesen worden, das sehr bequem sei«. Doch bereits im ersten Jahr sei es schon zu »Zwischenblutungen und krampfartigen Schmerzen während der Periode« gekommen. Wie viele andere Frauen lässt Irene Fischer das Stäbchen nach drei Jahren durch ein neues ersetzen. Nach vier Jahren Implanon setzen schlimme Kopfschmerzen ein – und zu den Schmerzen kommen viele andere Begleiterscheinungen.

»Als Erstes sind mir Sehstörungen aufgefallen, dass ich schlechte Haut bekommen habe, die Pickel im Brust- und Rückenbereich [...] und diese seelischen Probleme, Antriebslosigkeit, die Lebenslust, die ich hatte, die war einfach nicht mehr da, und zwar in keinem Bereich.«

Selbstkritisch gibt Irene Fischer zu bedenken, man könne sich die Frage stellen, ob es nicht ihr eigener Fehler war, nicht nachgefragt zu haben. Doch die Antwort ist für Irene Fischer so banal wie einleuchtend: »Ich war einfach sehr glücklich, ein Verhütungsmittel gefunden zu haben, das nicht lästig ist. [...] Es ist einfach sehr bequem, und dann habe ich viele Fragen nicht gestellt, das muss ich zugeben.«

Umso tiefer sitzt ihr Zorn auf die Frauenärztin, die ihr Implanon empfohlen hat, und auf den Konzern, der das Produkt in Deutschland vermarktet: »Sie sind verraten und verkauft, ja, das ist bitter, erst einmal ist es ein teures Medikament, und letztendlich müssen Sie die Nebenwirkungen alleine ertragen, also sind Sie doppelt bestraft. Sie bezahlen es privat und werden auch privat gelassen, wenn es um die Nebenwirkungen geht.« Und so könnte auch das Resümee kaum bitterer klingen, das Irene Fischer nach vier Jahren Implanon für sich und andere Frauen zieht: »Auf jeden Fall hat Implanon mich krank gemacht und ganz viele andere Frauen auch.«[30] Irene Fischer litt an Depressionen, bekam Übergewicht und musste mit heftigen Schmerzen kämpfen, die sie sich anfangs nicht erklären konnte. Seit sie das Verhütungsstäbchen entfernen ließ, sei sie wieder schmerzfrei. Wie Irene Fischer brechen 30 Prozent der Frauen, die mit Implanon verhüten, wieder ab.[31]

Dass die Schilderungen von Irene Fischer und den vielen Frauen in den Internetforen durchaus repräsentativ sind, dokumentieren Zahlen, die in klinischen Studien über die Nebenwirkungen von Implanon erhoben wurden.[32]

Nebenwirkung	Ausbleiben Regelblutung	Akne	Kopfschmerzen	Brustschmerzen	Schwindel
Prozentzahl	40 %	19 %	bis 21 %	bis 10 %	bis 8 %

Als weitere Unverträglichkeiten nennt das *arznei-telegramm* Haarausfall, depressive Verstimmungen, die Abnahme der Libido, Haarausfall und Gewichtszunahme.[33] Dazu kämen Rötungen, Schwellungen und auch Hämatombildungen vor. Andere Quellen sprechen sogar von über 50 Prozent der Implanon-

Nutzerinnen, die über eine Verstärkung der Menstruationsbeschwerden klagen, bei weiteren 20 Prozent komme es zum »kompletten Ausbleiben der Periode«.[34]

Die Kosten des Implanon-Abenteuers: rund 380 Euro.[35] Eine Schweizer Autorin berechnet, dass von den rund 300 bis 350 Euro, die das Einsetzen des Stäbchens kostet, etwa 55 Prozent an den Frauenarzt fließen, und resümiert: »Nicht schlecht für eine unkomplizierte Behandlung, die samt Konsultation maximal 15 Minuten dauert.«[36]

Aufgrund der mannigfaltigen Berichte von Patientinnen empfiehlt die Arzneimittelkommission der deutschen Ärzteschaft (AkdÄ) inzwischen, Implanon »nur mit großer Zurückhaltung und nur nach ausführlicher Aufklärung der Patientin« anzuwenden. Dazu fordert die AkdÄ den Hersteller auf, »röntgenologisch darstellbare Implantate zur Verfügung zu stellen« und die Fachinformationen für Patientinnen »entsprechend der wahren Datenlage« zu korrigieren.[37]

Im Internetportal für Schulmedizin, Selbsthilfe und Naturheilkunde der Wissenschaftlichen Verlagsgesellschaft wird man noch deutlicher. Hier heißt es: »Obwohl bequem in der Anwendung, kann Implanon aufgrund seiner Nebenwirkungen nicht empfohlen werden.«[38]

Für Essex Pharma besteht inzwischen Nachbesserungsbedarf. Auf Nachfragen erklärt Professor Hans-Joachim Ahrendt, dass die Konzernleitung die Kritik »aufgegriffen« habe. So sei es geplant, ein neues Implanon auf den Markt zu bringen. Ein Verhütungsstäbchen, das im Körper viel leichter wiederzufinden sei. So würde es demnächst »Röntgen-darstellbare Implantate geben«, um »das Risiko für den Arzt und für die Patientin zu optimieren«.[39]

Seit dem 15. Juni 2000 ist Implanon in Deutschland zugelassen und erhältlich. Für viele Patientinnen, für die das Verhütungsstäbchen ein »Horror« war, »der wirklich unter die Haut geht«[40], kommt die geplante Neuerung zu spät. Das Beispiel Implanon zeigt, wie leicht es ist, in Deutschland mit wenig ausgereiften Produkten auf dem Pharmamarkt viel Geld zu machen. Längst fordern Medizinerinnen wie die Kölner Frauenärztin und Psychologin Maria Beckermann unabhängige Studien zur Gestagen-Therapie. Dahinter verbergen sich die Gelbkörperhormone, deren Freisetzung über den Zeitraum der Wirkung von Implanon den Eisprung verhindert. Gestagen kommt auch bei Antibabypillen wie Marvelon oder Mercilon zum Einsatz. Doch »leider« entscheide, klagt Maria Beckermann, in Deutschland die Pharmaindustrie, ob Studien gemacht werden können oder nicht. So wüssten die Gynäkologinnen und Gynäkologen bis heute nicht, »in welchem Ausmaß« Gelbkörperhormone, wie sie durch Implanon in den Körper gelangten, »an der Entstehung von Brustkrebs beteiligt« seien.[41]

Darüber hinaus sei Implanon ein warnendes Beispiel, wie fahrlässig es sei, die Meldungen über Nebenwirkungen an das Bundesinstitut für Arzneimittel und Medizinprodukte (BfArM) auf freiwilliger Basis zu belassen. Für Maria Beckermann eine nicht hinnehmbare Praxis. Sie fordert, dass Nebenwirkungen und Risiken und die Probleme, die damit auftreten, »besser dokumentiert und systematischer erfasst« werden müssten. Die Meldung ans BfArM sollte endlich zur ärztlichen Pflicht werden, ergänzt sie.

Und Essex Pharma? Der Konzern ist Bestandteil der international aktiven Schering-Plough Corporation, die ihren Sitz in Kenilwort, New Jersey, USA, hat. Die Essex Pharma GmbH mit Sitz in München-Neuperlach, deutsche Tochter des Pharmagiganten, hatte im Jahr 2007 einen geschätzten Jahresumsatz mit Humanarzneimitteln von 300 Millionen Euro. Der Jahresumsatz der Schering-Plough Corporation im gleichen Jahr wird auf rund 12,7 Milliarden Dollar geschätzt. Doch die Zeichen der Global Player stehen weiter auf Expansion. Mit ihrem Ziel, weiterhin »innovative Produkte und Dienstleistungen anzubieten, die Menschenleben retten und verbessern«[42], wie es in einer Pressemitteilung heißt, kommt es zu einem weiteren gigantischen Zusammenschluss: Im November 2009 vereinigen sich die Merck &

Co., Whitehouse Station, N. J., USA, mit der Schering-Plough Corporation. Damit mausert sich der neue Zusammenschluss mit dem Namen MSD Sharp & Dohme zu einem der weltweit führenden Arzneimittelhersteller mit rund 106 000 Mitarbeitern in über 140 Ländern. Für die Übernahme der Schering-Plough flossen 41 Milliarden US-Dollar. Bei diesen Superlativen verblassen nicht nur die Ambitionen der Anwälte so mancher Opfer, die gegen die Auswirkungen mangelhafter Medizinprodukte vorgehen möchten, sondern augenscheinlich auch der Wille zu mehr Kontrolle durch die Politik.

Kapitel 8
Polypharmazie oder Alte als Versuchskaninchen

Wenn ältere Patienten in das Elisabeth-Krankenhaus in Essen durch die breite Glastür zur Aufnahme gehen, haben sie neben dem Gepäck auffällig oft eine Plastiktüte bei sich. Und manchmal sogar zwei. Die Mitbringsel sind für Chefarzt Hans Georg Nehen bestimmt. Für manche der Patienten ist der gefährliche Inhalt der Tüten auch der Grund für ihre Einweisung. Doch das wissen sie nicht.

Es ist schon fast zu einem Ritual geworden. Ehe die Ärzte der Klinik mit der Behandlung beginnen, werfen sie einen Blick in die Tüte. Mitunter schüttet Professor Nehen beim ersten Gespräch im Krankenzimmer selbst den Inhalt auf das Bett. Was er dann zu sehen bekommt, lässt ihn immer wieder staunen. Das Bett ist übersät mit Medikamenten, die von der Patientin oder dem Patienten in der letzten Zeit eingenommen wurden. »Ich frage mich dann oft«, sagt der Geriater, »wie das ein Mensch nur aushalten kann.«

Und er fragt sich auch, wie seine Kollegen diese Menge an Medikamenten nur einem einzigen Patienten verschreiben können. Im Gespräch erfährt Hans Georg Nehen oft, dass seine neuen Krankenhausinsassen viele Mittel aus der Tüte schon seit Jahren einnehmen. »Eigentlich müsste jedes Vierteljahr geprüft werden«, sagt der Arzt, »ob das mit der Verordnung denn noch seine Richtigkeit hat.« Aber wer von seinen Kollegen macht das schon.[1]

»Es kommt nicht selten vor«, sagt der Geriater, »dass ein Patient bis zu zwanzig Medikamente verschrieben bekommt.« Die soll er einnehmen, Tag für Tag. Doch bei mehr als drei Medikamenten könne der Arzt schon nicht mehr regelmäßig verfolgen, wie die Mittel aufeinander wirkten. Nehen erklärt uns: »Wenn Patienten mit diffusen Symptomen in unsere Klinik eingewiesen werden, setzen wir alle Medikamente ab und warten zwei bis drei Tage. Viele Patienten fühlen sich danach viel besser. Nicht selten sind die Nebenwirkungen der vielen Medikamente der Grund für die akute Erkrankung.« Er habe Verständnis dafür, dass Hausärzte das nicht wagen, weil sie in ihrer Praxis punktuell auftretende Komplikationen nicht sofort kontrollieren könnten. »In der Klinik«, sagt der Chefarzt, »beobachten wir nach dem Absetzen der Medikamente, was dann an wirklich behandlungsbedürftigen Symptomen oder Krankheiten übrig bleibt.«

Der bedenkenlose Umgang mit Arzneimitteln beschäftigt nicht nur Hans Georg Nehen und einige andere Geriater. Und es betrifft nicht nur alte Menschen. Es ist ein generelles Problem. Der Pillenkonsum der Deutschen erreicht geradezu aberwitzige Ausmaße. Über 30 Prozent aller gesetzlich Versicherten schlucken täglich nach Angaben der Krankenkassen Medikamente mit fünf bis acht verschiedenen Wirkstoffen. Mit steigendem Alter und der Häufigkeit körperlicher Beschwerden nimmt auch der Arzneimittelverbrauch rapide zu. Knapp 20 Prozent der 75- bis 80-Jährigen konsumieren neun bis zwölf Wirkstoffe am Tag, über 15 Prozent der Menschen im Alter von 75 bis 85 Jahren sogar 13 Medikamente und mehr.[2]

Die leichtfertige Verschreibung und der unkritische Verbrauch von Arzneimitteln haben sehr oft schwerwiegende Folgen. Denn die Wechselwirkungen von Medikamenten sind zu wenig erforscht. Vor allem ältere Menschen nehmen nach Ansicht von Fachleuten zu viele Wirkstoffe zu sich und leiden vermehrt unter teilweise schwersten Nebenwirkungen. Rund zwei Drittel der Bewohner von Altenheimen, weiß Professor Ingo Füsgen, Lehrstuhlinhaber für Geriatrie an der Universität Witten/Herdecke, »sind von Nebenwirkungen und Problemen in der Arzneimitteltherapie betroffen.«[3] Nach einer Studie über Arzneimitteltherapiesicherheit in Alten- und Pflegeheimen[4] könnte die Hälfte dieser Beschwerden bei vorhergehender Arzneimittelanalyse vermieden werden. Offenbar ist das nicht immer erwünscht. Bei pflegebedürftigen Menschen, sagt Ingo Füsgen, »wird das Medikament auch als chemische Gewalt eingesetzt, weil man glaubt, durch den Einsatz der Pillen Pflege reduzieren zu können«.[5]

Medikamente sind nicht immer nur ein Segen, manchmal sind sie auch ein Fluch. Viele Patienten, auch jüngere, tragen als Folge eines hohen Medikamentenkonsums so schwere gesundheitliche Schäden davon, dass sie in eine Klinik eingeliefert werden müssen. Zwischen rund sechs und neun Prozent aller stationären Aufnahmen sind nach den Ergebnissen einer Reihe von Studien die Folge »Unerwünschter Arzneimittelwirkungen«, kurz UAWs. Sie treten bei rund fünf Prozent aller Arzneimitteltherapien auf. Vor allem bei geriatrischen Patienten nimmt das Risiko unberechenbarer Nebenwirkungen erheblich zu. »Im Alter gibt es in der medikamentösen Therapie eine große Streubreite«, sagt Ingo Füsgen. »Denn es lässt sich nicht vorhersagen, dass bei vier Krankheiten und vier Medikamenten jeder Patient mit den gleichen vier Krankheiten auch auf gleiche Weise darauf reagiert.«[6]

Falsch dosiert oder in Wechselwirkung mit anderen Mitteln geht von vielen Medikamenten eine erhebliche gesundheitliche, häufig sogar eine tödliche Gefahr aus. Das belegen Zahlen, die Professor Gerd Glaeske uns in einem Fernsehinterview genannt hat.[7] Rund 300 000 Menschen werden laut Glaeske jährlich mit der Diagnose UAW in ein Krankenhaus eingewiesen. Viele Menschen sind durch die Medikamente und ihre Nebenwirkungen gesundheitlich so schwer geschädigt, dass sie an den Folgen der UAWs sterben. Unerwünschte Arzneimittelwirkungen rangieren unter den häufigsten Todesursachen auf einem der vorderen Plätze.[8]

»Wir schätzen«, sagt Gerd Glaeske, »dass 16 000 bis 24 000 Todesfälle jährlich durch Arzneimittel verursacht werden.« Das sind drei- bis viermal mehr Tote, als der Straßenverkehr jährlich fordert. Die Hälfte dieser Todesfälle, glaubt Glaeske, sei vermeidbar. In Großbritannien und in den USA sind über die Todesfolgen durch Arzneimittel genauere Untersuchungen durchgeführt worden. Auch sie bestätigen, dass mehr Menschen an UAWs sterben als im Straßenverkehr.

Schockierende Aussagen, vor dem Hintergrund vor allem, dass ein großer Teil dieser Todesfälle vermeidbar gewesen wäre. Die deutschen Hochrechnungen basieren auf Studienergebnissen über die Gründe von Einweisungen in ostdeutsche Kliniken. An ihren Aussagen erschreckt auch das alarmierende Ausmaß an Leichtfertigkeit bei der Verordnung von Arzneimitteln, das hierbei deutlich wird. Und es erschreckt ebenso die Unkenntnis von Ärzten über den Umfang möglicher Nebenwirkungen.

Gezielt wurde bei diesen Untersuchungen danach geforscht, ob ausschließlich die Nebenwirkungen von Medikamenten zur Einweisung geführt haben. Damit sollten andere Ursachen ausgeschlossen werden. Weil gesundheitliche Schäden oder gar tödliche Folgen nach dem Gebrauch von Arzneimitteln nicht so leicht zu diagnostizieren sind, dürften die tatsächlichen Zahlen der Krankenhauseinweisungen und Todesfälle durch unerwünschte Arzneimittelwirkungen sogar noch höher sein. Denn mit Sicherheit wurden bei Weitem nicht alle durch Medikamente verursachten gesundheitlichen Schäden erkannt. Um genauere Angaben zu erhalten, hätten auch die Obduktionsberichte ausgewertet werden müssen, wie das vor einigen Jahren norwegische Gutachter für eine Studie über UAWs getan haben. Das Ergebnis erbrachte schockierend viele Todesfälle als Folge eines hohen Arzneimittelkonsums.

Die Aussagen von Gerd Glaeske müssten auch ohne die Obduktionsergebnisse für Aufregung sorgen. Sie verlangen dringend nach einem verantwortungsvolleren Umgang mit Medikamenten. Und sie verlangen ebenso dringend auch nach einer akribischen Erforschung der Wechselwirkung von Arzneimitteln. »Wir wissen, dass zu viele Mittel nebeneinander den Organismus belasten«, erklärt der Bremer Gesundheitsökonom uns im Interview.[9] »In der Pharmakologie geht man davon aus, dass vier bis fünf Wirkstoffe nebeneinander vorübergehend gut verträglich sind. Wir haben aber festgestellt, dass 35 Prozent der Männer und 40 Prozent der Frauen vier Wirkstoffe und mehr in Dauerversorgung bekommen. Das ist dann eine Zahl, die zu der Befürchtung Anlass gibt, dass es wegen der Wechselwirkungen der Arzneimittel möglicherweise zu Krankenhausaufnahmen kommt.«

Weitere Gründe für die dramatischen Folgen sind – neben den Verschreibungspraktiken der Ärzte – aber auch der unkritische Pillenkonsum der Patienten und ihr oft naiver Glaube, mit Medikamenten ließen sich nahezu alle Beschwerden heilen. Nicht selten auch animieren die Patienten den Arzt zu Verschreibungen, die er eigentlich nicht vornehmen dürfte. Was ebenfalls häufig zu Nebenwirkungen führt, von denen vor allem multimorbide Patienten mit durchschnittlich hohem Arzneimittelverbrauch betroffen sind.

Der Allgemeinmediziner Wolfgang Dörr aus Rödermark bei Frankfurt betreut viele von ihnen in seiner Praxis. Es sind Patientinnen und Patienten, die gleichzeitig an mehreren altersbedingten Krankheiten leiden. Der 74-jährige Carlheinz Katzenstein ist einer von ihnen, er leidet an Osteoporose, rheumatischer Arthritis, hatte zeitweilig Magengeschwüre und wäre fast an einer schweren Darmerkrankung gestorben. Sie war die Folge der selten auftretenden Nebenwirkung eines Medikaments, das bei dem Rentner Katzenstein einen dramatischen Schwund der weißen Blutkörperchen bewirkte und das Immunsystem so stark schwächte, dass Bakterien seinen Darm angriffen. Schließlich musste ihm ein Teil des Darms operativ entfernt werden.

»Der Patient hat mit dem Tod gerungen und dann lange auf der Intensivstation gelegen«, sagt sein heutiger Hausarzt Wolfgang Dörr.[10] Bei ihm seien die diversen Krankheiten alle eindimensional behandelt worden. »Herr Katzenstein«, so Dörr, »hat sieben verschiedene Erkrankungen. Die Spezialisten haben isoliert jede Erkrankung behandelt. Das hat dann zu einer Addition der Medikamente mit den lebensgefährlichen Folgen geführt. Denn bei einer solchen Zahl von Medikamenten kann es leicht zu

Wirkungsveränderungen kommen.« Aus für Dörr naheliegenden Gründen: »Die Wahrscheinlichkeit für diese Nebenwirkung ist zwar äußerst selten. Allerdings stellt sich hier die Frage, ob die Ko-Medikation der vielen Arzneimittel insgesamt beim Abbau im Körper zu einem Stau geführt hat. Vermutlich hat sich gerade dieses eine Medikament im Körper so angereichert, dass es zu dieser Nebenwirkung gekommen ist.«

Dramatische Auswirkungen können für den Allgemeinmediziner daraus entstehen, dass jeder Arzt Medikamente verschreibt, ohne zu wissen, was der Patient sonst noch alles an Wirkstoffen schluckt. »Die Krankheiten und die Therapie-Optionen«, sagt Wolfgang Dörr, »werden grundsätzlich eindimensional untersucht. Spezialisten in spezialisierten Abteilungen behandeln einzelne Erkrankungen und suchen für diese Erkrankungen einzelne Therapiekonzepte. Jede Erkrankung wird immer nur für sich behandelt. Wir haben uns in der Praxis aber andere Fragen zu stellen. Wir haben es mit vielen Krankheiten zu tun, die miteinander agieren. Unsere Aufgabe ist es, diese Wechselwirkungen und Interaktionen innerhalb der Therapie zu untersuchen und zu behandeln.«

Der Allgemeinmediziner Wolfgang Dörr beteiligt sich zusammen mit anderen niedergelassenen Ärzten an einem Projekt der Uniklinik Frankfurt, das die unkoordinierte Einnahme von Medikamenten überprüft und gleichzeitig nach Verbesserungen sucht. Das Vorhaben dient dem Ziel, dem Hausarzt, bei dem alle Befunde zusammenlaufen, künftig die Kontrolle über alle Arzneimitteltherapien zu übertragen. Die Ergebnisse dieser Studie sollen belegen, dass es dringend geboten ist, eine solche Kontrolle einzuführen, um die gesundheitlichen Schäden durch Medikamente zu reduzieren.

Als Lehrbeauftragter der Universität Frankfurt hat Dörr bei den Medizinstudenten häufig großes Erstaunen ausgelöst, wenn er auf die eingeschränkte Wahrnehmung der Spezialisten für ein Fachgebiet zu sprechen kam. »Täglich habe ich mit der Dickfelligkeit der Fachärzte zu kämpfen«, sagt uns Wolfgang

Dörr in dem Interview, »weil sie meistens nicht über den Tellerrand ihres Fachgebietes hinausdenken. Die Spezialisten sehen es einfach nicht als ihre Aufgabe an, Multimorbidität und Multimedikation zu behandeln, sondern ausschließlich die Erkrankung, für die sie sich zuständig fühlen.«

Auch Gerd Glaeske bedauert, dass Ärzte zu wenig darauf achteten, welche Arzneimittel ein Patient von anderen Ärzten verordnet bekommt. Selbst wenn das geändert würde, wäre damit noch keine vollständige Kontrolle über den Arzneimittelkonsum von Patienten erreicht. Denn viele Patienten nehmen zusätzlich noch selbst gekaufte Medikamente zu sich. Der Anteil der verschriebenen Arzneimittel und der Anteil der selbst gekauften Arzneimittel sind laut Glaeske bei älteren Menschen fast gleich. Damit tragen auch die Patienten zum hohen Risiko von Nebenwirkungen bei. Beispielsweise durch den Kauf von rezeptfreien Schmerzmitteln. Darunter gibt es auch den Wirkstoff Acetylsalicylsäure (ASS), der das Blut verdünnt. Wenn ein Patient aber gleichzeitig das blutgerinnungshemmende Marcumar einnimmt, kann es schon bei kleinsten Verletzungen zu gefährlichen Blutungen kommen.

Abhilfe ist aber möglich. Der Konsum aller Medikamente sollte laut Gerd Glaeske genauestens kontrolliert werden. Er plädiert dafür, dass über die verordneten und auch die selbst gekauften Arzneimittel eine Dokumentation geführt wird. Das könnte durch die Einführung der elektronischen Gesundheitskarte erfolgen, auf der alle, auch die von den Patienten selbst in der Apotheke gekauften Arzneimittel verzeichnet würden. Eine Forderung, die Allgemeinmediziner Dörr nachdrücklich unterstützt.

Altenmedikation

Dr. Hans Harjung hat an alles gedacht, als wir uns im August 2009 mit dem erfahrenen Hausarzt zum Interview treffen: eine Patientin, eine Drehgenehmigung im Altenheim und die erforderlichen Unterlagen. Bereits im Vorgespräch wird klar, dass ihm das Thema der Medikation von älteren Menschen am Herzen liegt. Der Mediziner setzt in seinem Beruf noch auf bewährte Prinzipien der alten Schule. Sein Motto: Arzt und Patient sollten zusammen alt werden.

So verwundert es kaum, dass das Zusammentreffen zwischen Dr. Harjung und seiner knapp siebzigjährigen Patientin Gisela Schupp an das Zusammentreffen zweier Freunde erinnert. Die ältere Dame leidet unter anderem an Diabetes, Asthma und Herzproblemen. Der Arzt weiß genau, dass neben der Gabe von Medikamenten das Gespräch mit den Menschen, die ihm seit vielen Jahren ihre Gesundheit anvertrauen, besonders wichtig ist. Deswegen gehören auch Pflegeheimbesuche zu seiner Tätigkeit, auch wenn sich derlei Engagement finanziell schon lange nicht mehr rechnet. In der Medizin des 21. Jahrhunderts ist wenig Raum für Empathie geblieben. Hightech-Geräte und ein riesiges Meer an Pillen für alle Probleme haben den Arztberuf verändert. Hans Harjung gehört zu der immer seltener werdenden Spezies Mediziner, die trotz der Veränderungen nicht auf den intensiven Dialog innerhalb und außerhalb der Praxis verzichten möchte.

Zu den wichtigen Gesprächsthemen seiner Hausbesuche gehören regelmäßig auch Häufigkeit und Dosis der Medizin. Denn zu viele Medikamente sind bei alten Menschen oft genauso schädlich wie zu wenige. Dr. Harjung ist an dem Tag, als wir ihn begleiten dürfen, der Überbringer einer guten Nachricht. Aus dem breiten Pillenrepertoire Gisela Schupps können zwei Tabletten gestrichen werden.

Das schafft Entlastung für die Kassen und befreit die Patientin vor lästigen Nebenwirkungen. Als Gisela Schupp vor etwas über einem Jahr aus einem Krankenhausaufenthalt entlassen wurde, musste sie noch 14 Medikamente nehme; Wirkstoffe, die ihr zunächst helfen, aber zunehmend ihrer Gesundheit zusetzen. Gisela Schupp erinnert sich, dass es ihr »schlechter gegangen« sei, und »jetzt, nachdem ich weniger Tabletten habe, geht es mir besser, wesentlich besser.«[11]

Der Blick, wo an Medizin gespart werden kann, gehört nach Dr. Harjungs Berufsverständnis zu den wichtigen Aufgaben eines Allgemeinmediziners: »Es ist ein tägliches Ansinnen und ein täglicher Kampf zu sehen, wo ist es möglich zu reduzieren und Medikamente einzusparen.«[12]

Nicht umsonst bezeichnet der Saarbrücker Medizinprofessor Daniel Grandt die Vergabe von Arzneimitteln als »Hochrisikoprozess«.[13] Und Fachärzte wie Dr. med. Peter Landendörfer schreiben zu Recht, nichts sei »im hausärztlichen Alltag [...] schwieriger als die adäquate Arzneimitteltherapie bei geriatrischen Patienten.«[14]

Folgt man diesem Gedanken, kann man die derzeitige medikamentöse Therapie multimorbider alter Menschen getrost als »riesigen Feldversuch« betrachten, wie Professor Ingo Füsgen der Universität Witten/Herdecke resümiert. Die Medizin sei heute »überhaupt nicht auf diese Multimorbidität eingestellt«.[15]

Gesellschaftlich handelt es sich bei Polypharmazie um ein Massenphänomen. Das ergeben die Ergebnisse einer Altersstudie der über Siebzigjährigen.[1]

96 %	nehmen mindestens ein Medikament
56 %	nehmen fünf und mehr Medikamente
94 %	haben fünf und mehr Diagnosen

In einer Studie klassifizieren Ingo Füsgen und Frank Hanke bei 129 untersuchten Heimbewohnern insgesamt 782 »Arzneimittelbezogene Probleme« (ABP). Auch wenn die Liste unterschiedliche Gefahrenfelder zusammenfasst, wird der Umfang des Phänomens falscher Medikation deutlich:[17]

Art der ABP	Anzahl der ABP
UWA (unerwünschte Wirkungsanwendung)	82
potenzielle Interaktion	312
manifeste Interaktion	5
keine Indikation	9

problematische Arzneimittelwahl	13
potenziell ungeeignete Arzneimitteltherapie nach Beers[18]	53
Anwendungsprobleme	208
Non-Compliance[19]	11
Dokumentationsfehler	55
Lagerungsprobleme	29
Sonstige	5
Summe	782

Aus diesem Grund gehört eine genaue Analyse der verschriebenen Arzneimittel auch zum Standard, wenn Patienten in die Wuppertaler St. Antonius-Kliniken kommen. Hier arbeitet Ingo Füsgen als Chefarzt. Zu seinen Patientinnen gehört auch Catherine Klatt. Die 77-Jährige leidet an mehreren Krankheiten wie Bronchitis, Rheuma und einem schwachen Herzen. Außerdem fehlt ihr die Kraft zu laufen, wie sie uns erzählt. Die Wege zum Einkaufen sind für die sympathische ältere Frau zur Qual geworden. Grund dafür sei das Rheuma, haben ihr Ärzte gesagt. Dagegen bekommt sie jetzt Kortison verschrieben, was allerdings »nicht viel nützt«, wie die Rentnerin erzählt. Immer öfter würden ihre Füße versagen.

14 Medikamente sollen ihr eigentlich jeden Tag helfen. Doch die vielen Präparate machen der Patientin zunehmend zu schaffen: »Ich habe ja keine Kraft, ich habe nichts an den Beinen und ich habe nichts an den Hüften, und trotzdem komme ich nicht hoch, das ist wie eine Muskellähmung, und ich vermute, wenn es so weitergeht, dass ich im Rollstuhl lande.«[20]

Die Nachfrage, ob die Medizin die Ursache ihrer Leiden sei, bejaht sie. Ein Zustand, der ihr Leben immer mehr einschränkt. Und ging die gläubige Frau noch bis vor Kurzem sonntags in den Gottesdienst, folgt sie inzwischen den Fernsehandachten. Nach dem Fernsehgottesdienst kommt »ihre Arbeit«, wie sie das immer gleiche Ritual am Sonntag bezeichnet. Auf dem Esszimmertisch sortiert sie ihre Medizinberge. Wenn etwas fehlt, wird umgehend mit der Hausärztin telefoniert, die dann gebeten wird, entsprechende Arzneimittel nachzubestellen. Doch was genau ihr nun hilft und was ihr mehr schadet, kann bei 14 unterschiedlichen Tabletten und Spritzen niemand mehr so genau sagen.

Für Frau Klatt steht aber fest, dass sich ihr Körper zunehmend verändert. »Heute muss ich mich stützen beim Zähneputzen, das habe ich früher nie gemacht«, erzählt sie uns. Dazu kämen Schweißausbrüche und Magenschmerzen. Als sie ihre Hausärztin informiert, dass etwas nicht stimme, entgegnete diese trocken, »das müssen Sie nehmen«.

Mit solchen Antworten gibt sich Professor Füsgen nicht zufrieden. Schmunzelnd sagt er seiner Patientin, ihre Medikamentenmenge sei »schon eine eigene Ernährung«. Dass Frau Klatt auch in Zukunft einige Medikamente brauchen wird, steht auch für den Mediziner außer Frage. Sein Ziel ist es aber trotzdem, die Zahl der Pillen zu minimieren und sie durch eine Therapie, die nicht medikamentös ist, zu ersetzen.

Die Ursache für die Verschreibung so vieler Medikamente, die sich letztendlich gegenseitig aufheben oder zu destruktiven Nebenwirkungen führen, erklärt Ingo Füsgen mit einer falschen Einstellung bei vielen seiner Kollegen: »Das ist die Ausgangsbasis, dass wir immer pro Krankheit denken und nicht pro Person, und hier ist eben eine neue Denkweise gefordert. Was in der Geriatrie selbstverständlich ist, ist, dass ich primär den Patienten mit den Funktionen sehe und natürlich auch mit den Krankheiten, aber wichtig ist, dass er eine Lebensqualität entwickelt und ich nicht unter allen Umständen das medizinisch Machbare mache, sondern das, was medizinisch für seine Lebensqualität wichtig ist.«[21]

Doch für diesen wichtigen Ansatz ist im Praxisalltag oft keine Zeit. Insbesondere Fachärzte sehen allzu oft nur ihr eigenes Behandlungsgebiet und denken nicht über Neben- und Wechselwirkungen ihrer Medikamente nach. Das kommt vor allem dann zum Tragen, wenn Patienten polymedikamentös behandelt werden. Im Institut für Allgemeinmedizin an der Universität Frankfurt lehrt Professor Ferdinand Gerlach. In einer Studie mit 169 Patienten, die älter als 65 Jahre alt waren und die an mindestens drei chronischen Erkrankungen litten, beobachtete sein Team in zwanzig Hausarztpraxen signifikante Defizite bei der Verschreibung von Medikamenten:[22]

Prozentzahl (gerundet)	Defizit bei den verschreibenden Ärzten
23 %	eingeschränkte Nierenfunktion blieb unberücksichtigt
25 %	mindestens eine Wechselwirkung zwischen zwei Medikamenten
21 %	Medikamente werden für das Lebensalter ungünstig angesehen
15 %	Gegenanzeigen wurden nicht beachtet

Zusammengefasst haben die Frankfurter Mediziner »bei etwa jedem vierten Patienten Medikamentenkombinationen gefunden, bei denen gefährliche Wechselwirkungen vorkommen können«, resümiert Professor Gerlach die Ergebnisse.[23] Auch wenn die Zahlen nicht bedeuten, dass jeder Patient auch wirklich Schaden genommen hat, markieren sie trotzdem ein deutlich erhöhtes Risiko. Die Hauptrisikogruppe seien die Patienten mit mehreren Erkrankungen, die auf viele Medikamente angewiesen sind: »Ab ungefähr fünf Medikamenten, die gleichzeitig eingenommen werden, kann auch ein Experte nicht mehr genau sagen, was eigentlich im Körper dieses Menschen passiert«, warnt Gerlach.[24] Zum Schutz der Patienten sei es daher oft unerlässlich, eine Prioritätensetzung zu erarbeiten.

Neben der defizitären Vergabe der Medikation durch die behandelnden Ärzte beobachteten Professor Gerlach und seine Kollegen während ihrer Studie auch eklatante Mängel im Patientenverhalten. Insgesamt 96 Prozent der zu Behandelnden wichen eigenmächtig von den Verordnungen ihres Arztes ab.[25]

Prozentzahl (gerundet)	Defizit bei den Patienten
64 %	nehmen verordnete Medikamente nicht ein
48 %	nehmen Medikamente ohne Wissen des Hausarztes
42 %	dosieren Medikamente niedriger als verordnet
38 %	dosieren Medikamente höher als verordnet

Die Zahlen dokumentieren eindrucksvoll, wie wichtig es ist, dass Hausärzte und Patienten eine enge Kommunikation pflegen. Der klassische Allgemeinmediziner braucht eine Koordinierungsfunktion und Definitionshoheit. Das betrifft sowohl die Medikamentenvergabe durch Fachärzte wie auch die Eigenmächtigkeiten der Patienten. Zu Recht rät Professor Gerlach, dass Arzt und Patient gemeinsam eine »Priorisierung der Medikamente« besprechen müssten. Maxime dabei solle nicht sein, »jede Krankheit einzeln zu behandeln«, sondern gemäß »ausgehandelter Therapieziele eine Rangfolge« zu bilden.[26] Verzichtbare Medikamente, die sich am Ende der Prioritätenskala befänden, sollten abgesetzt werden. Doch für solch einen mutigen Schritt benötigt es Hausärzte mit Rückgrat und Selbstbewusstsein.

Denn vieles, was auch Dr. Harjung heute weiß, hat er in seiner zwanzigjährigen Berufspraxis gelernt. Er wünscht sich eine größere Bedeutung der Pharmakologie in der Ausbildung junger Ärzte. So würden Ärzte heute zwar lernen, »die einzelnen Erkrankungen optimal zu behandeln«.[27] Viel zu kurz käme hingegen das Problem der Polypharmazie. Ein Arzt könne »nicht alle Erkrankungen nach dem Qualitätsstandard behandeln«, sondern müsse Abstriche machen. Sonst käme der Mediziner fast zwangsläufig in die Übermedikation.

Neben den Ausbildungsdefiziten und mangelnden Studien vieler Medikamente an alten Menschen entstehen viele Medikationsfehler auch im hektischen Praxisalltag. Durchschnittliche Konsultationszeiten von sieben bis neun Minuten pro Patient lassen wenig Raum für Hintergrundgespräche und schaffen Zeitdruck. Aus Sicht Dr. Harjungs ist ein Teil der Medikationsfehler durchaus vermeidbar, auch wenn natürlich systemimmanente Mängel bleiben, die unter anderem darauf zurückzuführen sind, dass die Pharmaindustrie zwar jahrelang an alten Menschen verdiente, sie aber völlig unzureichend in die Studien einbezog. Das gilt umso mehr für ältere Frauen, über deren angemessene Medikation »fast keine Kenntnisse« in der Wissenschaft existieren.[28] Häufige Fehlerquellen im Praxisbetrieb, aus denen folgenschwere Verschreibungen resultieren, sind für Dr. Harjung:[29]

- unzureichende Aufklärung, Übersehen von relevanten Ko-Morbiditäten
- Kommunikationsfehler
- fehlende Softwarewarnung patientenbezogener Verordnungsfehler
- Verordnung an ungeeignetem Arbeitsplatz (keine EDV, keine Akte)
- fehlende Softwareunterstützung und »Pflege« der Medikamentenpläne
- unkritische Übernahme der Entlassungsmedikation aus stationärer Behandlung

»Geriatrische Patienten zu behandeln heißt, permanenter Begleiter zu sein«, schreibt Dr. Peter Landendörfer.[30] Diese Aussage sollte in Anbetracht der vielen Medikamente, die noch heute ungeprüft alten Menschen verordnet werden, zum Leitgedanken der Allgemeinmedizin werden.

Was kann der Patient tun?

Entscheidend ist die Auswahl des Allgemeinmediziners, dem sich der Patient oder die Patientin anvertraut. Dabei erscheint sehr wichtig, dass der behandelnde Arzt bei der Behandlung älterer Menschen die klinisch-pharmakologischen Leitsätze des sogenannten MASTER-Systems beachtet:

Minimum an Arzneimitteln verwenden
Alternativen zu Medikamenten einsetzen
Starte mit niedriger Dosierung/langsame Dosissteigerung
Titriere[31] Dosis nach Wirkung (therapeutisches Monitoring)
Erkläre dem Patienten mögliche Probleme
Regelmäßige Überwachung von Patient und Arzneimitteln

Für niedergelassene Ärzte stellen die MASTER-Leitsätze »eine wichtige Grundlage zur rationalen Behandlung« einzelner Krankheiten dar.[32] Im Alltag allerdings besteht in vielen Praxisbetrieben eine Kluft zwischen Leitlinien und Realität. Genau hier sollten die Patienten jedoch die Messlatte an die Mediziner anlegen, denen sie ihre Gesundheit anvertrauen.

Chemische Gewalt gegen ältere Menschen

Dramatisch oft treten Medikamentenfehler unter den Bewohnern von Altenheimen auf. Verschiedene Studien haben im Laufe von Jahren die Ursachen und die Auswirkungen erforscht. Eine Untersuchung an 129 Heimbewohnern ergab bei 76,8 Prozent »arzneimittelbezogene Probleme«, 40 Heimbewohner (23,8 Prozent) erlitten insgesamt 82 »unerwünschte arzneimittelbezogene Ereignisse« (UAEs).[33] Ein großer Teil der UAEs, so die Studie, wäre vermeidbar gewesen, darunter fast 90 Prozent aller Stürze und die Mehrzahl der Fälle von Inkontinenz.

Außerordentlich kritisch bewerten Fachleute die Verordnung von Neuroleptika oder Antidementiva. Sie erhöhen nach der Studie »signifikant das Risiko für unerwünschte Ereignisse«. 33 Prozent der UAE-Fälle wurden mit Antipsychotika, 16 Prozent mit Antihypertensiva und Diuretika und zwölf Prozent mit Antidepressiva in Verbindung gebracht. Bei den meisten unmittelbaren Folgen der Arzneimitteltherapie, den unerwünschten Arzneimittelwirkungen (UAWs), wurden nach dieser Studie falsche Dosierungen (49 Prozent) als Ursachen ermittelt, in 22 Prozent der Fälle war ein »ungeeignetes« Arzneimittel der Grund für Nebenwirkungen. Auf massive Kritik stößt vor allem die häufige Anwendung von Neuroleptika zur Ruhigstellung der Bewohner in Alten- und Pflegeheimen.

»Neuroleptika sind sehr starke Beruhigungsmittel«, sagt der Gesundheitsökonom Gerd Glaeske, »sie sind eine Art chemische Gewalt gegen ältere Menschen. Oft werden Heimbewohner mit solchen Beruhigungsmitteln behandelt, um auf diese Weise Pflegepersonal einzusparen. Das ist ein Skandal, das müssen wir dringend abstellen.«[34]

An der Nachlässigkeit, mit der Altenheimbewohner medikamentös versorgt werden, hat sich trotz jahrelanger Kritik nicht viel geändert. Das belegt auch eine weitere Untersuchung des Instituts für Gesundheitsökonomie und Klinische Epidemiologie (IGKE) der Uniklinik Köln in drei Pflegeheimen. Dort erlitt jeder zweite Bewohner einen Medikamentenfehler, und das innerhalb von zwei Monaten. Bei 13 Prozent traten sogar innerhalb dieses Zeitraums vier bis sechs Fehler in der Medikation auf, bei zehn Prozent der Bewohner sogar neun Fehler und mehr. Den größten Anteil der Fehlerarten nahm mit 49,1 Prozent die inkorrekte Tablettenteilung ein. Als weitere Fehler ermittelten die Gutachter ein »fehlendes Medikament« (22 Prozent), ein »überzähliges Medikament« (9,8 Prozent), ein »falscher Zeitpunkt der Einnahme« (8,4 Prozent), ein »beschädigtes Medikament« (6,4 Prozent) und eine »falsche Dosierung« (4,2 Prozent).

Die IGKE-Experten haben über einen Zeitraum von acht Wochen die Versorgung mit insgesamt 48 521 Arzneimitteln überprüft. »Nach unserer Einschätzung«, schrieben sie in ihrer Veröffentlichung von Anfang 2009, »zeigt die Studie eher eine Untergrenze auf, denn die Medikamente wurden in den drei untersuchten Pflegeheimen von pharmazeutischem Personal, in zwei Pflegeheimen darüber hinaus in abgetrennten Räumen gestellt. Die Bedingungen waren daher in Bezug auf Umgebung, Ablauf und Qualifikation nahezu optimal.«[35]

Ein »grundlegendes Problem« der Arzneimitteltherapie ist

für den Essener Chefarzt Hans Georg Nehen die Eignung von Medikamenten für ältere Menschen. Viele Mittel, die auf dem Markt seien, sagt der Geriater, »wurden alle an Patienten im Alter von unter vierzig Jahren ausprobiert, verschrieben wird der allergrößte Teil aber an Patienten, die sechzig, siebzig oder achtzig Jahre alt sind.«[36] Das erhöht natürlich die Gefahr für gefährliche und an alten Patienten nicht erforschte Nebenwirkungen. Auch Professor Ingo Füsgen bestätigt, dass lediglich die »neueren Zulassungen« ältere Menschen in die Studien einbeziehen müssen.[37] Ältere Medikamente wurden letztendlich an einer Alterskohorte erprobt, die im Regelfall nicht zu den Einnehmenden gehört.

Erschwert wird dieses Problem noch durch die Vielzahl der verordneten Medikamente. Nehen: »Die Patienten gehen alle zu verschiedenen Fachärzten und zum Hausarzt, und alle stellen eine Diagnose, aber es fehlt die Koordination. Die Wissenschaft ist mittlerweile in der Lage, dass wir jede kleine Krankheit behandeln können. Und weil alles sofort behandelt wird, haben wir das Problem der Polypharmazie.«

Die wahllosen Verschreibungen haben weitreichende gesundheitliche Folgen. Nach einer Studie am Universitätsklinikum Erlangen wurden 3,8 Prozent der internistischen Patienten wegen UAWs eingewiesen. Mit der Zahl der Medikamente steigen auch die Risiken, unerwünschte Arzneimittelwirkungen zu erleiden. Nach der Erlanger Studie[38] erkannten die Ärzte nur jede zweite UAW. Die unentdeckten Fälle hingegen wurden mit weiteren Medikamenten behandelt und somit in ihren Auswirkungen eher noch verschlimmert.

Die Ergebnisse dieser Studie wecken schlimmste Befürchtungen. Danach dürfte die Zahl der auf UAWs zurückzuführenden Klinikeinweisungen doppelt so hoch sein als bisher angenommen. Zu ähnlichen Einschätzungen müssten die Experten dann auch bezüglich der Häufigkeit von Todesfällen durch Arzneimittel-Nebenwirkungen kommen.

Medikamente als Verursacher von gesundheitlichen Schäden und sogar von Todesfällen – eine Vorstellung, die befremdet.

Es ist vor allem die unglaubliche Zahl dieser Fälle, die nicht einleuchten will und nach Aussagen von Wissenschaftlern auch nicht sein müsste. Die Erlanger Studie kommt letztendlich zu dem Ergebnis, dass rund 44 Prozent der Nebenwirkungen vermeidbar gewesen wären. Wenn nämlich die Konsumenten im Umgang mit Arzneimitteln nicht so leichtsinnig und so bedenkenlos wären. »Die überoptimistisch sorglose Einnahme von verordnungspflichtigen Arzneimitteln anderer Familienmitglieder wie auch die Nichteinnahme notwendiger verordneter Arzneimittel sind keine Ausnahme und zeigen, dass viele Patienten Nutzen wie potenzielles Risiko von Medikamenten nicht adäquat einschätzen«, schrieben die Autoren Daniel Grandt, Henning Friebel und Bruno Müller-Oerlinghausen.[39]

Der massenhafte Konsum von Pillen – als handele es sich um Gesundheitsbonbons – zeigt sich auch an dem rapiden Anstieg der Verschreibungen mit zunehmendem Alter. So steigt bei den gesetzlich Versicherten die Verordnungsmenge ab dem Erwachsenenalter (20 bis 24 Jahre) von 54 Tagesdosen (sogenannte defined daily doses, DDD) auf bis zu 1343 DDD bei den 80- bis 84-Jährigen an. Erwachsene im Alter von 60 Jahren machen zwar nur 26,7 Prozent der gesetzlich Versicherten aus, auf sie entfallen aber 64 Prozent des Verordnungsvolumens von Arzneimitteln. Bis zu 20 Prozent der GKV-Versicherten im Alter von 70 bis 99 Jahren wurden im Jahre 2005 nach Angaben des Sachverständigenrats 13 und mehr Wirkstoffe verordnet.[40]

Die Gabe derart vieler Arzneimittel hält Professor Gerd Glaeske geradezu für »fahrlässig«. »Wenn ältere Patienten zwölf verschiedene Wirkstoffe bekommen«, kritisiert der Pharmaexperte, »dann ist das viel zu viel. Es muss sich in der Behandlung älterer Menschen dringend etwas ändern.«[41] Die verantwortungsvolle Verschreibung von Arzneimitteln in Kooperation der Ärzte untereinander sei auch eine Frage der Ethik des ärztlichen Berufes. Aber auch eine Frage der Einsicht unter den Spezialisten, den Patienten nicht mehr nur allein aus dem Blickwinkel des eigenen Fachgebiets zu sehen.

Ändern muss sich allerdings auch die Einstellung der Patienten, die in zunehmendem Umfang zur Selbstversorgung mit Arzneimitteln übergehen. Das bestätigt auch eine repräsentative Stichprobe an 18- bis 79-Jährigen, die der Sachverständigenrat für das Gesundheitswesen zitiert. Lediglich 68 Prozent der in letzter Zeit verbrauchten Arzneimittel wurden vom Arzt verschrieben, über ein Viertel dagegen ohne Rezept gekauft oder aus der Hausapotheke genommen.

Häufig begünstigen Ärzte noch die Pillenschluckerei ihrer Patienten, indem sie deren Wünsche nach Verschreibungen durch das Ausstellen von Privatrezepten für gesetzlich Versicherte nachkommen. Damit umgehen sie, dass Krankenkassen und die Kassenärztlichen Vereinigungen Anstoß an ihrem Verordnungsverhalten nehmen können. Sehr oft ist das nach Aussagen des Sachverständigenrats bei Schlafmitteln der Fall, die vor allem älteren gesetzlich Versicherten verschrieben werden.

Die gefährlichen Medikamentencocktails auf den Rezepten könnten sich drastisch verringern, wenn die Forderungen von Fachleuten umgesetzt würden. Experten wie Bruno Müller-Oerlinghausen, ehemaliger Vorsitzender der Arzneimittelkommission der deutschen Ärzteschaft (AkdÄ), setzen sich schon seit Jahren für mehr Therapiesicherheit bei Arzneimitteln ein. Zusammen mit Daniel Grandt, Chefarzt in Saarbrücken, und Henning Friebel von der Uniklinik in Magdeburg fordert er, dass die Forschungsarbeiten über die Wechselwirkungen von Medikamenten forciert und Krankenhäuser und Arztpraxen generell mit Softwareprogrammen zur Inkompatibilität von Arzneimitteln ausgestattet werden.

»Ärzte müssen ihre therapeutischen Entscheidungen häufig auf der Basis unzureichender oder unzureichend präziser Informationen über Medikamente treffen«, bemängeln die drei Ärzte in einem Artikel im *Deutschen Ärzteblatt*.[42] Immer wieder beklagen Ärzte in diversen Befragungen das fehlende Wissen über die Anwendung und die Wechselwirkung von Arzneimitteln vor allem für ältere Patienten. Sie leiden häufig an Herzinsuffizienz,

Hypertonie, Herzrhythmusstörungen, Arthroseerkrankungen und Arteriosklerose und können die ihnen verschriebenen Medikamente schlechter verarbeiten als jüngere Patienten. Die Mehrzahl von ihnen ist ohnehin gesundheitlich gehandicapt, weil die Leistung der Organe im Alter häufig eingeschränkt ist.

Bislang haben Ärztinnen und Ärzte jedoch nur wenig Möglichkeiten, die benötigten Informationen über Arzneimittel dann abzurufen, wenn dafür Bedarf besteht. Sie müssen sich auf die Angaben der Pharmahersteller zu ihren Mitteln beschränken. Und die genügen vielen Ärzten oft nicht. Sie erwarten mehr Informationen auch zu den Wechselwirkungen. Diese zusätzlichen Hinweise könnten wesentlich dazu beitragen, die Fehlerquote bei den Verschreibungen zu senken. Wie dringend dieser Bedarf ist, zeigt eine von den drei Medizinern erwähnte Untersuchung am Hammersmith Hospital London. Sie bestätigt als häufigste Ursache vermeidbarer UAWs »inadäquate Verordnungen«. So seien 1,9 Prozent der Verschreibungen fehlerhaft gewesen. Im Schnitt wurden 34 potenziell gefährliche Fehler pro Woche dokumentiert.[43]

Daniel Grandt, Henning Friebel und Bruno Müller-Oerlinghausen weisen in ihrem Artikel darauf hin, dass nach Fachinformationen vor einigen Jahren schon die stattliche Zahl von rund 6700 Arzneimittelinteraktionen bekannt war. Leider hat sich das Wissen darüber in der Ärzteschaft nicht genügend verbreitet. »Vor diesem Hintergrund stimmt es bedenklich«, beklagen die drei Autoren, »dass 80 Prozent der im Rahmen der MedicDat-Studie des Bundesministeriums für Bildung und Forschung (BMBF) befragten 15 990 Ärzte in Deutschland angeben, dass die benötigten Informationen nicht dort verfügbar sind, wo sie gebraucht werden, und die Zeitdauer für die Informationsbeschaffung zu lang ist.«[44]

Das aber ist nur ein Teil des Problems. Viele Fachleute bemängeln, dass im Medizinstudium bislang zu wenig Kenntnisse über Wirkungen und Wechselwirkungen von Arzneimitteln vermittelt wurden. Auch Gerd Glaeske sieht hier Defizite. Seiner

Meinung nach sollte eine von den Interessen der Industrie unabhängige Ausbildung in der Arzneimitteltherapie angestrebt werden. Auch durch Empfehlungen, die auf EDV-Programmen für Ärzte und Apotheker basieren, ließe sich mehr Sicherheit erlangen.

Informationsdefizite beklagen nicht nur die niedergelassenen Ärzte. Ihre Kollegen in den Kliniken sind ebenfalls nicht hinreichend genug über die Ursachen von UAWs und das Zusammenwirken verschiedener Medikamente aufgeklärt. Auch bei den stationär behandelten Patienten kommt es häufig zu unerwünschten Arzneimittelwirkungen. Davon berichtet der Sachverständigenrat im Gesundheitswesen in seinem Gutachten 2009 und zitiert eine Studie über die Häufigkeit von UAWs während des Krankenhausaufenthalts auf zwölf internistischen und chirurgischen Stationen einer englischen Universitätsklinik über einen Zeitraum von sechs Monaten.[45]

Die Wechselwirkungen von Medikamenten waren nach der englischen Studie in besonders hohem Maße die Ursache für die aufgetretenen Nebenwirkungen. Weil in den dortigen Kliniken die gleichen Medikamente zur Anwendung kommen wie hierzulande, haben die Ergebnisse auch bezüglich deutscher Verhältnisse eine Aussagekraft. Insgesamt ereigneten sich im Zeitraum der Studie 3695 »Episoden« im Zusammenhang mit Arzneimitteln. Dabei traten 545 Fälle von einer oder mehreren unerwünschten Wirkungen auf. Betroffen davon waren immerhin 14,7 Prozent aller Patienten, die sich zu dem Zeitpunkt in der Klinik aufhielten.

Von den unerwünschten Wirkungen war mehr als die Hälfte (knapp 60 Prozent) auf Arzneimittelinteraktionen zurückzuführen. Überwiegend waren sie eine Folge der Polypharmazie. Denn das mittlere Alter der betroffenen Patienten war mit durchschnittlich 72 Jahren deutlich höher als das der Patienten ohne Ereignisse (61 Jahre). Bei einer sorgfältigen Arzneimitteltherapie – mit einer auf das notwendigste Maß reduzierten Zahl an Medikamenten – wären nach Ansicht von Fachleuten die Nebenwirkungen weniger häufig aufgetreten. Außerdem mussten die betroffenen Patienten eine erheblich längere Zeit in der Klinik verbringen als die Personen ohne »Ereignisse«.

Unwissen oder Ignoranz?

Erschreckende Erkenntnisse ergeben sich auch aus einer Studie an zehn Krankenhäusern in Frankreich.[46] Rund 21 Prozent der Patienten in der Notfallambulanz waren wegen einer unerwünschten Arzneimittelwirkung vorstellig geworden. Rund 38 Prozent der UAWs galten als vermeidbar, weil Kontraindikationen oder Warnhinweise nicht beachtet wurden. Die Pannen basierten sehr oft auf Versäumnissen der Ärzte, die ohne Recherchen über mögliche Nebenwirkungen und Interaktionen die Präparate verordnet hatten.

So mancher Fehler in der Arzneimitteltherapie ließe sich vermeiden, wenn Ärzte und Apotheker sich mehr an den Erkenntnissen des amerikanischen Geriaters Mark Beers orientieren würden. Beers hatte 1991 eine Liste mit Medikamenten erstellt, die Patienten im Alter ab 65 Jahren nicht erhalten sollten. Die Beers-Liste wurde im Jahre 2003 aktualisiert und inzwischen von Wissenschaftlern an die in Deutschland verfügbare Arzneimittelpalette angepasst. Dennoch verhalten sich viele Ärzte so, als hätten sie von den Beers-Empfehlungen noch nie etwas gehört. So werden hierzulande immer noch zu viele ältere Patienten mit Arzneimitteln versorgt, die nach der Bewertung des US-Geriaters als ungeeignet eingestuft wurden.

Besondere Vorsicht ist bei der Verschreibung von Nifedipin geboten, einem Calciumantagonisten, der gegen hohen Blutdruck verschrieben wird. Der Wirkstoff sollte älteren Patienten nicht verabreicht werden, weil deren Leber- und Nierenfunktion teilweise stark eingeschränkt ist. Gerade diese Organe können von Nifedipin geschädigt werden. Das Medikament ist auch mit einer Reihe anderer Mittel wie Blutdrucksenkern und Betablockern unverträglich oder aber wirkungsverstärkend. Trotzdem wurde noch im Jahre 2006 rund 14 Prozent der GKV-Versicherten im Alter ab 65 Jahren Nifedipin verschrieben. Kaum zu glauben, dass nach Angaben der Krankenkassen im Jahre 2005 noch rund 20 Prozent der über 65-jährigen Patienten in Deutschland mit mindestens einem Medikament aus der Beers-Liste behandelt wurden. Und bis heute hat sich daran nicht viel geändert.

Nach Einschätzung des Sachverständigenrates im Gesundheitswesen ist die Nutzung sogenannter »unangebrachter Arzneimittel« (im Englischen: Potentially Inappropriate Medications«, PIMs) »besonders zu beachten«.[47] Gemeinsam hätten die in den Mitteln enthaltenen Wirkstoffe, dass ihre »potenziellen Risiken einen potenziellen Nutzen überwiegen« beziehungsweise »es sicherere Alternativen gibt oder die Therapie als nicht ausreichend effektiv gilt«.[48]

Wirkstoff	Anwendungsbereich	Mögliche Nebenwirkungen
Indometacin	Antirheumatika	UAW
Muskelrelaxanzien	Entspannung Muskulatur	Sedierung, Schwäche
Trizyklische Antidepressiva	depressive Erkrankungen	Sturz- und Frakturrisiko
Benazodiazepine	angstlösend, beruhigend	Sturz- und Frakturrisiko
Digoxin	Herzmedikament	Verwirrtheit, eingeschränkte Nierenfunktion, Herzrhythmusstörungen
Metyldopa	Bluthochdruck	Depressionen
Reserpin	Bluthochdruck, Schizophrenie	Depression, Impotenz, Sedierung
Magen-Darm-Spasmolytika	Krampflösend/Darmtrakt	Blasenlähmung, Darmlähmung, Blutdruckabfall
Anticholinergika	Harninkontinenz	Verwirrtheit, Sedierung
Mutterkornalkaloide	Migräne, Parkinson	Wirksamkeit unsicher
Eisen-II-Sulfat	Überaktive Blase	Obstipationsrisiko

Barbiturate	Schlafmittel	UAW, Suchtpotenzial
Pethidin	Schmerzmittel	Verwirrtheitszustände
Ticlopidin	Blutgerinnungshemmer	UAW

Die oben genannten Präparate sind eine Auswahl der in Deutschland verfügbaren Wirkstoffe für Therapien – auch die der älteren Patienten.

Ist das Unwissen oder Ignoranz? Immer noch decken Ärzte ältere Menschen mit Medikamenten ein, die für sie völlig ungeeignet sind, wie das Beruhigungsmittel Diazepam (Valium). Das zur Wirkstoffgruppe der Benzodiazepine gehörende Diazepam verursacht Schläfrigkeit, Verwirrtheit und Gedächtnisstörungen. Bei hohen Dosen, so beschreibt Gesundheitsökonom Falk Hoffmann von der Universität Bremen die Folgen, könne es zu Gangunsicherheiten und zu Sehstörungen kommen, was gerade bei älteren Menschen häufig auftritt. Diazepam gilt als ein Verursacher von Stürzen. Nicht selten kommt es dadurch vor allem bei Altenheimbewohnern zu schweren Brüchen.

Als bedenklich für geriatrische Patienten gilt auch das Antirheumatikum Indometacin. Es kann Blutungen und Perforationen im Darm auslösen – mit sogar tödlichen Folgen. Gerade deshalb wird es in der Beers-Liste aufgeführt. Zudem warnen Pharmaexperten vor gefährlichen Wechselwirkungen mit Marcumar, dem blutverdünnenden ASS und mit Cortison. In all diesen Fällen besteht ein erhöhtes Blutungsrisiko. Bei gleichzeitiger Einnahme mit den blutdrucksenkenden ACE-Hemmern erhöht sich das Risiko für Nierenfunktionsstörungen. Ungeachtet all dieser Wirkungen werden mit dem Antirheumamittel immer noch ältere Menschen behandelt.

Eindringlich warnen Geriater und Arzneimittelexperten vor dem Gebrauch von Neuroleptika. Vor allem bei Demenzkranken können diese Mittel gefährliche Nebenwirkungen zeigen. Oft werden Neuroleptika auch mit weiteren Psychopharmaka kombiniert, wodurch die Wirkung noch verstärkt wird. Die Mittel werden hauptsächlich eingesetzt, um die Bewohner ruhigzustellen. »Alle Neuroleptika«, heißt es im *arznei-telegramm* Nr. 7 von 2008, »erhöhen die Sterblichkeit dementer Patienten mit Verhaltensstörungen oder psychotischen Symptomen. Trotz des bereits in den ersten Wochen nach Einnahmebeginn erhöhten Mortalitätsrisikos werden diese Mittel bei Demenz nach wie vor häufig verwendet.«

Ein gelegentlicher Blick in die Beers-Liste würde manchen Arzt von der Verordnung gefährlicher Kombinationen abbringen. Denn aus verschiedenen Studien geht hervor, dass bis zu 35 Prozent aller Altenheimbewohner mindestens eine gefährliche Arzneimittelkombination bekommen. Manche der Substanzen werden unabhängig vom Alter in den medizinischen Leitlinien empfohlen. Der Facharzt behandelt dann die betreffende Krankheit nach dem neuesten Stand der medizinischen Wissenschaft. Er hat dabei hauptsächlich diese eine Krankheit im Blickfeld. Die Leitlinien bieten hingegen keine Orientierung für die Anwendung bei älteren Patienten.

Gegen die lediglich auf die effektivsten Behandlungsmethoden beschränkte Leitlinientherapie äußert auch der Sachverständigenrat Bedenken. Er weist darauf hin, dass in der Behandlung von Kindern seit Januar 2007 eine europäische Regelung in Kraft ist, die Zulassungsstudien für bestimmte Arzneimittel in der Kinderheilkunde vorschreibt. In der Arzneimittelversorgung für ältere Menschen aber stehe eine solche verpflichtende Regelung nach wie vor aus.

Die Pharmaexperten des Sachverständigenrats im Gesundheitswesen halten es daher für »überfällig«, dass auch Studien für die Arzneimitteltherapie multimorbider Patienten in Auftrag gegeben werden. Die Pharmaindustrie aber habe, bemängelt das Gremium, an Studien über die Verträglichkeit einzelner Arzneimittel miteinander oder zum generellen Problem der Polypharmazie wenig Interesse. Die Therapiesicherheit für ältere Menschen sei hingegen aus den Zulassungsstudien der Pharmahersteller für neue Medikamente nur selten abzuleiten. Der Sachverständigenrat verlangt daher zur Erlangung notwendiger Erkenntnisse öffentlich finanzierte Studien. Sie sollten von den Krankenkassen oder im Rahmen von Forschungsprogrammen finanziert werden.

Beim Thema Therapiesicherheit bei Arzneimitteln ist das Bundesministerium für Gesundheit (BMG) inzwischen in seinem Aktionsplan[49] weitgehend den Vorschlägen des Sachverständigenrats im Gesundheitswesen gefolgt. Das Ministerium will denn auch mit einer umfassenden Aufklärung das drängende Problem der unerwünschten Arzneimittelwirkungen (UAWs) angehen. Die Ministerialen gehen davon aus, dass ein größeres Wissen um die Risiken der diversen Arzneimitteltherapien das schockierende Ausmaß der UAWs begrenzen könnte.

Wie wichtig umfassende Erkenntnisse über mögliche Gefährdungen sind, die von vielen Medikamenten ausgehen, zeigt auch eine Untersuchung aus den USA, die sich mit den wesentlichen Ursachen für die stationären Aufnahmen durch UAWs befasst. Ein unzureichendes Wissen über die Erkrankung, über die verordneten Arzneimittel und mangelnde Informationen über die komplexen, für den Patienten häufig unverständlichen Verordnungen wurden dort als wesentliche Gründe für die Klinikeinweisungen im Zusammenhang mit UAWs ermittelt.

Doch bei der Vielzahl der Medikamente, die auf dem Markt sind, alle Arten von Interaktionen zu erfassen, dürfte außerordentlich schwierig sein. In Deutschland stehen immerhin über 50 000 zugelassene Arzneimittel mit insgesamt 12 000 Wirkstoffen zur Verfügung. Etwa 21 000 Arzneimittel sind nicht verschreibungspflichtig.

Die Zahl der Medikamente einzuschränken, wie es seit Jahren viele Experten mit ihrem Plädoyer für eine Positivliste fordern, würde eine Lösung dieses Arzneimittelproblems erleichtern. Doch das ist angesichts des Einflusses der mächtigen Pharmaindustrie ein aussichtsloses Unterfangen. Denn solange den Ärzten Anwendungsbeobachtungen (AWBs) erlaubt sind, die ihnen bei der Verschreibung bestimmter Medikamente ein hohes Zusatzeinkommen garantieren, werden sie wenig Interesse daran haben, die Arzneimittelflut einzudämmen. Weil der Gesetzgeber sich bislang aber nicht zu einem AWB-Verbot durchringen konnte, fördert er noch das Ausmaß des Pillenangebots und unterstützt damit indirekt die Verordnung von häufig umstrittenen und besonders teuren Medikamenten. Auch dürfte es ihm nicht gelingen, die Zahl der frei verkäuflichen Medikamente einzuschränken, was viele Pharmakritiker für dringend erforderlich halten.

Es ist mal wieder eine Demonstration ihrer uneingeschränkten Macht, wenn die Pillenindustrie einen Beitrag zur Lösung des Problems Therapiesicherheit ebenso verweigert wie die seit Jahren geforderte Reduzierung ihres Medikamentenangebots. Statt aber endlich einmal politischen Entscheidungswillen zu demonstrieren, beschränkt sich das Bundesministerium für Gesundheit (BMG) weitgehend auf eine intensivere Aufklärungsarbeit und auf Empfehlungen.

Auch wenn der Arzt im Rahmen seiner medikamentösen Therapie für das jeweilige Patientenprofil nur ein eingeschränktes Sortiment einsetze, heißt es im BMG-Aktionsplan, sei es für ihn »objektiv unmöglich, ohne Hilfsmittel die Patientin oder den Patienten qualifiziert individuell zu beraten«. Es komme daher darauf an, zum Zeitpunkt der Verordnung in der Praxis, im Krankenhaus oder bei der Abgabe in der Apotheke durch Computerprogramme die benötigten Informationen zur Verfügung zu stellen. Vor dem Hintergrund der zunehmenden Selbstmedikation der Patienten müssten dann auch die Apotheker mehr als bisher für Aufklärung sorgen.

Diese Softwareprogramme existieren bereits. Schon heute könnten Apotheken bei der Arzneimittelabgabe Interaktionsprüfungen durchführen, zumindest für jene Wechselwirkungen, die bislang erforscht sind. So weisen denn die Ministerialen darauf hin, dass es seit dem Jahr 2000 mithilfe eines Arzneimittel-Checkmoduls möglich sei, individuelle Anwendungsrisiken bei der Abgabe verordneter oder im Rahmen der Selbstmedikation gewünschter Arzneimittel in der Apotheke zu erkennen. Die dort verfügbare Software erlaube es sogar, »die gesamte Medikation eines Patienten, einschließlich der Selbstmedikation und der Medikation durch mehrere Ärzte, zu dokumentieren und abzugleichen«.[50] Nun komme es darauf an, derartige Programme verstärkt auch in die ärztliche Verordnungspraxis einzuführen.

Doch was nutzen die vorhandenen Programme und die schönen Empfehlungen aus dem Gesundheitsministerium, wenn sie nicht im Interesse der Patienten zur Anwendung kommen? BMG und Krankenkassen setzen bei der Lösung dieses Problems vor allem auf die elektronische Gesundheitskarte, durch die sich die Arzneimittelrisiken deutlich senken ließen. Mit der freiwilligen Dokumentation aller vom Patienten eingenommenen oder verordneten Arzneimittel auf der elektronischen Gesundheitskarte, heißt es im Aktionsplan, würden die Möglichkeiten einer rechnerunterstützten Prüfung auf Kontraindikationen, Wechselwirkungen oder adäquate Dosierung deutlich verbessert. Doch die Widerstände bei den Ärzten und einem Teil der Patienten gegen diese Karte machen ihre Einführung fraglich. Denn den Politikern ist es bislang nicht überzeugend gelungen, Zweifel über einen möglichen Missbrauch der Patientendaten auszuräumen.

In ihre Aufklärungsmaßnahmen einbeziehen will das BMG verstärkt auch die Patienten, um deren kritisches Bewusstsein im Umgang mit Arzneimitteln zu schärfen. Dazu könnte nach Meinung der Ministerialen gerade die elektronische Gesundheitskarte viel beitragen. Denn die Verfolgung der Daten, die auf der Karte gespeichert wären, würde für die Patienten von zunehmendem Interesse sein und damit auch deren kritisches Bewusstsein gegenüber den Verschreibungen schärfen. Die BMG-Experten glauben zudem, dass sich mit der Datenspeicherung die eigenverantwortliche Nutzen-Risiko-Abwägung beim Kauf von frei zugänglichen Medikamenten wecken ließe. Viele Studien belegen nämlich, dass ein großer Teil der UAWs auch auf eine nachlässige Befolgung der Einnahmevorschriften zurückzuführen ist.

Mehr Eigenverantwortung verlangt allerdings auch nach besseren Informationen. Um sie der Bevölkerung zugänglich machen zu können, speichert das staatliche Paul-Ehrlich-Institut in seiner Datenbank Informationen über Arzneimittelgruppen und macht regelmäßig zusammen mit anderen Bundesbehörden auf Risikoentwicklungen aufmerksam. Das BMG strebt ferner eine regelmäßige Medikationsprüfung an, wenn mehrere Ärzte mit der Behandlung eines Patienten befasst sind und ein höheres Risiko für UAWs besteht. Auch bei der Aufnahme und der Entlassung aus dem Krankenhaus sollen sämtliche Medikationen eingehend überprüft werden.

Geriater Ingo Füsgen weist dagegen noch auf ein weiteres Problem hin, das nicht mit der elektronischen Gesundheitskarte und auch nicht mit anderswo gespeicherten Daten zu lösen ist. »Wir haben bisher keine Kultur geschaffen im Umgang mit multimorbiden Patienten«, bemängelt der Arzt uns gegenüber. »Niemand überwacht oder kontrolliert die medizinische Qualität in der Behandlung der Pflegebedürftigen.« Die Kritik des Lehrstuhlinhabers an der Universität Witten/Herdecke richtet sich vor allem gegen seine Kollegen. »Wir brauchen«, sagt Ingo Füsgen, »keine neuen Gesetze, vielmehr ist hier die Ärzteschaft gefordert, sich dieser Patientengruppe, die wir zu betreuen haben, bewusst zuzuwenden.« Die ärztliche Ausbildung in der Geriatrie sei eine Form der Weiterbildung, die im Bewusstsein der Ärzte gleichgestellt sei mit der für Akupunktur. »Da wird deutlich, dass das Alter noch ein Tabu in der Ärzteschaft ist«, resümiert Ingo Füsgen.[51]

Kapitel 9
Pharmastudien

Lothar Schröder knabberte eine Weile an dem Satz. Er überlegte, ob er seine Frau auf seine Beobachtung ansprechen sollte. Vielleicht war es aber auch besser zu schweigen. Monika Schröder war dünnhäutig geworden, sie litt an einer leichten Depression, eine Ärztin behandelte sie medikamentös. Doch innerhalb weniger Tage hatte seine Frau sich sehr verändert. Sie war teilnahmslos geworden, fast apathisch. Eines Abends sagte er auf seine besonnene Art: »Du bist so ganz anders geworden.«

Ihre Antwort beunruhigte ihn. Sie sagte: »Ich bin nicht mehr ich selbst. Ich habe das Gefühl, völlig neben mir zu stehen.«

Monika Schröder hatte ihren Arbeitsplatz verloren, Verlagsangestellte war sie. Der Zeitschriftenverlag hatte seine Kölner Niederlassung geschlossen. Arbeitslos zu sein, das nagte an ihrem Selbstwertgefühl, verstärkte ihre Ängste. Wenige Tage nach ihrem Gespräch geschah es dann, das Drama, das Lothar Schröders Leben völlig verändern sollte. Seine Frau hatte morgens die gemeinsame Kölner Wohnung verlassen und sich auf die Bahngleise gelegt. Das war am 21. April 2005.[1]

Der gelernte Mathematiker ist inzwischen wieder verheiratet. Doch der Tod seiner ersten Frau beschäftigt ihn noch immer. Und es werden wohl auch noch einige weitere Jahre vergehen, bis er für sich damit abschließen kann. Denn die juristische Aufarbeitung wird vermutlich alle Gerichtsinstanzen beschäftigen. Von Anfang an hatte er nicht an die Begründung der Ärztin für den Tod seiner Frau glauben wollen. Ihre Vermutung war, dass der Verlust des Arbeitsplatzes sie zu dem verzweifelten Schritt getrieben habe.

Doch Lothar Schröder hegte sofort einen anderen Verdacht.

Und der hat sechs Buchstaben: Zoloft, das Antidepressivum, das die Ärztin seiner Frau verschrieben hatte. Hersteller ist der US-amerikanische Pharmakonzern Pfizer.

Ein Medikament, das den Tod seiner Frau mitverschuldet haben soll? Irgendetwas in ihm trieb ihn an, dem Verdacht nachzugehen. Wenn er sich etwas vorgenommen hat, ist er davon nicht so leicht abzubringen. Seine Freunde und Bekannten sagen über ihn, dass er ein zielstrebiger Mann sei. Das hat Lothar Schröder in den vergangenen fünf Jahren reichlich bewiesen.

Noch im Frühjahr 2005 hatte er im Internet mit den Recherchen über Zoloft begonnen. Sein Verdacht sollte sich bald bestätigen. Er fand heraus, dass die amerikanische Arzneimittelzulassungsbehörde Food and Drug Administration (FDA) den Hersteller Pfizer bereits im März 2004 aufgefordert hatte, auf die erhöhte Suizidgefährdung durch das Medikament bei Kindern und Jugendlichen hinzuweisen. Auch die Arzneimittelkommission der deutschen Ärzteschaft (AkdÄ) hatte im September 2004 verlangt, der Hersteller müsse wegen des Risikos »dranghafter Suizidideen unabhängig vom Alter« ausdrücklich darauf hinweisen.[2]

Lothar Schröder suchte Kontakt zur Arzneimittelkommission. Der damalige Vorsitzende Bruno Müller-Oerlinghausen, habilitierter Facharzt für Pharmakologie und Toxikologie, sagte ihm Unterstützung zu. Gemeinsam flogen sie zur europäischen Arzneimittelbehörde EMEA nach London. Die EU-Kommission hatte Mitte 2005 beschlossen, dass für Zoloft und Medikamente mit ähnlicher Wirkstoffzusammensetzung auf die erhöhte Suizidgefahr hingewiesen werden müsste. Doch in Deutschland geschah – bis auf ein paar Aufforderungen an Pfizer – nichts.[3]

Von der deutschen Niederlassung des US-amerikanischen Pharmariesen war keine Auskunft zu bekommen. Schröders Ansinnen wurde mehrfach zurückgewiesen. Da nutzten auch seine Hinweise auf FDA und EMEA nichts. Auch auf den deutschen Beipackzetteln zu Zoloft tat sich nichts. Kein Hinweis auf das lebensbedrohliche Risiko. Schröders Berliner Rechtsanwalt Jörg

Heynemann riet schließlich seinem Mandanten, eine Auskunftsklage gegen den Hersteller einzureichen. Der Konzern sollte juristisch zur Auskunft über die Nebenwirkungen des Antidepressivums gezwungen werden.

Mitte Juli 2009 gab das Landgericht in Köln dem Kläger Recht. Nach seinem Urteil steht Patienten über ein Arzneimittel »eine vollständige Auskunft über Wirkungen, Nebenwirkungen, Wechselwirkungen sowie diesbezügliche Verdachtsfälle« zu. Ehe Schröder aber den Pharmakonzern Pfizer auf Schmerzensgeld verklagen kann, muss erst das Auskunftsverfahren abgeschlossen sein. Die Anwälte des Konzerns haben bereits angekündigt, gegen die Entscheidung des Kölner Landgerichts Berufung einzulegen.

Dennoch hat Schröder mit seiner Hartnäckigkeit vielen anderen Pharmaopfern einen großen Dienst erwiesen. Sein Fall hat gezeigt, dass es keineswegs mehr aussichtslos ist, selbst gegen einen mächtigen Arzneimittelmulti juristisch vorzugehen. Das ist vor allem möglich, seit der Bundesgerichtshof (BGH) Mitte 2008 in einem Urteil die Rechte von Patienten mit gesundheitlichen Schäden durch Medikamente gestärkt hat. Von dem BGH-Urteil profitieren auch viele deutsche Opfer des Schmerzmittels Vioxx, das der US-amerikanische Hersteller Merck & Co. (MSD) im Herbst 2004 vom Markt genommen hatte. Einige Hundert Menschen waren weltweit nach der Einnahme von Vioxx an den Folgen der Nebenwirkungen gestorben. Viele andere Patienten erlitten schwere Herz- und Kreislaufschäden. Nach der Marktrücknahme schaltete MSD, um den Imageverlust abzumildern, am 22. Oktober 2004 ganzseitige Anzeigen in US-amerikanischen Tageszeitungen: »MSD hat Behörden, Ärzte und Apotheker im Interesse des Patientenwohls stets umgehend informiert.« Und: »Wir leben Verantwortung.« Eine Woche später zitierte das *Wall Street Journal* aus internen E-Mails. Sie belegten, dass der Konzern bereits Mitte der Neunzigerjahre des letzten Jahrhunderts Hinweise auf gefährliche Nebenwirkungen hatte.[4]

Während Merck in den USA Milliarden an Entschädigungen zahlen musste, gingen die deutschen Opfer leer aus. Der Konzern verweigerte in Deutschland die Offenlegung seiner Firmenunterlagen über die Nebenwirkungen des Medikaments. Merck berief sich hierbei auf das Betriebsgeheimnis.[5]

Die geschädigten Patienten konnten bislang vor Gericht nicht nachweisen, dass ihre gesundheitlichen Schäden auf die Einnahme von Vioxx zurückzuführen ist. Das wird sich nun ändern. Vor dem Kammergericht in Berlin und dem Oberlandesgericht Brandenburg hat Rechtsanwalt Jörg Heynemann für seine Mandanten erreicht, dass Merck seine internen Vioxx-Unterlagen offenlegen muss. Ein wichtiger Schritt, um auch in Deutschland Merck zu Zahlungen zwingen zu können. Die deutsche Tochter von Merck hat Jörg Heynemann nun zwanzig Leitzordner mit Daten über Nebenwirkungen wie Herzrhythmusstörungen zugeschickt.

»Doch es fehlen«, bemängelt der Anwalt in einem Gespräch mit uns, »die internen Studien zu Vioxx.« Die einzusehen, sagt Heynemann, darauf habe er nach den ergangenen Urteilen ausdrücklich ein Recht.

Die Fälle Zoloft und Vioxx haben für den habilitierten Kardioanästhesisten Wulf Dietrich aus München eine »ungeheuerliche Kumpanei« deutlich gemacht. Er prangert ein politisches Schutzsystem für die Pharmaindustrie an, das unter den Ärzten und in den Vorständen der Krankenkassen für wachsenden Verdruss sorgt. Ein Eckpfeiler des Gesundheitssystems ist das Bundesinstitut für Arzneimittel und Medizinprodukte (BfArM) in Bonn. Im Jahre 2005 hatte Lothar Schröder zum ersten Mal Kontakt zu der Behörde aufgenommen. Er schrieb über den Tod seiner Frau und bat um Auskunft über die Nebenwirkungen von Zoloft. Denn der Bonner Behörde müssen für die Zulassung eines Medikaments alle wesentlichen Studien vorgelegt werden. Schröder war sich sicher, dass die Bonner Behörde Hinweise auf die Suizidrisiken von Zoloft besaß.

Schröder schickte einige Briefe nach Bonn, berichtete von seinen Einblicken in die EMEA-Unterlagen und berief sich auf das Informationsfreiheitsgesetz, nach dem Behörden Bürgern Einblicke in die für sie wichtigen Vorgänge gewähren müssen. Als gelte dieses Gesetz nicht für das Bonner Institut, beriefen sich die Beamten auf das Arzneimittelgesetz und blockten Schröder mit seinem Ersuchen ab. Erst Mitte 2009, kurz vor der Verhandlung vor dem Kölner Landgericht, gewährte ihm das BfArM Einblick in die Zoloft-Unterlagen. Der in seinem Fall engagierte Experte Bruno Müller-Oerlinghausen begleitete ihn nach Bonn.

Bei dem Gespräch mit den BfArM-Beamten war auch ein Pfizer-Vertreter hinzugezogen worden. Dutzende von Anfragen zu Zoloft waren in den BfArM-Akten abgeheftet. Lothar Schröder erfuhr, dass er bislang der Einzige war, dem Einblick gewährt wurde. In den Unterlagen befanden sich auch einige Hinweise von Ärzten über Suizide nach der Einnahme von Zoloft; reihenweise gab es zudem Schreiben über unerwünschte Arzneimittelwirkungen in Verbindung mit dem Pfizer-Mittel.[6]

Den Akten war auch zu entnehmen, dass die Behörde bereits im Juli 1997 Pfizer empfohlen hatte, im Beipackzettel auf das Suizidrisiko hinzuweisen. Die deutsche Pfizer-Dependance in Karlsruhe aber lehnte ab. Die Hinweise auf Selbstmorde im Zusammenhang mit der Einnahme von Zoloft seien zufällig. Ein Warnhinweis auf dem Zoloft-Beipackzettel verunsichere nur die Patienten. Das BfArM gab sich damit zufrieden. Erst im Jahre 2007 nahm Pfizer den Hinweis auf.[7]

Das restriktive Verhalten gegenüber den berechtigten Anliegen von Patienten nährt den Verdacht, dass die Beamten des BfArM nach den Vorgaben der Bundesregierung mehr die Rolle von Sachwaltern der Pharmaindustrie übernommen haben. Dieser Eindruck wird verstärkt durch die Klagen des IQWiG in Köln. Nicht einmal die Mitarbeiter dieses Instituts bekommen Einblicke in die Unterlagen, die dem BfArM vorliegen.

Doch für ihre Kosten-Nutzen-Bewertung brauchen die IQWiG-Mitarbeiter zur Abschätzung der Risiken eines Medikaments alle aussagekräftigen Studien. Von den Herstellern aber bekommen die Kölner Prüfer häufig nur die Studien, die den therapeutischen Nutzen eines Medikaments beschreiben. Die für das neue Mittel nachteiligen Studien halten die Konzerne zum Ärger der Kölner Fachleute oft zurück. »Der Verdacht steht immer wieder im Raum: Pharmakonzerne verheimlichen Studien, deren Ergebnisse ihnen nicht passen«, schreiben die IQWiG-Mitarbeiter Anna-Sabine Ernst und Thomas Kaiser.[8] »Beweisen lässt sich das aber nur in Einzelfällen«, heißt es in ihrem Artikel. »Und häufig fliegt der Betrug erst auf, wenn Patienten bereits geschädigt wurden.«

Die IQWiG-Mitarbeiter sehen sich manchmal in der Rolle von Bittstellern, wenn sie die Pharmafirmen nach weiteren Studien fragen. Etwa ein Fünftel der Daten, die in den vergangenen Jahren in die Bewertungen des IQWiG einflossen, berichten Anna-Sabine Ernst und Thomas Kaiser, »waren vorher nicht allgemein zugänglich. Dabei handelte es sich oft um negative Studien.«[9] In den zurückgehaltenen Studien waren teilweise gravierende Nebenwirkungen beschrieben worden.

Im Gegensatz zu vielen anderen Ländern sind Pharmafirmen in Deutschland nicht dazu verpflichtet, Zahl und Inhalte von Studien anzugeben oder anschließend öffentlich über deren Ergebnisse zu informieren. Die USA verlangen dagegen seit September 2008, dass die Pharmakonzerne vorab alle wesentlichen klinischen Studien registrieren lassen müssen. Und nach dem Abschluss der Studien müssen die Ergebnisse in einer öffentlich zugänglichen Datenbank publiziert werden. Interessierte Patienten können sich zudem in Registern darüber informieren, wo welche Studien in Auftrag gegeben worden sind, an denen sie selbst teilnehmen können.

Es waren Fälle wie Vioxx und Zoloft, die in den USA die Einführung dieser Bestimmungen beschleunigt haben. Auch in Europa gibt es bereits seit 2004 eine Datenbank, in der die für die Marktzulassung eines neuen Medikaments wichtigen Studien registriert sind. Doch den Zugriff darauf haben nur die nationalen Zulassungsbehörden wie das Bonner BfArM. Das IQWiG aber, das im Interesse der Patienten und im Hinblick auf die Kosten im

Gesundheitswesen die Nebenwirkungen von Medikamenten und den therapeutischen Nutzen zu prüfen hat, erhält keinen Zugang zu diesen Informationen. Und damit auch nicht der Gemeinsame Bundesausschuss (G-BA), der nach den IQWiG-Empfehlungen ein Votum darüber abzugeben hat, ob ein neues Mittel für die Krankenkassen erstattungspflichtig ist oder nicht.

Wie streng auch immer andere Länder wie die USA das Thema Pharmastudien behandeln mögen, in Europa hat der Schutz der Industrieinteressen Vorrang. Auch weiterhin soll die europäische Datenbank EudraCT (European Union Drug Regulating Authorities Clinical Trials) nach dem Willen der FDP nur den Zulassungsbehörden zugänglich sein. Unter der Überschrift »Nicht alle klinischen Studien sollen veröffentlicht werden«, zitiert am 6. Januar 2010 das *Deutsche Ärzteblatt* den parlamentarischen Staatssekretär im Bundesministerium für Gesundheit, Daniel Bahr (FDP). Damit die Vertraulichkeit der Daten gewahrt bleibe und die legitimen Interessen der Sponsoren geschützt würden.

Für eine solche massive Verteidigung der Pharmainteressen haben auch viele Ärzte kein Verständnis. Er verstehe nicht, sagt uns der Allgemeinmediziner Leonhard Hansen, »warum nicht auch in Deutschland bei der Zulassung eines Medikaments sämtliche Studien zugänglich sind. Damit lassen sich nicht nur schwerwiegende Fälle von Nebenwirkungen vermeiden. Das würde auch den gesetzlichen Krankenkassen viele Kostenersparnisse bringen, weil dadurch teure Medikamente ohne zusätzlichen Nutzen schneller ausgemacht werden können.«

Der Staat als Pharmalobbyist

Die Begrenzung der Kosten vor allem für die teuren patentgeschützten Medikamente stand auf der Prioritätenliste der Bundesregierung in den letzten Jahren nicht an oberster Stelle. Im Gegenteil, das IQWiG hat die Erfahrung gemacht, dass es bei seinen Analysen über die Wirksamkeit von Medikamenten sogar noch behindert wird. Statt dem Institut den Zugang zu den BfArM-Kenntnissen zu ermöglichen, werden die Kölner Arzneimittelprüfer auch weiterhin bei den Pharmakonzernen um die Herausgabe sämtlicher Studien betteln müssen.

Wie zu erwarten, stellen die Klientelpolitiker von der FDP die Geschäftsinteressen der Arzneimittelkonzerne über die gesundheitlichen Belange der Bevölkerung. Solange es nämlich Firmen wie Pfizer erlaubt ist, jahrelang gegenüber Ärzten und Patienten die Risiken eines Medikaments zu verschweigen, und solange selbst die staatliche Zulassungsbehörde das nicht verhindert, muss sich die Bundesregierung den Vorwurf gefallen lassen, dass ihr die Gewinninteressen der Konzerne wichtiger sind als der gesundheitliche Schutz von Patienten.

Nur auf 60 Prozent seiner Anfragen, kritisieren die IQWiG-Mitarbeiter Anna-Sabine Ernst und Thomas Kaiser, habe das Institut in den vergangenen Jahren die vollständigen Unterlagen erhalten. »Zwar sichern die meisten Hersteller unverbindlich Transparenz zu. Bei konkreten Nachfragen verweigern einige dann aber doch die Kooperation. Diese Firmen betrachten Arzneimittelstudien vor allem als Marketinginstrument: Was dem Verkauf schaden könnte, bleibt unter Verschluss, schrieben die IQWiG-Autoren.[10]

Gerade mit dem US-amerikanischen Konzern Pfizer, der Nummer eins unter den Pharmamultis, hat das IQWiG einige Überraschungen erlebt. Zum Beispiel mit dem Präparat Edronax (Wirkstoff Reboxetin). Für das Antidepressivum, das seit 1998 in Deutschland auf dem Markt ist, hatte Pfizer zur Bewertung beim IQWiG nur sieben Studien eingereicht, die überwiegende Zahl der Dokumentationen aber zurückgehalten. Erst auf öffentlichen Druck hin rückte Pfizer schließlich auch die übrigen Daten zu Reboxetin heraus. »Wir haben dem IQWiG ausreichend Daten zur Verfügung gestellt, diejenigen Daten, die sich aus unserer Sicht für eine Nutzenbewertung von Edronax auch im Vergleich zu anderen Mitteln eignen«, ließ Pfizer am 10. Juni 2009 in einer Pressemitteilung wissen.

Wer nicht alle Studien zur Verfügung stellt, will meistens die Nachteile eines Medikaments verbergen, wie im Fall Reboxetin. »Wissenschaftlich ist es nicht nachgewiesen, dass Menschen mit Depressionen vom Wirkstoff Reboxetin profitieren könnten«, teilte das IQWiG nach Auswertung der Unterlagen am 24. November 2009 mit. Für das Pfizer-Produkt habe kein therapeutischer Nutzen festgestellt werden können, so das Institut. Im Gegenteil mussten häufiger Patienten wegen unerwünschter Nebenwirkung die Therapie mit Reboxetin abbrechen.

Immer wieder halten Pharmafirmen nach Erkenntnissen von US-amerikanischen Wissenschaftlern Studienergebnisse unter Verschluss. »Diese Hersteller nehmen damit bewusst in Kauf, dass Patienten mit Arzneimitteln ohne Nutzen – möglicherweise aber mit Schaden – behandelt werden«, kritisierten Anfang Dezember 2009 der Verein demokratischer Ärztinnen und Ärzte (VDÄÄ) und der Verein demokratischer Pharmazeutinnen und Pharmazeuten (VDPP) in einer gemeinsamen Erklärung. Das sei eine skandalöse Situation. Denn in Deutschland gebe es im Unterschied zu den USA noch kein öffentliches Studienregister, das für Transparenz sorge. Seit Langem schon fordert auch das IQWiG eine solche Einrichtung für Deutschland.

Fälle wie Edronax, Vioxx oder das Verhalten von Pfizer im Fall Zoloft sind keine Ausnahmen. Auch der Pharmakonzern GlaxoSmithKline (GSK) geriet in den Verdacht, jahrelang negative Studienergebnisse zu seinem Antidepressivum Paroxetin (Seroxat) unterschlagen zu haben. Das Unternehmen hatte in einer internen Mitteilung Mitarbeiter angewiesen, die Wirkungslosigkeit von Paroxetin geheim zu halten.[11] Wegen dieser Vorgänge war die Firma 2004 von der New Yorker Staatsanwaltschaft wegen »fortgesetzten Betruges« angeklagt worden. GlaxoSmithKline zahlte schließlich eine Geldstrafe und konnte dadurch dem Prozess entgehen. Zudem verpflichtete sich das Unternehmen, in Zukunft alle Studienergebnisse zu veröffentlichen.

Schlagzeilen machte auch der US-amerikanische Konzern Merck mit seinem Cholesterinsenker Ezetimib (Markenbezeichnung Inegy). Damit erreichte die Firma allein in den USA einen Umsatz von 2,7 Milliarden Dollar. Später ergaben dann vergleichende Studien, dass Ezetimib anderen, aber deutlich preiswerteren Mitteln keineswegs überlegen war. Als Anfang 2008 die Ergebnisse bekannt wurden, brachen die Verkaufszahlen um 23 Prozent ein. Nur in Deutschland nicht. Weil der Inegy-Umsatz über AWBs kräftig angekurbelt wurde, landete das Medikament unter den dreißig umsatzstärksten Arzneimitteln mit einer Wachstumsrate von 15 Prozent gegenüber dem Vorjahr und einem Volumen von 171,9 Millionen Euro immerhin auf dem 16. Platz.[12]

Gisela Schott und Wolf-Dieter Ludwig, Mitglieder der Arzneimittelkommission der deutschen Ärzteschaft (AkdÄ), schrieben im Juli 2008 im Verbandsblatt *Ersatzkasse*: »Es überrascht nicht, dass die inzwischen ganz überwiegend von der pharmazeutischen Industrie finanzierten Arzneimittelstudien im Vergleich zu anderen häufiger ein für den Wirkstoff des pharmazeutischen Unternehmers günstiges Ergebnis haben und einzelne Ergebnisse dieser Studien dann gezielt zur Vermarktung neuer Arzneimittel genutzt werden.«

Die beiden Autoren sehen darin vor allem Nachteile für die Patienten. »Die Zurückhaltung negativer Studienergebnisse«, heißt es in ihrem Beitrag, »führt zu einer verzerrten Bewertung eines Arzneimittels und ist auch aus ethischen Gründen abzulehnen, da Patienten neuen Wirkstoffen mit häufig unbekannter Wirksamkeit oder Risiken ausgesetzt werden, ohne dass wissenschaftliche Ergebnisse daraus resultieren.«

Gisela Schott und Wolf-Dieter Ludwig gehen auch auf die Frage vieler betroffener Vioxx-Patienten ein, die wie auch viele Ärzte nicht begreifen können, dass die tödlichen Nebenwirkungen des Medikaments so lange nicht aufgefallen waren. Brisante interne Merck-Unterlagen belegen jedoch ein bewusstes Vertuschen der Nebenwirkungen. Sie waren allerdings erst nach der Marktrücknahme bekannt geworden. Mitarbeiter des Konzerns hatten sie Anwälten der Kläger zugespielt. Das *Journal of the*

American Medical Association (JAMA) hat diese Unterlagen in zwei ausführlichen Beiträgen ausgewertet.

Die Zeitschrift zeigt auf, wie Merck Daten zur Mortalität unter dem Vioxx-Wirkstoff aus klinischen Studien bei Patienten mit Alzheimer und kognitiven Störungen so präsentiert hatte, dass die Ausmaße der Nebenwirkungen nicht erkannt wurden. Laut Schott und Ludwig ist zwar »die numerisch erhöhte Mortalität unter Rofecoxib angegeben worden, eine statistische Auswertung und Analyse der Daten zur Sterblichkeit fehlte jedoch. Die Sicherheit wurde zusammenfassend als ›well tolerated‹ beurteilt.«

Nach den internen Merck-Auswertungen hatten Studien bereits einen signifikanten Anstieg der Mortalität unter Vioxx gezeigt. Der amerikanischen Arzneimittelzulassungsbehörde FDA waren diese Auswirkungen aber nicht zugänglich gemacht worden. Ihr war nur eine Auswertung vorgelegt worden, bei der die Fälle von Mortalität wegen einer kürzeren Nachbeobachtungszeit der Patienten geringer waren. Pikant auch, dass laut JAMA die schriftlichen Ausarbeitungen zu den Studien nicht von unabhängigen Wissenschaftlern, sondern von Merck-Mitarbeitern oder Autoren beauftragter Firmen verfasst worden waren. Als Autoren nach außen traten hingegen externe Wissenschaftler in Erscheinung, die sich dafür bezahlen ließen. Und sicherlich nicht schlecht.

Milliardengeschäfte mit umstrittenen Daten werfen Experten auch dem Schweizer Pharmakonzern Roche bei der Vermarktung seines Antigrippemittels Tamiflu (Wirkstoff Oseltamivir) vor. Die Regierungen vieler Länder weltweit haben das Mittel aus Angst vor einer Grippepandemie einlagern lassen, in der Hoffnung, damit die Auswirkungen einer Influenza verringern zu können. Seit Jahren hält das deutsche Robert-Koch-Institut (RKI) das Roche-Mittel für ein wirkungsvolles Grippemedikament, das »einen statistisch signifikanten Schutz« vor Hospitalisierung und tödlichen Folgen gewährleiste.[13]

Allerdings wird die Wirkung von Tamiflu in den USA anders beurteilt. Und sogar vom Hersteller selbst. Das *arznei-telegramm* schrieb dazu: »Auf einer ausschließlich für US-amerikanische Besucher bestimmten Internetseite« des Herstellers Roche werde darauf aufmerksam gemacht, dass »ein positiver Einfluss auf chronische oder akute respiratorische Erkrankungen einschließlich Pneumonien, Hospitalisierungen oder Influenza-assoziierte Todesfälle« nicht nachgewiesen sei.[14]

Die Pharmakritiker zitieren auch interessante Details aus den Produktinformationen von Roche für den amerikanischen Markt. Da werde »ausdrücklich darauf hingewiesen«, dass es »nicht belegt ist, dass Oseltamivir bakterielle Komplikationen einer Influenza verhindert«. Im Berliner *arznei-telegramm* heißt es ferner: »Die US-amerikanische Arzneimittelbehörde FDA sieht keinen Beleg für einen Schutz vor Grippekomplikationen durch Oseltamivir – weder für Gesunde noch für chronisch Kranke.«

Während das gutgläubige Robert-Koch-Institut im Gegensatz zur FDA Tamiflu weiterhin hoch einschätzt, fanden Experten heraus, warum es mit der Wirkung nicht weit her ist. Sie stellten fest, dass acht von zehn Studien zu Tamiflu nicht vollständig veröffentlicht wurden, die aber gerade den angeblich berechneten Nutzen belegen sollten.[15] Die angesehene Cochrane-Arbeitsgruppe, ein Netzwerk von Forschern vieler Länder, äußerte ebenfalls erhebliche Zweifel an den Roche-Daten zu Tamiflu. Die Cochrane-Gruppe, die auch in Deutschland tätig ist und deren Aktivitäten vom Bundesministerium für Gesundheit unterstützt werden, hatte sich für eine eigene Analyse bei Roche um die individuellen Patientendaten für die Studien bemüht, sie aber nicht bekommen.

Die Cochrane-Forscher erkundigten sich daraufhin bei den Autoren der vollständig publizierten Studie nach den Daten. Die aber gaben laut *arznei-telegramm* an, die Rohdaten nicht zu haben, und verwiesen auf Roche. Beim Vergleich der Namen, die in den Publikationen genannt würden, seien ebenfalls Widersprüche aufgefallen.

Die Pharmakritiker aus Berlin fanden weitere äußerst merkwürdige Details zur Entstehung der Studien heraus. Sie berichten von »ehemaligen Mitarbeitern einer Agentur für medizinische Kommunikation«, die zugegeben hätten, »als Ghostwriter unter anderem das Manuskript einer der beiden vollständig publizierten Oseltamivir-Studien geschrieben zu haben«. Das pharmakritische Blatt schreibt weiter: »Sie sollen direkten Kontakt mit der Marketingabteilung von Roche gehabt haben, von der sie eine Reihe von Schlüsselbotschaften erhielten, die im Text vorkommen mussten, beispielsweise zum großen Gesundheitsproblem Influenza und dass Oseltamivir die Antwort darauf sei.«[16]

Auffällig sind auch die Widersprüche zu den »unerwünschten Wirkungen« des Tamiflu-Wirkstoffs Oseltamivir. Während die amerikanische Arzneimittelbehörde FDA zwischen 1999 und 2007 laut *arznei-telegramm* insgesamt knapp über 1800 Fälle meldet, finden sich in der Datenbank von Roche allein zu neuropsychiatrischen Störwirkungen im gleichen Zeitraum 2466 Berichte, von denen 562 (23 Prozent) als schwerwiegend eingestuft wurden.

Offenbar würden außerhalb der USA beobachtete Schadeffekte nicht immer an die FDA weitergegeben, kommentierten die Pharmakritiker aus Berlin die stark differierenden Angaben. Den FDA-Daten sei jedoch zu entnehmen, dass bei unter Zwanzigjährigen neuropsychiatrische Effekte wie Verhaltensauffälligkeiten oder Halluzinationen häufiger berichtet worden seien als aus der klinischen Erprobung bekannte Störwirkungen wie Durchfall, Übelkeit oder Erbrechen.

Überschätzte Wirkungen, verheimlichte oder nicht erforschte Nebenwirkungen – mit den Folgen nehmen es die Konzerne nicht so genau. Nicht wenige Experten werfen den Pharmakonzernen vor, nur an Umsatz und Gewinnen interessiert zu sein und dass die Nebenwirkungen ihrer Produkte für sie eher zweitrangig seien. Nicht selten vergehen von den ersten Hinweisen auf gefährliche, mitunter sogar lebensgefährliche Nebenwirkungen einige Jahre, bis Konsequenzen daraus gezogen würden. Wie bei der Substanz Erythropoetin, abgekürzt Epo.

Mit dem gentechnisch hergestellten Hormon, das als Dopingmittel von Radrennfahrern seit Jahren bei der Tour de France für Schlagzeilen sorgt, haben Pharmafirmen zweistellige Milliardenumsätze erzielt, ehe es in der Medizin ein umstrittenes Mittel wurde. Mit der biotechnologisch hergestellten Substanz werden seit Jahren unter Blutarmut leidende Patienten behandelt. Das körpereigene Erythropoetin wird hauptsächlich in der Niere produziert. Das künstlich hergestellte Hormon wird häufig eingesetzt bei chronisch Nierenkranken und Tumorpatienten, die nach einer Chemotherapie unter Anämie leiden.

Die Kölner Forschergruppe um Professor Andreas Engert, Leitender Oberarzt der Klinik I für Innere Medizin der Uniklinik, fand durch die Auswertung vieler internationaler Studien heraus, dass der Einsatz von Erythropoetin die Mortalität von Tumorpatienten um 17 Prozent erhöht. Nach über einem Jahrzehnt an gesammelten Erfahrungen beim Einsatz von Erythropoetin hatte die Cochrane-Arbeitsgruppe um Engert bereits 2005 in einer Studie davor gewarnt, dass es beim Einsatz der Substanz häufig zu Thrombosen kommen könne. Und schon im Jahre 2003 hatten Studien an über 900 Frauen mit metastasiertem Brustkrebs eine erhöhte Sterblichkeit unter dem Einsatz von Epo ergeben. Zu diesem Zeitpunkt lagen auch schon Erkenntnisse bezüglich verkürzter Lebenserwartung von Patienten mit Karzinomen im Mund- und Rachenraum als Folge einer Behandlung mit Erythropoetin vor.

Aber erst die an der Uniklinik Köln ansässige Cochrane-Gruppe für hämatoonkologische Erkrankungen (CHMG) hat durch die Auswertung der Daten von 13 933 Patienten aus 53 Studien weitreichende Erkenntnisse gesammelt. Die Ergebnisse der Gruppe um Professor Engert hat die FDA veranlasst, die Bestimmungen für die Anwendung von Erythropoetin bei Tumorpatienten zu verschärfen. Die Substanz darf nur noch in Ausnahmefällen eingesetzt werden.

Der Nephrologe Rainer Oberbauer, Leiter des österreichischen Dialyse- und Transplantationsregisters, hat sogar festgestellt, dass Patienten mit einer neuen Niere häufiger verstarben, wenn ihre zu niedrigen Hämoglobinwerte mit Erythropoetin behandelt wurden. Die Folgen hat Oberbauer überwiegend an Patienten am Elisabethinen-Krankenhaus in Linz beobachtet. Nach zehn Jahren lebten noch 57 Prozent der mit Erythropoetin behandelten Patienten, aber noch 78 Prozent derjenigen, die die Epo-Substanz nicht erhielten.[17]

Das *British Medical Journal*[18] berichtet ferner, dass Tumorkranke, die als Folge einer Chemotherapie auch unter Anämie leiden, eine schlechtere Prognose haben, wenn sie mit Erythropoetin behandelt werden. Das gilt auch in Fällen von Lungenkrebs und Kopf- und Halstumoren. Patientinnen mit Brustkrebs versterben sogar früher unter dieser Behandlung. Rund 15 Jahre hat es gedauert, bis sich vor einiger Zeit diese Erkenntnis durchgesetzt hat, obwohl die Nebenwirkungen schon während der Studienphasen bekannt geworden waren. Mittlerweile werden immer seltener Krebskranke mit Erythropoetin behandelt.[19]

Kapitel 10
Rationierungen

Der Patient lag bewusstlos im Rettungswagen, von dem Drama der Fahrt bekam er nichts mit. Der Lkw-Fahrer hatte bei einem Unfall schwere innere Verletzungen und ein Schädel-Hirn-Trauma erlitten. Ein Notarzt versorgte ihn mit Sauerstoff und stabilisierte seinen Kreislauf. Noch während der Fahrt funkte der Beifahrer einige Schwerpunktkliniken der Umgebung an. Doch alle verweigerten die Aufnahme des Schwerverletzten. Mit der Begründung, auf der Intensivstation sei kein Bett mehr frei.

Der Notarzt entschied, das erstbeste Krankenhaus anzufahren. Dort wurde der Patient medizinisch weiter versorgt, während die Rettungsmannschaft sich nach wie vor um ein freies Bett in einer Schwerpunktklinik bemühte. Sechs Stunden später erst erklärte sich eine 135 Kilometer entfernte Klinik in Hannover zur Aufnahme des Schwerverletzten bereit, wo er schließlich mit Erfolg behandelt wurde.[1]

Höchstens zwanzig Minuten darf es dauern, dann muss der Rettungsdienst innerstädtisch beim Notfallpatienten sein. Das schreiben die Gesetze der Bundesländer vor. Oft genug aber wird diese Bestimmung nicht eingehalten. Nicht selten beginnt dann ein Drama, das an medizinische Verhältnisse aus Kriegstagen erinnert. Die Besatzungen vieler Notarztwagen erleben es häufig, dass sie von der angefragten Klinik mit der lapidaren Auskunft abgespeist werden, alle Intensivbetten seien belegt. Wenn der Rettungsdienst Glück hat, darf der Patient in die Notaufnahme geschoben werden. Dort aber kann es schon mal eine Stunde und länger dauern, bis sich der Arzt um den Notfallpatienten bemüht.

Fälle von Patiententourismus, schreibt Professor Joachim Boldt, Direktor der Klinik für Anästhesiologie und Operative

Medizin am Klinikum Ludwigshafen, »scheinen bei Polytraumatisierten immer wieder vorzukommen«.[2] Gerade bei diesen Patienten gibt es nach Meinung von Boldt »ein Problem bei der Behandlung im Rahmen der Intensivmedizin«. Die Deutsche Gesellschaft für Unfallchirurgie (DGU) hegt laut Boldt den Verdacht, »dass eine mögliche Strategie darin besteht, alle Intensivbetten mit planbaren und überschaubaren, leichteren (preisgünstigeren) Fällen zu füllen, sodass dann für ein (teureres) Polytrauma kein Platz mehr für die Weiterbetreuung auf der Intensivstation ist«.[3]Auf jeder dritten Intensivstation, sagt Boldt, werde gelegentlich oder sogar häufig die Aufnahme von Patienten abgelehnt.

Der Mangel an Intensivbetten ist in der Tat gewollt – aus finanziellen Gründen. Denn die Behandlung von Schwerstkranken ist oft so kostenintensiv, dass sie für die Klinik mit finanziellen Verlusten verbunden ist. Die diagnoseabhängigen Fallpauschalen (Diagnosis Related Groups, DRG), die zwar je nach der Schwere des Falls gestaffelt sind, reichen zur Deckung der Behandlungskosten von Intensivpatienten oft nicht aus. Viele Kliniken versuchen daher, die Behandlung dieser Patienten zu umgehen. Es bestehe eine chronische Unterfinanzierung in der Behandlung schwer verletzter Patienten, beklagte DGU-Mitglied Professor Steffen Ruchholtz.[4]

Die DGU hat schon vor Jahren vor einer strategischen Verknappung der Behandlungsmöglichkeiten von Schwerstkranken gewarnt. Immer mehr Intensivbetten würden mit »planbaren und überschaubaren, leichteren (preisgünstigen) Fällen gefüllt«, um für die »Langlieger«, häufig Unfallopfer mit schweren Verletzungen, keinen Platz mehr frei zu haben. »Wenn es nicht gelingt«, warnt Professor Joachim Boldt, »die Behandlung schwerstkranker Patienten nach solidarischen und sozialen Kriterien zu gewährleisten, steht die Intensivmedizin vor dem Ruin.« Bislang haben solche Warnungen keine Bereitschaft zur Veränderung gebracht. Von der Politik, den Krankenkassen und den Krankenhausverbänden wird dieses Problem seit Langem ignoriert.

Seit in Deutschlands Kliniken vor einigen Jahren die Fallpauschalen (DRGs) eingeführt wurden, betrachten die Ärzte ihre Patienten nicht mehr nur unter dem Aspekt des medizinischen Behandlungsbedarfs. Das Verhältnis zwischen Arzt und Patient wird immer mehr auch von finanziellen Erwägungen bestimmt. Kranke, mit denen sich das Krankenhaus finanzielle Verluste einhandelt, werden nach Möglichkeit erst gar nicht aufgenommen.

»Draufleger« nennen Klinikärzte jene Patienten, deren Behandlungskosten von den DRGs nicht komplett abgedeckt werden. Bei der Behandlung eines Schwerverletzten, hat die DGU in ihrem *Weißbuch Schwerverletztenversorgung*[5] vorgerechnet, entstehen den Kliniken Defizite zwischen 2000 und 6000 Euro pro Patient. Für ein Traumazentrum, das jährlich 120 Schwerstverletzte versorgt, entsteht nach DGU-Berechnungen ein Aufwandsdefizit von bis zu 700 000 Euro.

Für die Behandlung der Patienten werden je nach Krankheit bestimmte Preise gezahlt – gestaffelt nach dem Schwierigkeitsgrad. Bei diesen Fallpauschalen spielt es keine Rolle, ob der Patient in einem Haus der Regel- oder der Spitzenversorgung behandelt wird – das Krankheitsbild bestimmt die Pauschale. Fälle mit Komplikationen sind in keiner Klinik gern gesehen, sie schmälern die Erträge.

»Schwer kranke Patienten«, sagt Joachim Boldt, »können schnell das Budget einer jeweiligen Klinik sprengen.« Ein Unfallpatient, der länger beatmet und erst nach 31 Tagen entlassen werde, rechnet Boldt vor, verursache Kosten in Höhe von 40 000 Euro, die Krankenkasse überweist der Klinik für diesen Patienten hingegen nur rund 29 000 Euro.

Seit der Patient neben der notwendigen medizinischen unbemerkt auch einer finanziellen Diagnose unterzogen wird, ist die Beziehung zwischen Krankem und Arzt von Erlöserwägungen bestimmt. Jede weitere Einengung der finanziellen Handlungsspielräume der Krankenhäuser bedeutet nach Ansicht von Sebastian Klinke, wissenschaftlicher Mitarbeiter am Wissenschaftszentrum Berlin für Sozialforschung (WZB), »notwendige medizinische Leistungen rationieren zu müssen«.[6]

Sebastian Klinke und sein Kollege Hagen Kühn haben für das WZB in Befragungen von Klinikärzten die Auswirkungen des DRG-Entgeltungssystems auf Arbeitsbedingungen und Versorgungsqualität untersucht. Von insgesamt 1425 befragten Klinikärzten äußerten 52,3 Prozent, dass die DRGs »eher negative Auswirkungen auf den Umgang mit Risikopatienten haben, über 66 Prozent der Ärzte äußerten sich negativ über den Einfluss der DRGs auf die Therapiefreiheit«.[7]

Es wird von der Politik abgewiegelt, wenn von Rationierungen im Gesundheitswesen die Rede ist. Rationierungen seien nicht vorgesehen, ist die allgemeine Aussage. Unter den Ärzten ist es dagegen seit Langem ein Thema. Jörg-Dietrich Hoppe, Präsident der Bundesärztekammer, spricht von heimlicher Rationierung. Sie hat sogar ein beachtliches Ausmaß erreicht. Das ergeben diverse Befragungen in deutschen Kliniken.

Immer mehr Ärzte in Deutschlands Kliniken müssen aus Kostengründen den GKV-versicherten Patienten »nützliche Maßnahmen« vorenthalten. Das geht aus einer Fragebogenstudie mit den Antworten von 507 Klinikärzten in den Bereichen Intensivmedizin und Kardiologie hervor.[8] Durch die Budgetierung im Krankenhausbereich und die diagnoseabhängigen Fallpauschalen (DRGs) gaben über zwei Drittel der befragten Ärzte an, wegen der begrenzt verfügbaren Finanzmittel nicht mehr alle medizinisch nützlichen Leistungen erbringen zu können. Die überwiegende Mehrheit der Ärzte (82 Prozent) berichtete zudem, der »zunehmende Kostendruck« beeinträchtige ihre Arbeitszufriedenheit.

Über drei Viertel der 507 auskunftsbereiten Ärzte bestätigten, aus Kostengründen rationieren zu müssen. Ähnlich hoch ist auch der Anteil der Ärzte, die als Folge des Kostendrucks eine Beeinträchtigung des Vertrauensverhältnisses der Patienten zu ihnen festgestellt hatten. Die Bereitschaft unter den Ärzten zur Rationierung ist nach Angaben der Fragebogenstudie[9] sehr hoch.

Die meisten Ärzte, heißt es, würden auf eine kostengünstigere, effektiv vergleichbare Maßnahme ausweichen, auch gegen die ausdrücklichen Wünsche der Patienten.

Die Hälfte der Teilnehmer dieser Studie vertrat die Auffassung, Ärzte sollten, wenn nicht mehr alle medizinisch nützlichen Leistungen finanziert werden können, jeweils im Einzelfall entscheiden, welcher Patient welche Leistung erhält. Knapp drei Viertel der befragten Ärzte[10] gaben aber auch an, diese Entscheidungen sollten nach allgemeinen Regeln »oberhalb« der individuellen Arzt-Patienten-Beziehung getroffen werden.

Die Befragung zeigt auch, dass Kardiologen häufiger rationieren als Intensivmediziner, woraus die Autoren folgern, dass »Ärzte in lebensbedrohlichen Situationen besonders zurückhaltend mit Rationierungen sind«. Die Befragung ergab ferner, dass in privaten Kliniken die Ärzte häufiger zur Rationierung medizinischer Leistungen angehalten werden als in öffentlichen oder gemeinnützigen Krankenhäusern.

Besonders auffällig war nach den Feststellungen eines Forschungsteams des Zentrums für Sozialpolitik der Universität Bremen und des Wissenschaftszentrums Berlin[11] der Zusammenhang von schlechter wissenschaftlicher Situation einer Klinik und der Rationierung medizinischer Leistung. In der Veröffentlichung heißt es, dass »in Abteilungen, deren ökonomische Position schlecht ist und wo die Verwaltungen und Krankenkassen Druck auf Versorgungsentscheidungen ausüben, notwendige medizinische Leistungen versagt werden«. Rationierung werde auch in Krankenhäusern verstärkt wahrgenommen, in denen die Ärzte überlastet seien und in denen ein Primat der Wirtschaftlichkeit bereits akzeptiert werde.

Die Autoren schreiben zudem, dass »Pflegekräfte aus Häusern mit einer schlechten wirtschaftlichen Lage überproportional häufig von Rationierungen« berichtet hatten. Über 60 Prozent der internistischen Pflegekräfte in diesen Häusern hätten über »Rationierungen medizinisch und pflegerisch notwendiger Leistungen« berichtet.

Kapitel 11
Make Money: die Privatisierung von Kliniken

Eine Insiderin packt aus

Oktober 2009. Es ist 21.00 Uhr und bitterkalt. Wir stehen mit unserem Wagen auf einem kleinen Parkplatz in der Marburger Innenstadt und warten seit zwanzig Minuten auf unsere Interviewpartnerin. Sie will uns etwas über die Pflegemissstände im Universitätsklinikum Gießen und Marburg erzählen. Seit vielen Jahren arbeitet sie schon als Krankenschwester in der Klinik – und kennt sie vor und nach der Privatisierung durch die Rhön-Klinikum AG im Jahr 2006.

Seit der Privatisierung des Klinikums mit den Standorten Gießen und Marburg gehen üble Gerüchte um: Die Rede ist von menschenunwürdigen Zuständen für Patienten und ausgebrannten Mitarbeitern. In einem Zeitungsinterview warnen Ärzte der Region vor einer »Drehtürmedizin«. Immer wieder würden Patienten ohne Rezept aus dem Krankenhaus entlassen, »zum Teil sogar ohne Arztbrief«, berichtet der Landarzt Dr. Henrik Eckert der *Frankfurter Rundschau*.[1]

Solche Schilderungen stehen in einem eklatanten Widerspruch zum Lobgesang der Politik. Denn glaubt man den Verantwortlichen im Landtag, müssten eigentlich die Patienten im Universitätsklinikum Gießen und Marburg hoch zufrieden sein. Großspurig hatte der hessische Ministerpräsident Roland Koch (CDU), als seine Regierung im Jahr 2006 grünes Licht für den Verkauf der Universitätskliniken Gießen und Marburg gab, eine wahre Lobeshymne gesungen: »Es ist im Interesse der Patienten, weil sie gut behandelt werden, aber es ist vor allem im Interesse des mittelhessischen Raumes und der Arbeitnehmerinnen und Arbeitnehmer in Gießen und Marburg, dass wir diese Entscheidung so getroffen haben. Und es ist eine Motivation, mit der wir herangegangen sind.«[2]

Eine frohe Botschaft – doch wohl eher für die Aktionäre und Vorstände der Röhn-Klinikum AG. Denn viele Patienten und Mitarbeiter konnten sich von der angeblich guten Qualität seit der Privatisierung nicht überzeugen. Im Gegenteil: Für die Betriebsratsvorsitzende der Marburger Uniklinik, Bettina Böttcher, klingen die Worte des Ministerpräsidenten wie Hohn. Frustriert erklärt sie zwei Jahre nach der Privatisierung, das Personal sei »physisch und psychisch am Ende«.[3] Dazu häufen sich die Berichte von unzufriedenen Patienten und Hausärzten, die auf Missstände in der Pflege hinweisen.

Anfang 2009 gründeten Ärzte, Juristen und Therapeuten in Marburg den »Notruf 113«, um sich über die Negativfolgen der Privatisierung auszutauschen. Für das privatisierte Superklinikum ist die Initiative der niedergelassenen Ärzte ein Dorn im Auge – für den Betriebsrat des Klinikums dagegen ein Hoffnungsfunken externer Unterstützung. Denn öffentliche Kritik von Mitarbeitern ist nicht gern gesehen, und den Glauben an eine Unterstützung durch die Regierung hat man beim Betriebsrat so gut wie aufgegeben. Die »habe es zugelassen, das Krankenhaus zu ökonomisieren«, und »da spielt halt das Geld mehr eine Rolle als die Ethik«.[4] Nun hoffen die Betriebsräte auf den Gesetzgeber. Der müsste endlich Grundlagen schaffen, damit ein Mindeststandard bezüglich der Ausbildung des Personals in der Krankenpflege eingeführt würde: »Jedes Gerät hat einen Qualitätsstandard, aber für die Pflege gibt es derzeit keinen Standard«, setzt die Betriebsrätin des Marburger Klinikums, Bettina Böttcher, nach.

Schließlich erreicht unsere Informantin den Parkplatz, auf dem wir warten. Sie steigt aus dem Auto und eilt mit schnellen Schritten auf unseren Wagen zu. Marburg ist eine Kleinstadt, und die Angst unserer Interviewpartnerin, entdeckt zu werden, ist verständlich. Eine Krankenschwester, die der Presse über interne Missstände berichtet, riskiert ihre sichere Kündigung.

»Wissen Sie«, erzählt sie uns fast entschuldigend, »ich bin ja nicht hier, weil ich die 35-Stunden-Woche fordere oder eine Gehaltserhöhung, obwohl die dringend nötig wäre. Ich bin hier, weil ich die adäquate Versorgung für die Patienten möchte, eine würdevolle Pflege endlich mal. Ich möchte nicht mehr Sterbende allein sterben lassen, ich erlebe in den letzten Jahren zugespitzte Zustände.«

Die Schilderungen der Krankenschwester erinnern an Fließbandarbeit: »Für die komplette Pflege inklusive Haarewaschen, Zähneputzen, Intimpflege und Bettenmachen haben wir maximal zehn bis 15 Minuten Zeit, und wenn wir bei Patienten den Blutdruck messen sollen, haben wir maximal zwei bis drei Minuten Zeit, Patienten Essen einreichen heißt zwei, maximal fünf Minuten Zeit; wenn das nicht geht, kriegen sie Infusionen. Das ist eine Schande, und ich schäme mich dafür, so eine Pflege anzubieten.«[5]

»Am meisten belastet es mich, dass ich Sterbende alleine lassen muss«, erzählt sie uns weiter. Sie habe den Beruf gewählt, um Menschen zu helfen, und nicht, um Leid beobachten zu müssen. Nicht einmal die Körperhygiene der Patienten sei auf ihrer Station gewährleistet: »Meistens machen wir nur Katzenwäsche, weil keine Zeit mehr da ist, man kann keine Patienten in nur fünf bis zehn Minuten waschen, das geht gar nicht«, empört sie sich. »Wenn sie ins Bett uriniert haben, müssen sie teilweise zwei Stunden drin liegen, bis wir sie endlich mal sauber machen können.« Und selbst »frisch operierte Patienten« könnten sie »nicht adäquat versorgen«.[6]

Auf die Frage, ob sie in dem Krankenhaus, in dem sie arbeitet, behandelt werden möchte, fällt die Antwort denkbar kurz aus: »Um Gottes willen, nie im Leben, nie im Leben.«

Während unserer Recherchen in Marburg und Gießen stoßen wir auf zahlreiche Patientenschicksale, die die Aussagen der Krankenschwester bestätigen. Ein besonders tragisches Beispiel ist das von Wilfried Grebing, der früher selbst in der Wäscherei des Klinikums gearbeitet hat. Wenn es um seine Gesundheit geht, ist der Ruheständler penibel. Der 67-Jährige besucht regelmäßig Vorsorgeuntersuchungen, freut sich über seine medizinischen Werte, die seit Jahren in Ordnung sind. Als ihm ein Facharzt als weitere Vorsorgemaßnahme eine Darmspiegelung empfiehlt, denkt er nicht lange nach und willigt ein. Bei der Untersuchung werden 18 Polypen im Darm gefunden, die sofort entfernt werden. Als ihm der behandelnde Arzt empfiehlt, auch das befallene Stück Darm entfernen zu lassen, stimmt Wilfried Grebing schnell zu. Am 20. November 2007 erscheint er in der Aufnahmestation der Universitätsklinik am Standort Marburg, bereits einen Tag später wird er operiert.

Was zu diesem Zeitpunkt noch niemand vorhersehen kann: In etwas mehr als vier Wochen wird Wilfried Grebing nicht mehr am Leben sein. Als eine Ursache für seinen viel zu frühen Tod wird das Gutachten, das im Auftrag der AOK Hessen angefertigt werden wird, signifikant falsche medizinische Entscheidungen feststellen.

Doch davon ahnen weder die Ehefrau noch die Kinder Wilfried Grebings kurz nach der Operation etwas. Sie freuen sich zunächst, dass ihr Ehemann und Vater gut aus der Vollnarkose erwacht ist. Etwas verwirrt ist die Familie allerdings, als sie erfährt, warum der Eingriff länger als geplant dauerte: Der operierende Arzt erklärt, man habe die beschriebenen Stellen abgesucht, ohne einen Polypen zu finden. Das heißt, den Medizinern des Krankenhauses war entgangen, dass die Polypen bereits entfernt worden waren. Für die Familie aus heutiger Sicht »der erste Behandlungsfehler«, wie die Witwe erklärt.

Zwei Tage nach der Operation kommt es für die Ehefrau zur

nächsten Ungereimtheit. Ihr Mann ist infolge der Operation völlig verwirrt. In der Nacht steht er auf und wandert durch das Klinikum – den Infusionsständer führt er mit sich. Schließlich findet ihn jemand im Keller. Warum ein frisch operierter Patient völlig unbeobachtet durch das Haus wandern kann, ist für seine Familie bis heute nicht nachvollziehbar. Gelernt aus dem »Ausflug« hat die Station nicht. Einen Tag später, am 24. November, verlässt Wilfried Grebing in der Nacht erneut seine Schlafstätte. Um zwei Uhr morgens finden ihn zwei Pfleger irgendwo im Krankenhaus. Vorher war er auch bereits das erste Mal aus dem Bett gefallen – Grund zum Handeln sieht auf der Station immer noch niemand.

Für die Familie sind diese Versäumnisse unvorstellbar – sie zweifelt an der Professionalität des Universitätsklinikums. Gleichzeitig wird das Verhältnis zwischen Angehörigen und dem Stationsteam immer eisiger.

»Mittlerweile war das Pflegepersonal schon nicht mehr gut auf uns zu sprechen, weil wir viel fragten und vor allem auch hinterfragten«, erinnert sich die Witwe heute.

Während die Stationsärzte beteuern, Wilfried Grebing habe alles überstanden, klagt dieser über heftige Bauchschmerzen. Zu diesem Zeitpunkt kann er bereits nichts mehr essen und trinken. Nach einigen Tagen wird am 30. November eine Computertomografie durchgeführt. Die diensthabenden Ärzte haben zuvor ein Leck in der Operationsnaht entdeckt, doch zu einer Operation kann sich der Oberarzt noch immer nicht entschließen. So verstreicht vielleicht eine letzte Chance. Wilfried Grebing baut massiv ab. Für seine Frau werden die Besuche zum Horrortrip.

»Mein Mann aß und trank nichts« erinnert sie sich. »Seine Lippen waren total aufgesprungen, die Zunge war dick aufgeschwollen, sodass man kaum noch etwas verstehen konnte, wenn er versuchte, etwas zu sagen.«

Für die Familie werden die Krankenbesuche immer zeitaufwendiger. Sie realisieren zunehmend, dass ihr Angehöriger pflegerisch kaum Hilfe zu erwarten hat. Stundenlang weichen sie nicht mehr von seiner Seite, versorgen ihn behutsam mit Feuchtigkeit. Das Pflegepersonal hatte im zermürbenden Stationsalltag viel zu wenig Zeit für eine ausreichende Betreuung.

»Ein Mitpatient erzählte mir, dass mein Mann morgens im Rollstuhl vor das Waschbecken geschoben wurde mit den Worten: ›Herr Grebing, Sie müssen sich waschen!‹«, erzählt uns die Ehefrau. »Doch das konnte er überhaupt nicht, er hatte überhaupt keine Kraft mehr dazu und schlief vor dem Waschbecken ein.« Doch wer sich nicht selbst versorgen kann, hat wohl Pech. Nach einiger Zeit habe man ihren Mann wieder ins Bett gebracht, »natürlich ungewaschen«.

Auch das Essen, Getränke und Tabletten seien »ihm einfach hingestellt worden, doch er konnte nichts mehr nehmen«, sagt uns Grebings Tochter Katja. Trotzdem macht die Familie den wenigen Mitarbeitern der Pflege keine Vorwürfe. Sie sind eher empört über die Strukturen, die solche Engpässe verursachen.

Die Besuche werden immer unerträglicher, im ganzen Krankenzimmer riecht es penetrant nach Körperflüssigkeiten und Eiter. Schließlich kommt es kurz vor Weihnachten zu einer Notoperation. Sie endet in einem künstlichen Koma, aus dem Wilfried Grebing nicht mehr erwacht. Die Todesursache ist ein multiples Organversagen aufgrund einer Sepsis, also einer Blutvergiftung.

Für die Witwe steht fest: »Mein Mann hätte gerettet werden können.« Das erklärt sie rund zwei Jahre später der *Oberhessischen Presse*.[7]

Gerne wäre die Familie bereits früher aktiv geworden. Doch ihr Anwalt empfiehlt den Grebings, das fachchirurgische MDK-Gutachten abzuwarten. In der Untersuchung von Professor Wolfgang van der Horst bestätigt sich die Vermutung der Familie, dass vieles schieflief: Eine Operation zu einem früheren Zeitpunkt hätte »die Erfolgsaussichten eindeutig verbessert«.[8]

Die Erklärungsversuche des Rhön-Klinikums vermögen die Vorwürfe im MDK-Bericht kaum erschüttern. Der ärztliche Leiter am Universitätsklinikum Marburg, Professor Rainer Moosdorf, beschreibt die Behandlung seines Hauses als komplexen

Fall mit tragischem Verlauf. »Aber wenn einmal ein Behandlungsweg eingeschlagen ist, muss er auch konsequent verfolgt werden«, erklärt Professor Moosdorf weiter.[9] Außerdem habe auch die Medizin ihre Grenzen – vor allem bei schwer kranken Menschen. Auf die Nachfrage einer Lokaljournalistin, ob der medizinische Weg im Klinikum der richtige gewesen sei, bleibt der ärztliche Leiter eine Antwort schuldig.

Die Frage, ob Wilfried Grebing primär an einem Kunstfehler gestorben ist, wie Arztpfusch euphemistisch bezeichnet wird, müssen abschließend die Gerichte klären. Der Familie geht es bei dem Prozess allerdings ohnehin nicht um Schadensersatz. Das »bringt uns den Vater auch nicht zurück«, erzählt die Tochter des Verstorbenen. Vielmehr wolle man die privatisierte Universitätsklinik wachrütteln, »damit die Patienten dort künftig besser versorgt werden«.[10]

In Gießen und Marburg scheint seit der Privatisierung das Fass überzulaufen. In Leser- und wütenden Beschwerdebriefen machen Angehörige von Patienten der Universitätsklinik ihrem Unmut Luft. Ein Beispiel ist die Familie der verstorbenen Rentnerin Ina Sluet, die sich schriftlich bei der Geschäftsleitung des Marburger Rhön-Klinikums beschwert hat. In ihrem Brief[11], der unter anderem an die AOK Marburg und an den ärztlichen Leiter der Klinik, Professor Rainer Moosdorf, gerichtet ist, beklagt sich die Tochter der 88-jährigen Patientin ebenfalls über gravierende Pflegemissstände. Anlass des Klinikaufenthalts der Alzheimer-Patientin war die Einlieferung nach einem Oberschenkelhalsbruch am 14. Juli 2009. Wieder waren die Mitarbeiter nicht in der Lage, die Krankenakte sorgfältig zu lesen. Rund zweieinhalb Stunden nach der Einweisung stellt ein Pfleger der alten Dame eine Flasche Wasser mit den Worten auf den Nachtschrank: »Sie können jetzt bis sechs Uhr trinken, dann wegen der OP nicht mehr.«

Für die Tochter Ina Sluets, Claudia Strack-Sluet, kaum zu fassen, wie an einer Alzheimer-Patientin vorbeibehandelt wurde: »Weder kannte meiner Mutter die Uhrzeit, noch war sie in der

Lage, sich selbst Wasser zu nehmen. Sie hat nicht verstanden, was der Pfleger überhaupt von ihr wollte.«

Doch die Liste der Versäumnisse wird schnell länger. Als Ina Sluet einen Tag später einen Zugang zur Verabreichung von Flüssigkeiten gelegt bekam, war ihre Tochter nicht anwesend. Die verwirrte Patientin reißt sich den Zugang aus dem Arm, schnell tropft Flüssigkeit ins Bett, das schließlich nass wird. Doch Zeit, nach dem Rechten zu schauen, hat auf der Station niemand.

»Sie lag in einem nassen Bett – keiner von dem Pflegepersonal hat etwas mitbekommen. Sie bekam auch keinen neuen Zugang gelegt«, erinnert sich die Tochter.

Gänzlich absurd gestaltete sich die Situation wenige Stunden später beim Essen. Die Alzheimer-Patientin bekommt eine Tasse Tee und Vollkornbrot auf den Nachtschrank gestellt. In ihrer Beschwerde schreibt die Tochter: »Ich halte es für untragbar, einer 88-jährigen Frau Vollkornbrot zu geben, da sie nicht in der Lage ist, es zu kauen.« Resigniert heißt es weiter: »Weder Pflege noch Nahrung, also des Menschen Grundbedürfnis, waren an diesem Tag meiner Mutter ausreichend zuteilgeworden.«[12]

Auch wenn der Eingriff medizinisch gut verläuft, offenbart sich ein weiterer Pflegemangel. Rund eine Woche nach der OP bekommt die Patientin einen Dekubitus, der ihr starke Schmerzen bereitet. Das Liegegeschwür verheilt erst wieder in der Alteneinrichtung, Wochen nach der Entlassung aus Marburg. Für die alte Frau waren das wenige Wochen vor ihrem Tod am 8. Oktober völlig unnötige und vermeidbare Schmerzen.

Die Tochter fasst in ihrem Brief an die ärztliche Leitung des Rhön-Klinikums ihre Erfahrungen zusammen: »Es ist festzuhalten, dass Ihr Personal offensichtlich völlig unzureichend aus- und weitergebildet ist, was die Behandlung und Pflege demenzkranker Patienten betrifft. (…) Notwendige Behandlungs- und Pflegemaßnahmen werden nicht vorgenommen und verweigert – offensichtlich um Geld zu sparen und/oder wegen mangelnder Organisation.«[13]

Zu einer kritischen Selbstreflexion, dass die Einsparungen

beim Pflegepersonal Ursache der Missstände sein könnten, kommt es nicht. Angesprochen auf einen ähnlichen Fall wiegelt Professor Dr. Werner Seeger, der ärztliche Geschäftsführer des Universitätsklinikums Gießen und Marburg, ab. Bei 85 000 stationären und mehr als 300 000 ambulanten Patienten könne »niemand die Erwartung äußern, dass alles in jedem Fall optimal läuft«.[14] Das sei unrealistisch.

Notruf 113

Die Pflegemissstände seit der Privatisierung haben inzwischen bei Haus- und Fachärzten der Region Gießen–Marburg Widerstand hervorgerufen. Im Jahr 2009 bildet sich die bereits erwähnte Initiative Notruf 113. Zu den hier engagierten Medizinern gehören neben Dr. Henrik Eckert auch die Orthopädin Dr. Susanne Deuker. An einem Dienstagnachmittag sind wir mit der Initiative in einem Marburger Bistro verabredet. Wieder merken wir, welch großen Machtfaktor das privatisierte Universitätsklinikum in der Region darstellt. Nicht alle Unterstützer des Notrufs 113 trauen sich, offen aufzutreten. Doch alle Mediziner der Gruppe haben inzwischen reichlich Erfahrungen mit dem privatisierten Universitätsklinikum gesammelt.

Die Palette der Klagen reicht von mangelhaften Arztberichten, schlechter Wundversorgung, unnötigen, aber teuren ärztlichen Leistungen bis hin zu sogenannten »blutigen Entlassungen«. Darunter verstehen Mediziner, dass Menschen aus wirtschaftlichen Gründen zu früh aus einer Klinik entlassen werden.

Dr. Ulrike Kretschmann ist eine der engagierten Ärztinnen im Notruf 113. Die Hausärztin behandelt viele Menschen, die die Pflegemissstände im Klinikum am eigenen Leib erfahren mussten. Mit über 1600 Patienten gehört sie zu den großen Praxisbetrieben: »Die Leute rufen mittlerweile auch aus der Klinik an und sagen, dass der Verband seit Tagen nicht gewechselt wurde.« In anderen Fällen würden Patienten wegen auftretender Schmerzen nach einer Krankenschwester klingeln, aber keine komme. »Das liegt nicht daran, dass die Schwestern Kaffee trinken«, erzählt uns die Ärztin, sondern es liege daran, »dass einfach kein Personal da ist, und dann warten die Patienten Stunden, bis jemand kommt und ein Schmerzmittel verabreicht«.[15] Als die couragierte Ärztin von einem ihrer Patienten berichtet, der Krebs im weit fortgeschrittenen Stadium hatte und in der privatisierten Universitätsklinik behandelt wurde, wird sie besonders nachdenklich. »Der war nicht mehr fähig, sich zu waschen, und er war auch abgemagert«, beschreibt sie ihren Patienten. Er sei darauf angewiesen gewesen, dass ihm Pflegekräfte beim Waschen helfen würden. »Und er sagte jedes Mal, ich kann nicht, und die Schwester sagte, es tut mir leid«, berichtet die Ärztin über die Situation im Krankenhaus. »Am vierten Tag hat er sich nicht mehr zu helfen gewusst, außer dass er die Schale vom Nachttisch stößt, um auf sich aufmerksam zu machen. Die Schwester war völlig außer sich, und nach seinen Schilderungen hat sie auch fast geweint, weil es ihr leidtat, aber keine Zeit blieb.«[16]

Ulrike Kretschmanns Kollegin Susanne Deuker erzählt, dass sie noch vor zwei Jahren Patienten »bevorzugt in die Uniklinik geschickt« habe. Ihre Überlegung war, dass sich ein privates Klinikum »besonders anstrengen« müsse. Doch inzwischen habe sie so viele »negative Erfahrungen« und Rückmeldungen von Patienten bekommen, dass sie das Rhön-Klinikum meide.

Im Widerspruch dazu steht die vollmundige Philosophie der Rhön-Klinikum AG: »Wir sind der Überzeugung, dass jeder Mensch Anspruch auf eine bezahlbare und hochqualitative medizinische Versorgung hat. Gesundheit darf nicht Luxus sein. Unser Ziel ist Spitzenqualität für jedermann.«[17] Das klingt gut – doch zahlreiche Fälle, die die Ärzte vom Notruf 113 zusammengetragen haben, sprechen eine andere Sprache.

Ein weiterer Beleg für die negativen Folgen der Privatisierung ist auch der Weggang von Ärzten aus dem Universitätsklinikum. Einer von ihnen ist Professor Helmut Bertalanffy, der über zehn Jahre in Marburg arbeitete. Nach der Übernahme der Klinik durch die Rhön-Klinikum AG sah er dort keine Zukunft mehr für sich. Im Interview mit dem ARD-Magazin Monitor klagt er, dass er »eineinhalb Jahre nach der Privatisierung« erkennen musste, dass er »die Pflichten als Chefarzt und Direktor einer Universitätsklinik nicht mehr so erfüllen konnte, wie es einer Uniklinik angemessen ist.« Den Grund dafür sieht Professor Bertalanffy in der Personalpolitik. Die neue Konzernleitung sei dazu übergegangen, Stellenkürzungen vorzunehmen, die »meine Klinik dermaßen empfindlich getroffen hätten, dass weder die Qualität der Krankenversorgung noch die Qualität der Lehre und Forschung gestimmt hätten. Eine Situation, mit der ich so nicht weiterleben wollte und konnte.«[18] Der erfahrene Mediziner hat Marburg den Rücken gekehrt und arbeitet heute als Neurochirurg in Zürich.

Als »Leuchtturm« der Privatisierung gilt im Jahr 2006 die Übernahme des renommierten Universitätsklinikums Gießen und Marburg durch die Rhön-Klinikum AG, in dem jährlich 380 000 Patienten behandelt werden. Bundesweit erwirtschaftet der Rhön-Konzern rund zwei Milliarden Euro Jahresumsatz. Damit entstand ein privater Gesundheitskonzern der Superlative. Insgesamt gehören der Rhön-Klinikum AG damit 47 Krankenhäuser und 18 Medizinische Versorgungszentren, in denen 33 500 Mitarbeiter arbeiten.[19]

Doch vom Expansionsdrang der privaten Klinikkonzerne konnten viele Patienten bisher kaum profitieren. Denn versorgte eine Pflegekraft in einem kommunalen Krankenhaus im Jahr 2007 rund 454 Betten, waren es in einer privaten Klinik 518 Betten. Markante Unterschiede liefert auch ein Zahlenvergleich bei den Medizinern. Ärzte müssen in den privaten Einrichtungen rund 30 Prozent mehr Patienten versorgen als in kommunalen Kliniken.[20]

Diese Arbeitsverdichtung privater Kliniken wird in anderen Studien bestätigt. Laut der Unternehmensberatung McKinsey kommen bei Privaten pro Jahr auf eine ärztliche Vollkraft

182 Fälle, in kommunalen Krankenhäusern sind es durchschnittlich 130.[21] Und nach Zahlen, die in einer Analyse der Bundesärztekammer veröffentlicht werden, kommen in Privatkliniken 5,3 Betten auf eine medizinische Vollkraft, während es in kommunalen Kliniken lediglich 3,7 Betten sind.

Ebenfalls signifikant ist der Unterschied bei der Anzahl der zu versorgenden Betten bei Krankenpflegekräften. Sind es in den Privatkliniken 166 Betten, kommen in den kommunalen Krankenhäusern lediglich 122 Betten auf eine Pflegekraft.[22] Insgesamt bestätigen die Zahlen eindrucksvoll, wie und wo in den privaten Häusern Geld eingespart wird.

Doch mag sich durch einen veränderten Personalschlüssel die ökonomische Effizienz eines Klinikträgers zwar verbessern, so stehen auf der anderen Seite aber die Folgen für die Patienten. Unterschiedliche Patientenstudien bescheinigen inzwischen den privaten Kliniken gravierende Defizite in der Pflege. Nicht umsonst warnen Thorsten Schulten und Nils Böhlke in ihrer Faktensammlung vor den Auswirkungen der Privatisierung im Gesundheitsmarkt.[23] Dazu gehören:

- Widerspruch von ökonomischen und medizinischen Handlungsanforderungen
- Fallpauschalen führen zu kürzeren Klinikaufenthalten (blutige Entlassungen)
- schlechtere Personalschlüssel von Ärzten/Pflegepersonal zu Patienten
- höhere Patientenunzufriedenheit
- Gefährdung der wohnortnahen Versorgung

Zu ähnlichen Befunden kommt auch die Analyse Johannes Kramers mit dem Titel *Kommunale Krankenhäuser sind zukunftsfähig*, die 2007 im Auftrag des Deutschen Städtetages erschienen ist.[24] In der Arbeit offenbaren sich abermals detailliert die negativen Begleiterscheinungen der Privatisierung. Johannes Kramer bezieht sich in seiner Studie auch auf eine repräsentative Untersuchung der Gmünder Ersatzkasse (GEK), die in Zusammenarbeit mit dem Zentrum für Sozialpolitik der Universität Bremen erstellt wurde und für die systematisch GEK-Patienten befragt wurden.

Bei der Bewertung nach den Erfahrungen mit den Strukturen und Akteuren in Krankenhäusern schneiden die Privatkliniken bei drei von fünf gestellten Fragen am schlechtesten ab.[25] Das betrifft die Fragen:

- Personal kümmert sich um Patienten
- im Krankenhaus spielen Geld und Kosten eine entscheidende Rolle
- im Krankenhaus wird man mit Rücksicht behandelt

Neben den subjektiven Faktoren, wie sich Patienten in den Krankenhäusern behandelt fühlen, fragte die GEK-Studie auch nach der therapeutischen Zufriedenheit. Positiv im Sinne einer soliden medizinischen Versorgung stieg zwischen 2002 und 2005 die Zahl der Patienten, die angaben, eine »voll und ganz« erfolgreiche Schmerztherapie erhalten zu haben, von 57,1 auf 57,4 Prozent an. Gleichzeitig gab es bei den Privatkliniken eine signifikante Veränderung. Lag 2002 der Anteil der Patienten, »die in privaten Kliniken eine vollständig erfolgreiche Schmerztherapie erhielten«, noch bei »rund 64 Prozent«, verringerte sich der Anteil bis ins Jahr 2005 auf unter 50 Prozent.

Eine Erklärung für die sinkende Erfolgsrate der privaten Kliniken in der Schmerztherapie könnte die Zunahme der Schmerzpatienten sein.[26] Damit nehmen die privaten Anbieter in der Schmerztherapie im Ranking mit Abstand den letzten Platz ein. Insbesondere ist die Gruppe »von Herz-Kreislauf-Erkrankten (ohne Herzinfarkt) und Krebskranken« und deren Unzufriedenheit für das schlechte Abschneiden der privaten Kliniken im Patientenranking verantwortlich.

Gestaffelt nach privaten, gemeinnützigen und kommunalen Krankenhäusern, geben Patienten aus privaten Kliniken »in drei von vier Krankheitsgruppen zwischen 2002 und 2005 eine um bis zu zehn Prozentpunkte geringere Besserungs- und Heilungsrate« an als Patienten in Kliniken anderer Trägerschaft.[27] Dazu haben mit 48 Prozent deutlich mehr Patienten aus privaten Kliniken im Vergleich zu 32 Prozent in kommunalen Krankenhäusern einen Bedarf an nachstationären Behandlungen.[28] Zusammengefasst dürfte dann auch das Patientenvotum kaum überraschen, dass sich Patienten in kommunalen Krankenhäusern insgesamt »besser entlassen« fühlen.[29]

Die Ergebnisse der GEK-Studie stehen im Einklang mit einer weiteren Patientenbefragung, die alljährlich von der Techniker Krankenkasse (TK) erhoben wird.[30] Auch hier offenbaren sich in der Wahrnehmung der Patienten in vielen privatisierten Kliniken Mängel.[31] Das betrifft insbesondere die Bewertung der pflegerischen Leistung. So erstaunt es kaum, dass sowohl das Universitätsklinikum Gießen wie auch Marburg unterhalb der durchschnittlichen Bewertung liegen, die andere Kliniken der Region bekommen. Schlecht schneidet auch die ebenfalls privatisierte Asklepios-Klinik ab. Die Rhön-Kliniken in der analysierten Region erhalten die schlechtesten Werte bezüglich der medizinisch-pflegerischen Versorgung und auch der »allgemeinen Zufriedenheit«.

Dass die schlechten Noten in der Bewertung der medizinisch-pflegerischen Versorgung weit mehr sind als das subjektive Votum nörgelnder Patienten, belegt abermals die Studie der Hans-Böckler-Stiftung. Während kommunale Kliniken 61,2 Prozent der Gesamtkosten für Personal aufbringen, sind es in den Privatkliniken gerade 57,5 Prozent.[32] Insofern sind die wahrgenommenen Defizite in der medizinisch-pflegerischen Versorgung im direkten Zusammenhang mit den Einsparungen im Personalbereich zu erklären. Nicht umsonst nennt auch die Bundesärztekammer als »negative Aspekte« der Privatisierung »Stellenabbau«, »erhebliche Leistungsverdichtung« und die »Einführung von Zielvereinbarungen«.[33]

Betrachtet man auf der anderen Seite »positive Aspekte« der Privatisierung wie »professionelle Managementstrukturen«,

»Ziel- und Leistungsplanung« oder »Produktstandardisierung«, so dringen diese kaum zu den Patienten vor. Ebenso wenig wie die Folgen von Zauberworten wie »Prozessoptimierung« und »Outsourcing/Insourcing« von Serviceleistungen. Denn was für den Patienten Defizite im Stationsalltag bedeutet, bringt dem privaten Träger oftmals Wettbewerbsvorteile.

Nicht umsonst befinden sich gerade Privatkliniken in einem schonungslosen Konkurrenzkampf. Zusätzlich müssten sie »aus dem Krankenhausgeschehen selbst noch Profit erwirtschaften«, wie Nadja Rakowitz vom Verband demokratischer Ärztinnen und Ärzte (VDÄÄ) zu Recht feststellt. Medizinische Entscheidungen würden ökonomischen Erfordernissen untergeordnet. Beide Richtungen in der Umsetzung sind nicht gerade vorteilhaft für den Patienten: »Man kann an medizinisch Notwendigem sparen oder der Patient bekommt überflüssige Leistungen«, ergänzt Nadja Rakowitz.[34] Beide Optionen klingen nicht besonders vorteilhaft für die Patienten.

Proteste von Patienten und Ärzten gegen weitere Übernahmen der Krankenhäuser werden als lästige Schwarzmalerei von Menschen dargestellt, die den Zug der Zeit verpasst haben. Demgegenüber klingen die Marketingslogans der Klinikkonzerne vielversprechend: So nennt sich Asklepios selbst das »patientenfreundliche Krankenhaus«, in dem der »König Kunde« behandelt werde. Dazu wolle der Konzern »den Servicestandard auf ein mit einem guten Hotel vergleichbares Niveau bringen«.[35] Helios wirbt vollmundig mit der »bestmögliche(n) Versorgung« für Patienten und einer »Kompetenz in allen Bereichen der Patientenversorgung«.[36] »Spitzenmedizin für jedermann« lautet die Philosophie der Rhön-Klinikum AG.[37] »Wir möchten dazu beitragen, die Leistungsfähigkeit und Sozialverträglichkeit des deutschen Gesundheitssystems auch künftig zu gewährleisten«, heißt es weiter.

Das klingt gut: Doch hinter der Fassade freundlicher Formulierungen auf den üppigen Webseiten der Klinikkonzerne zeigen sich auch die finanziellen Absichten der Betreiber. So spricht beispielsweise Eugen Münch, Gründer und Aufsichtsratsvorsitzender der Rhön-Klinikum AG, Klartext. In einem Vortrag am 22. Januar 2009 in Zürich bezeichnet er Patienten, die Gewinn abwerfen, als »Cash Cows«, während zeitaufwendige und wenig lukrative Patienten als »Artenschutz« kategorisiert werden.[38] Dazu beschreibt Münch das künftige Gesundheitssystem als eines, das »weniger den ärztlichen Künstler als den schnellen präzisen Könner« erfordere, »der das tut, was er kann, dieses aber möglichst häufig«. Deutlicher kann man die Ökonomisierung unserer Medizin kaum in Worte fassen.

Diese Aussagen Eugen Münchs finden ihren Niederschlag in Johannes Kramers Vergleichsstudie zwischen privaten und kommunalen Krankenhäusern. Zu den markantesten Unterschieden zählt, dass sich private Kliniken auf die »Behandlung von möglichst wenigen Erkrankungsarten« spezialisiert haben:[39] Herzinfarkt, Herz-Kreislauf-Erkrankungen, Krebs, Rheuma, Erkrankungen des Bewegungsapparates, psychische Erkrankungen sowie der lukrative und wenig pflegeintensive Schwerpunkt der Entbindung bildeten rund »50 Prozent des gesamten Behandlungsgeschehens« privater Anbieter.[40] Aufgrund dieser Spezialisierung hätten sie eine »deutlich geringere Anzahl schwerer und teurer Fälle als kommunale Häuser«.[41] Damit entpuppt sich die Aussage, private Kliniken würden effektiver als private Anbieter arbeiten, als obsolet, weil sie im Durchschnitt nur einen Teil der Erkrankungen abdecken.

In der Studie der Gmünder Ersatzkasse (GEK) heißt es abschließend: »Die geringeren Kosten in privaten Krankenhäusern sind also nicht […] durch eine effizientere Versorgungsstruktur bedingt. Verantwortlich sind auch die geringeren Personalkosten und die geringere Anzahl schwerer und teurer Fälle.«[42]

Ein weiteres Zahlenbeispiel der GEK-Studie konkretisiert, wie sehr die Ökonomisierung der Medizin nicht nur Patienten, sondern auch die Beschäftigten in den Kliniken betrifft. Beispielhaft hierfür steht die Anzahl der Vollzeitkräfte im prozentualen Vergleich zur Gesamtbelegschaft[43]: Während in kommunalen

Kliniken 56,3 Prozent der Beschäftigten in Vollzeit arbeiten, sind es in gemeinnützigen (etwa kirchlichen) Einrichtungen 30,2 Prozent und in Privatkliniken nur noch magere 13,6 Prozent.

Hinzu kommt die Frage, in welchen Kliniken das Personal nach Tarifvertrag bezahlt wird. In kommunalen Kliniken sind nur 0,5 Prozent der Beschäftigten nicht nach Tarifvertrag angestellt, in gemeinnützigen Kliniken ein Prozent, während es in Privatkliniken satte 24 Prozent sind.[44]

Nach einer Studie des Rheinisch-Westfälischen Instituts für Wirtschaftsforschung (RWI) Essen und des Instituts für Gesundheitsökonomik (IfG) München fallen dann auch »die Personalkosten« bei den privaten Anbietern »mit 56,9 Prozent des Umsatzes deutlich geringer aus«. Ein gewichtiger Grund hierfür sei, dass die Krankenhäuser in privater Trägerschaft »bevorzugt Haustarifverträge abschließen und nicht an die starren Regeln des Tarifvertrags für den öffentlichen Dienst (TvöD) gebunden sind«.

Dass derlei Einsparungen zulasten der medizinischen Versorgung gehen, negieren die Autoren der RWI-Studie. Explizit heißt es: »Weder fällt die Leistungsqualität schlechter aus, noch findet ein Rosinenpicken der Privaten statt.« Dazu gebe es »im Vergleich zu den anderen Krankenhausträgern keine signifikanten Unterschiede in der medizinischen Behandlung«.[46] Für die Autoren ist das Gegenteil richtig: Durch das Engagement privater Konzerne durch Zukäufe in ländlichen Regionen würden diese »einen entscheidenden Beitrag zur Sicherstellung der flächendeckenden Versorgung« leisten.[47] Aus dieser Perspektive betrachtet, erscheint es konsequent, dass die Autoren bedingungslos für eine weitere Privatisierung eintreten. Wörtlich heißt es in dem RWI-Gutachten: »Die Privatisierung der öffentlichen Krankenhäuser ist ein erster Schritt in die richtige Richtung und führt zu mehr Wettbewerb im System.«[48]

Diese Aussagen verwundern nicht, wenn man sich vergegenwärtigt, wer diese 2009 veröffentlichte Studie in Auftrag gegeben hat. Es ist der Bundesverband Deutscher Privatkliniken e. V. (BDPK), also die Interessenorganisation von Rhön, Asklepios und Co. Doch einen expliziten Hinweis darauf findet man nur dezent in der vierzigseitigen Arbeit. Nicht umsonst stellt daher auch Rudi Schwab vom Verein demokratischer Ärztinnen und Ärzte die Frage: »Sozialwissenschaftliche Studie oder sozialpolitische Propaganda?«[66]

In der Tat ist Rudi Schwab zuzustimmen, wenn er feststellt, dass der Anteil kommunaler Krankenhäuser in ländlichen Regionen rund um »ein Fünftel höher« ist »als bei den privaten (26,9 Prozent kommunal zu 22 Prozent privat)«. Und wenn sich die Autoren der RWI-Studie freuen, wie rentabel private Klinikkonzerne arbeiten, stellt Rudi Schwab vom vdää zu Recht die Frage: »Warum erhalten die Privaten überhaupt Fördermittel aus Steuergeldern? (…) Hier fließt öffentliches Geld zur Wertsteigerung eines Privatbesitzes, zur Steigerung von Gewinnmöglichkeiten in Privatbesitz.«[67] Stimmt!

Ebenso ist richtig, dass der erzielte Gewinn der Privatkliniken »zu einem nicht unerheblichen Anteil in Form von Dividenden in die Taschen der privaten Inhaber abgezweigt« wird. Doch auch davon ist in der RWI-Studie – beziehungsweise präziser der BDPK-Studie – nichts zu lesen.

Und noch eine zweite Behauptung findet sich unreflektiert in der RWI-Studie: Häuser in privater Trägerschaft würden im Durchschnitt »deutlich weniger Mittel als andere Träger« erhalten, sodass sie den Steuerzahler stärker schonen.[68] Diese Aussage steht im direkten Widerspruch zu internationalen Metastudien. Nach einer Analyse des kanadischen Gesundheitswissenschaftlers Philip Devereaux von der McMaster University in Hamilton aus dem Jahr 2004 kommen zwei von acht untersuchten Studien zu dem Ergebnis, dass staatliche Zahlungen an Privatkliniken niedriger seien, während die sechs anderen Arbeiten zu einem gegenteiligen Resultat kommen. Zusammengefasst ergibt die Analyse der acht Studien, dass die Zahlungen an private Kliniken durchschnittlich »um circa 19 Prozent höher liegen«. Von einer besseren Rentabilität kann daher kaum die Rede sein.[69]

In einem Aufsatz fasst Professor Heinz Rothgang vom Zentrum für Sozialpolitik der Universität Bremen die Ergebnisse zahlreicher internationaler Studien zusammen.[70] Von ökonomischen Vorteilen für die Gesellschaft kann danach keine Rede sein. Nach unterschiedlichen amerikanischen Studien weisen »For-Profit-Kliniken« höhere Kosten auf.

Deutschland im Privatisierungswahn

»Heuschrecken übernehmen das Gesundheitssystem«, warnte bereits im März 2007 der Verband Freie Ärzteschaft, dem bundesweit rund 4000 Mediziner angehören. Damals, so erinnert der Essener Allgemeinmediziner Dr. Wieland Dietrich, seien es noch einzelne Informationen gewesen, die sein Verband zusammengetragen habe. Es waren Hinweise, die von Ärzten aus kürzlich privatisierten Kliniken stammten. Die Krankenversorgung würde umgeplant, »einzig ausgerichtet am Interesse von Investoren und Konzernen«, hieß es. Dazu würde die Krankenversorgung »durch die bevorstehende Industrialisierung nicht nur entmenschlicht, sondern darüber hinaus teuer, gefährlich und ungesund«, klagten die Mediziner.*

Der Verband Demokratischer Ärztinnen und Ärzte (VDÄÄ) mahnte: Die Gesellschaft müsse sich überlegen, ob sie das Gesundheitswesen »dem gleichen Druck einer kapitalistischen Ökonomie aussetzen will wie etwa die Autoindustrie«.[55] Und in einem offenen Brief warnten die Ärzte vom Notruf 113, dass die Gesundheitskonzerne »als Kapitalgesellschaften vor allem dem Shareholder-Value, nicht aber dem Gemeinwohl« verpflichtet seien.[56] Der VDÄÄ befürchtete darüber hinaus, dass die Profite der privaten Krankenhäuser dem Gesundheitswesen entzogen würden, zum Schaden der Beitragszahler und des solidarischen Gesundheitssystems.[57]

* Pressemitteilung des Verbandes Freie Ärzteschaft, 28.3.2007

Fast unbemerkt sind derzeit vier große Kapitalkonzerne mit den Namen Rhön-Klinikum AG, Helios Kliniken GmbH, Asklepios Kliniken GmbH und Sana Kliniken AG dabei, sich Deutschlands Krankenhausmarkt aufzuteilen.[58]

	Kliniken	Beschäftigte	Umsatz in Millionen
Rhön-Klinikum AG	45	30 400	1934
Helios Kliniken Gruppe (Fresenius AG)	56	26 800	1673
Asklepios Kliniken GmbH	72	25 700	1600
Sana Kliniken AG	33	12 400	792

Die Tabelle dokumentiert nur eine Momentaufnahme aus dem Jahr 2007. Seitdem ist die Entwicklung weiter fortgeschritten.

Beträgt der Anteil der privaten Krankenhäuser in Deutschland 1991 nur 15 Prozent, liegt er im Jahr 2006 bei 27 Prozent. Damit wurden in Deutschland mehr Krankenhäuser privatisiert als in jedem anderen europäischen Land. Wirtschaftsexperten rechnen damit, dass die Zahl privatisierter Kliniken in den nächsten Jahren auf 50 Prozent ansteigt.[60] Bereits 2009 versorgt allein Helios zwei Millionen Patienten, davon 600 000 stationär.[61] Sana beziffert die Zahl für das gleiche Jahr auf 920 000 Patienten, die in vierzig Krankenhäusern behandelt würden. Im Vergleich zum Jahr 2004 eine glatte Verdoppelung.[62] Allein im Jahr 2009 verzeichnete der Klinikkonzern Sana ein Umsatzwachstum von 18 Prozent auf 1,25 Milliarden Euro (zum Vergleich: Im Jahr 2007 waren es 792 Millionen).[63]

In einer Pressemitteilung bezeichnet sich Asklepios selbst als »eine der führenden internationalen Klinikketten«. Insgesamt habe die Gruppe »100 Einrichtungen, über 30 Tageskliniken, 21 000 Betten und 35 000 Mitarbeiter in Deutschland, Europa und den USA«, denen »rund eine Million Patienten« jährlich ihre Gesundheit anvertrauen würden.[64]

Der deutsche Marktführer, die Rhön-Klinikum AG, präsentiert im Internet einen geradezu schwindelerregenden Anstieg von Patienten und Umsatzerlösen seiner Kliniken, die auf über 37 deutsche Standorte verteilt sind:[65]

	2004	2005	2006	2007	2008
Umsatzerlöse in Tsd. Euro	1044,75	1415,79	1933,04	2024,75	2130,28
Behandelte Patienten	598 490	949 380	1 394 040	1 544 450	1 647 970

Was denken die Patienten?

Kaum eine gesellschaftliche Veränderung vollzieht sich so dezidiert gegen den Willen der Bevölkerung wie die Privatisierung von Krankenhäusern. Als sich in Hamburg der CDU-geführte Senat daranmachte, für die in den roten Zahlen befindlichen Landesbetriebskrankenhäuser (LBK) einen privaten Sponsoren zu finden, formierte sich in der Hansestadt breiter Widerstand. Am 20. Mai 2003 startete das Volksbegehren »Gesundheit ist keine Ware«, und zur Überraschung aller Beteiligten fiel das Bürgervotum selten eindeutig aus. Am 29. Februar 2004 stimmten beim Volksentscheid 76,8 Prozent der Wähler gegen den LBK-Verkauf.[71] Die Regierenden interessierte das wenig.

Am 7. September 2004 beschloss der Hamburger Senat trotz des Bürgerprotests den Verkauf der LBK an Asklepios. Für viele Menschen in Hamburg bedeutete das das Ende einer Illusion: des Wunschbilds einer mündigen Partizipation der Bürgerinnen und Bürger am Gesundheitswesen. Der Verkauf stellt »sowohl in Bezug auf die Größe der Transaktion als auch auf die politische Signalwirkung« (...) »einen Höhepunkt in der Geschichte der bisherigen Krankenhausprivatisierungen in Deutschland« dar.[72]

Während die politisch Verantwortlichen den Volksentscheid schlicht ignorieren, legt der Geschäftsführer von Asklepios, Elmar Willebrand, noch nach. Seine Aussagen im *Spiegel*-Interview im März 2004 müssen für die Hamburgerinnen und Hamburger, die sich gegen den Verkauf ausgesprochen haben, wie Hohn klingen. In Willebrands Augen sind die Bürger wohl zu dumm, um zu entscheiden, welche Trägerschaft Krankenhäuser benötigen: »Es gibt einen Grund, warum man sich für eine repräsentative Demokratie entschieden hat: Es sind eben nicht alle Fragen vom sogenannten ›kleinen Mann auf der Straße‹ in ihrer Tragweite zu überblicken. Er will's auch gar nicht. Wenn sich der Pulverdampf des Wahlkampfes verzogen hat, können Fachleute wieder Sacharbeit machen.«[73] So werden mit Verweis auf den »kleinen Mann« Bürgerinnen und Bürger abgekanzelt.

Der Gründer und Gesellschafter des Asklepios-Konzerns, Dr. jur. Bernard Broermann, spielt da sicherlich in einer anderen Liga. Betrachtet man die *Forbes*-Liste der deutschen Milliardäre, rangiert Broermann im Jahr 2009 unter den Top dreißig. Sein Privatvermögen rangiert bei 1,873 Milliarden Euro.[74] Ein eindrucksvoller Beleg für erfolgreiches unternehmerisches Handeln auf dem Gesundheitsmarkt. Der Jurist und Wirtschaftsprüfer gehört zu den echten Profis auf dem Markt und baute bereits Anfang der Achtzigerjahre im Mandantenauftrag eine amerikanische Krankenhauskette auf. 1984 gründete er die Asklepios-Kliniken-Gruppe.

Was zwischen den Topmanagern der Gesundheitskonzerne und den Regierenden gemauschelt und geschachert wird, durchblickt der Patient meist nicht. Dafür spürt er die Folgen der Privatisierung umso mehr am eigenen Leib. Es dürfte kaum verwundern, dass ähnlich wie beim Rhön-Universitätsklinikum Gießen und Marburg auch die meisten der jüngst privatisierten Hamburger Krankenhäuser von den Patienten in ihrer Qualität spürbar unter dem Bundesschnitt bewertet werden. Das ergibt abermals die Patientenbefragung der Techniker Krankenkasse in Hamburg.[75] Sowohl im Behandlungsergebnis wie in der medizinisch-pflegerischen Versorgung und der allgemeinen Zufriedenheit liegen sechs der sieben verkauften Hamburger Kliniken im Jahr

2009, also vier Jahre nach dem Verkauf an Asklepios, unter dem Durchschnittswert aller deutschen Krankenhäuser. Auffallend sind dabei erneut die schlechten Werte in der medizinisch-pflegerischen Betreuung, die auch einen Rückschluss auf die Pflegeintensität zulassen.

Konsequenterweise beschreiben auch Katharina Ries-Heidtke und Nils Böhlke als »wesentlichste Veränderung für die Pflegekräfte« nach der Privatisierung die Veränderung der Arbeitsorganisation.[76] Es wurde ein 3-2-1-Besetzungsschlüssel eingeführt, das heißt, es werden drei Kräfte in einer Frühschicht, zwei in der Spätschicht und eine in der Nachtschicht eingesetzt. Dabei seien »durchaus auch Auszubildende eingerechnet«. Manchmal aber reiche das vorhandene Personal nicht einmal aus, »um diesen ausgedünnten Schlüssel überhaupt zu besetzen«.[77]

Wie sich die Mitarbeiterentwicklung in Hamburg seit der Privatisierung verändert hat, dokumentiert ein Blick in die Beteiligungsberichte der Hamburger Behörde für Soziales, Familie, Gesundheit und Verbraucherschutz. Demnach sank die Zahl der Mitarbeiter der Asklepios Kliniken Hamburg GmbH von 11 017 im Jahr 2004 auf 10 535 im Jahr 2006, und 2008 gab es nur noch 9506 Mitarbeiter.[78]

Pakt gegen Heuschrecken

Doch es formiert sich auch Widerstand gegen den Ausverkauf des deutschen Gesundheitssystems. Immer mehr Menschen fragen sich, »welche Versorgungsangebote bei der zunehmenden Privatisierung und Ökonomisierung gefährdet sind« und welchen Preis die Gesellschaft dafür zahlen muss.[79] Die negativen Auswirkungen, die die Privatisierung von Krankenhäusern nach sich ziehen kann, werden in der Analyse des Deutschen Städtetages aufgezeigt:

- Einschränkungen bei der Behandlung nicht standardisierter und teurer Verfahren

- die Aufgabe der umfassenden Versorgung eines Akutkrankenhauses, wenn sich einzelne Abteilungen als defizitär erweisen sollten
- Einschränkungen bei der Therapie aller Erkrankungen, die im DRG-Katalog nicht ausreichend berücksichtigt sind
- Einschränkungen in der nicht kostendeckenden Ausbildung von Pflegekräften
- Einschränkungen der flächendeckenden, wohnortnahen Versorgung
- Einschränkungen in der Hilfestellung von Problemlagen, die im allgemeinen Interesse liegen, etwa Feststellungsverfahren in Vergewaltigungsfällen …[80]

Alle diese Leistungen sind bisher von den öffentlich geführten kommunalen Krankenhäusern abgedeckt worden. Die Studie des Städtetages mahnt zu Recht, dass sich die Gesellschaft entscheiden müsse, »ob sie bereit ist, die Kosten dafür zu tragen«.[81] Die Alternative wäre ein Trend zu noch mehr Privatisierung. Das kann weder im Interesse der Patienten noch des Pflegepersonals liegen. In diesem Zusammenhang warnt auch eine Untersuchung der deutschen Ärztekammer aus dem Jahr 2007 vor einer Tendenz, »ärztliches Handeln und organisatorische Abläufe in den Krankenhäusern ökonomischen Anfragen gegenüber zu begründen«.[82]

In Anbetracht weitreichender Einsparungen, denen Krankenhausaufgaben zum Opfer fallen, die nicht refinanziert werden (Weiterbildung, Fortbildung, Gesundheitsförderung und so weiter), fordert die Ärztekammer den Gesetzgeber zum Handeln auf: »Vor diesem Hintergrund sind die Landesgesetzgeber aufgefordert, in den Krankenhausgesetzen der Länder Anforderungen der Krankenhäuser zu formulieren, die unter den jeweils gegebenen Vergütungsbedingungen auch einem ökonomisch strapazierten Krankenhaus gestatten, die genannten gemeinwohlorientierten Aufgaben zu erfüllen, und es einem stark ökonomisierten Krankenhaus nicht mehr möglich machen, einen Gewinn dadurch zu erzielen, dass bestimmte Gestaltungen gewählt werden, die einer solchen Aufgabenerfüllung im Weg stehen.«[83]

So könne es nicht hingenommen werden, dass die Qualifikation zu den Gesundheitsberufen vor allem in kommunalen und gemeinnützigen Krankenhäusern erfolge, während einzelne private Träger diese Aufgabe reduzieren. Weiter heißt es: »Ebenso darf es Krankenhausträgern im Interesse einer von unlauteren ökonomischen Einflüssen freien Leistungserbringung seitens der Ärztinnen und Ärzte nicht gestattet werden, in die ärztliche Autonomie für die Diagnostik und Therapie einzugreifen und damit geschäftspolitische Strategien zum Maßstab ärztlichen Handelns werden zu lassen.«[84]

Doch derlei Gesetzesinitiativen sind noch weit von einer Umsetzung entfernt, während der Ausverkauf des Gesundheitssystems an renditehungrige Konzerne weiter voranschreitet.

Dass Entscheidungen wie die Privatisierungen nicht hingenommen werden müssen, belegen inzwischen zahlreiche verhinderte Projekte. Im Jahr 2008 beispielsweise verhinderten 31 200 Unterschriften in einem Bürgerbegehren den Verkauf der Dresdner Kliniken Neustadt und Friedrichstadt an einen privaten Investor. 20 000 Unterschriften wären nur erforderlich gewesen. Im Jahr 2002 verhinderten Privatisierungsgegner die Übereignung des Klinikums Nordfriesland.[85]

In Bayern kam es 2007 zu einem spektakulären Schulterschluss: Zwei regionale Krankenhäuser schließen einen »Ärzte-Pakt gegen Heuschrecken«, wie die Regionalzeitung schreibt.[86] Jahrelang hatten sich die Kliniken in Garmisch-Partenkirchen um verletzte Wintersportler gestritten. Doch die Angst vor einer privaten Übernahme vereinigte das landkreiseigene Klinikum Garmisch-Partenkirchen mit der berufsgenossenschaftlichen Unfallklinik Murnau. In dem bundesweit einzigartigen Projekt des Miteinanders beschlossen die Kliniken, dass ihre hoch spezialisierten Ärzte künftig auch in der jeweils anderen Klinik Patienten behandeln und neue Fachabteilungen gründen können.

Der CSU-Landrat freut sich: »Durch unsere Kooperation

entsteht ein medizinisches Versorgungszentrum mit 1000 Betten, das zwischen München und Innsbruck einmalig ist.«[87] Ein Konzept, das am Ende die feindliche Übernahme durch profitgierige Konzerne verhindern und gleichzeitig die 2500 Arbeitsplätze sichern konnte.

Leider sind solche Beispiele noch die Ausnahme, und es ist zu wünschen, dass die Bürgerinnen und Bürger auch in anderen Städten und Gemeinden ihnen nacheifern. Denn viel zu oft wird die Privatisierung von Krankenhäusern nach wie vor als quasi gottgegeben hingenommen.

Kapitel 12
Nahrungsergänzungsmittel

»Fast jeder Mensch wünscht sich einen schlanken, durchtrainierten und gesunden Körper« – heißt es auf der Webseite supermass.com in der Produktbeschreibung von Hydroxycut Hardcore X. Jeder könne mit einem Programm aus »Ernährung, Sport und Nahrungsergänzungen« seinen Körperfettgehalt verringern.[1] Veranschaulicht ist die Aussage mit dem Foto eines durchtrainierten Bodybuilderkörpers – straffe Muskeln, gut sichtbare Adern und ein Waschbrettbauch. Dazu präsentiert die Webseite die Ergebnisse einer klinischen Studie. Im Vergleich zu Probanden, die Placebos erhielten, hätten Probanden, die das Mittel Hydroxycut Hardcore X einnahmen, signifikant mehr Kalorien verbrannt. Eine zweite Studie kam laut Webseite zu dem Ergebnis, dass die Teilnehmer bereits zwölf Wochen nach der Einnahme des Schlankmachers »ihr Körperfett um durchschnittlich 7,9 Prozent reduziert« hätten.[2]

Hydroxycut Hardcore X ist ein sogenanntes Nahrungsergänzungsmittel (NEM). Nach Paragraf 1 Absatz 1 der Verordnung über Nahrungsergänzungsmittel (NemV) ist ein NEM »ein Lebensmittel, das 1. dazu bestimmt ist, die allgemeine Ernährung zu ergänzen, 2. ein Konzentrat von Nährstoffen oder sonstigen Stoffen mit ernährungsspezifischer oder physiologischer Wirkung allein oder in Zusammensetzung darstellt und 3. in dosierter Form, insbesondere in Form von Kapseln, Pastillen, Tabletten, Pillen und anderen ähnlichen Darreichungsformen, Pulverbeuteln, Flüssigampullen, Flaschen mit Tropfeinsätzen und ähnlichen Darreichungsformen von Flüssigkeiten und Pulvern, zur Aufnahme in abgemessenen, kleinen Mengen, in den Verkehr gebracht wird.« Insofern handelt es sich bei diesen Produkten um ein Lebensmittel und nicht um Arzneimittel. Jeder kennt die Vitamin-C-Kapseln, die im Supermarkt verkauft werden.

Was viele Kunden nicht wissen, ist, dass eine Gesundheitsgefahr von Nahrungsergänzungsmitteln ausgeht. Ein Beispiel sind die Hydroxycut-Produkte, vor denen in Deutschland auch amtliche Stellen warnen. Am 9. Juli 2009 veröffentlichte das Bundesamt für Verbraucherschutz und Lebensmittelsicherheit (BVL) eine Meldung, in der es heißt, die Einnahme von Hydroxycut könne »schwere Leberschädigungen verursachen«.[3] Als »typische Symptome einer Leberschädigung« nennt das Ministerium Appetitverlust, Übelkeit, Erbrechen, Bauchschmerzen, Ermüdungserscheinungen, dunklen Urin oder Gelbsucht. Kunden, die diese Symptome wahrnehmen, sollten einen Arzt aufsuchen.

Unter den Markennamen »Iovate« und »MuscleTech« wird das Ergänzungsmittel von den Unternehmen Iovate Health Sciences aus Oakville, Kanada, und MuscleTech, Mississauga, Ontario, Kanada, hergestellt und von dem US-amerikanischen Unternehmen Iovate Health Sciences USA, Inc., Blasdell, New York, vertrieben. Bis heute wird Hydroxycut unter verschiedenen Namen über das Internet beworben und verkauft.

Dass es in den USA bereits am 30. April 2009 eine Warnung der US-amerikanischen Lebensmittelbehörde Food and Drug Administration (FDA) gab, interessierte hierzulande nicht. Wegen der Gefahr von »ernsthaften« gesundheitlichen Konsequenzen hatte die FDA »dringend« empfohlen, »die Anwendung von 14 aufgeführten Hydroxycut-Produkten« sofort abzubrechen.[4] Erhältlich ist das Präparat aber noch immer.

Zu den Anbietern von Hydroxycut Hardcore X im World Wide Web zählt das Vertriebsunternehmen Biovea. Es empfiehlt sich als einer der führenden Online-Anbieter »für qualitative Gesundheitsprodukte« weltweit.[5] Über 400 000 Kunden würden auf die »Zuverlässigkeit« des Unternehmens vertrauen. Hydroxycut wird auf der Webseite von Biovea als »Fatburner« angepriesen, der »begeistert«. Weiter heißt es: »Zwischenzeitlich hat es sich herumgesprochen, dass die Firma MuscleTech absolute Spitzenprodukte liefert.«[6]

Einen Hinweis auf die gefährlichen Nebenwirkungen sucht man auf der Webseite vergebens. Der Kunde hat keine Chance. Dafür liefert Biovea einen Überblick über die Ingredienzien der Hydroxycut-Produkte. Die Zutaten reichen von grünem Tee, Granatapfel, Phosphor, Sesamöl bis zu Natrium und Ölsäure. Bei so vielen natürlichen Bestandteilen vermutet kaum jemand etwas Böses.

Wer glaubt, Hydroxycut markiere im Bereich der Nahrungsergänzungsmittel eine Ausnahme oder einen besonders schlimmen Fall, sieht sich getäuscht. Nach Mitteilung der Verbraucherzentrale Nordrhein-Westfalen haben Nahrungsergänzungsmittel häufig einen schalen Beigeschmack – sowohl für die Gesundheit wie für den Geldbeutel. Den Markt bezeichnen die Verbraucherschützer als »Revier der Scharlatane«.[7]

Zu dieser Auffassung steht das Vertrauen vieler Verbraucher in Nahrungsergänzungsmittel in einem großen Gegensatz. Vielen Nahrungsergänzungsmitteln wird eine heilende Wirkung zugeschrieben: Selen gegen Krebs, Kalzium gegen Knochenschwund, Vitamin C und E für das Herz, Zink für die Haut oder etwa Algen für die Figur. Beworben werden die Produkte mit allerlei Genesungsversprechen. Die beliebten Coenzym-Kapseln, die im Internet für rund 55 Euro erhältlich sind, verheißen all das, was Menschen gern hören: So führe die Powerkapsel laut Werbung »zur Stärkung des Herzens, zu gesundem Blutdruck« und senke Cholesterinwerte.

Die Deutschen lassen sich ihre Gesundheit etwas kosten. Der Markt für Nahrungsergänzungsmittel (NEM) ist riesig. Allein im Jahr 2008 wurden dafür 1,5 Milliarden Euro ausgegeben. Insgesamt schlucken inzwischen knapp 28 Prozent der Deutschen regelmäßig NEM. Dabei fällt auf, dass Frauen deutlich mehr NEM zu sich nehmen als Männer und der Konsum mit zunehmendem Alter steigt.[8]

Konsum NEM	Frauen	Männer
Gesamtzahl	30,9 %	24,2 %
Alter 65–80 Jahre	43,2 %	30,2 %

Verbraucherzahlen der Superlative, die eine regelrechte Goldgräberstimmung bei Herstellern von Ergänzungsmitteln aufkommen lassen. Noch nie gab es hierzulande so viele Produkte im Handel, und jedes Jahr kommen 3000 neue NEM hinzu. Seit der Meldepflicht 2005 sind beim Bundesamt für Verbraucherschutz und Lebensmittel (BVL) knapp 14 000 Nahrungsergänzungsmittel gemeldet worden. Insgesamt ein riesiger Markt mit skandalösen Lücken für die Endverbraucher. Denn NEM werden nur angemeldet, sie werden nicht geprüft, überprüft oder zugelassen.[9] Weiterführende Regeln beschäftigen sich primär mit der Kennzeichnung und der Werbung. Ansonsten ist der Verbraucher auf sich allein gestellt und lässt sich vom Charme biologischer und vermeintlich natürlicher Hilfe für die angeschlagene Gesundheit blenden. Und sehr viele Kunden vergessen, dass das Prädikat »natürlich« nicht mit »harmlos« gleichzusetzen ist.

Ein Grund für den Wildwuchs auf dem Markt der NEM liegt in der mangelnden Kontrolle sowie der Intransparenz der Angaben auf den Verpackungen vieler NEM. Während Arzneimittel einem genauen Zulassungsverfahren durch das Bundesinstitut für Arzneimittel und Medizinprodukte (BfArM) unterliegen, gilt das nicht für die NEM. Denn sie gelten nach deutschem Recht als Lebensmittel. Damit fehlt bei Nahrungsergänzungsmitteln die Pflicht, Studien zur Wirksamkeit beziehungsweise zur medizinischen Unbedenklichkeit durchzuführen. Und auch die Dosierungsempfehlungen auf der Packungsbeilage werden oft nicht untersucht.[10] Insofern kommt der Konsum vieler NEM einer echten Mutprobe gleich.

In einem Schreiben an die Käufer warnt die Verbraucherzentrale des Landes Nordrhein Westfalen: »Doch die wenigsten Menschen kennen die möglichen Auswirkungen dessen, was sie schlucken. Kein Hersteller muss sie auf Risiken und Nebenwirkungen der als Lebensmittel verkauften Pillen, Pülverchen und Säfte hinweisen.«[11]

Denn viele der Mittel sind gefährlich und können die Gesundheit schädigen. Bei manchen Angeboten ist sogar Lebensgefahr für ältere Menschen nicht auszuschließen. Das trifft insbesondere dann zu, wenn zusätzlich zu Nahrungsergänzungsmitteln auch Arzneimittel eingenommen werden. Doch damit nicht genug, wie Warnmeldungen der deutschen Gesundheitsbehörden belegen. Zu den Substanzen, die in untersuchten Ergänzungsmitteln gefunden werden, gehören auch Stoffe, vor denen das Bundesinstitut für Risikobewertung (BfR) öffentlich gewarnt hat.

Besondere Brisanz haben neben den Schlankmachern auch Potenzmittel, die ebenfalls als Nahrungsergänzungsmittel verkauft werden. Ein Beispiel ist das NEM mit dem verheißungsvollen Namen SensaMen, eine angebliche »Kräutermischung in Kapseln«. Hersteller ist das Unternehmen BioProducts International BV mit Sitz im niederländischen Culemborg.[12] In Werbeflyern wird das Produkt als »das Lustempfinden stärkende Energetikum für den Mann mit ausgesuchten, 100 Prozent natürlichen Inhaltsstoffen« beschrieben.

Was die Kunden nicht ahnen können: Die SensaMen-Kapseln enthalten chemische Substanzen, die eine ähnliche Wirkung aufweisen wie das Arzneimittel Viagra. Besonders brisant ist bei diesen Substanzen, dass sie bisher in keinen klinischen Studien untersucht wurden und der Kunde, der das Nahrungsergänzungsmittel einnimmt, in diesem Fall sprichwörtlich als Versuchskaninchen herhalten muss.[13] Das bayerische Landesamt für Gesundheit und Lebensmittelsicherheit warnt vor »vielfältige(n) Anwendungen und Nebenwirkungen« der Inhaltsstoffe.[14] Bei Menschen, die Medikamente gegen Bluthochdruck oder eine koronare Herzkrankheit einnehmen, sei »Vorsicht geboten«, weil das Produkt kontraindiziere, das heißt, die Wirkung der Medikamente negativ beeinflusst. Häufig führe die Einnahme von SensaMen auch zu Kopfschmerzen, Sehstörungen, Schwindelgefühlen, Verdauungsstörungen bis hin zu Hautrötungen. Insgesamt sei mit »erheblichen gesundheitlichen Risiken« zu rechnen.[15]

Die Bundesvereinigung Deutscher Apothekerverbände schreibt in einer weiterführenden Mitteilung, die Einnahme des Potenzmittels könne »bis zum Tode führen«.[16]

Nur zwei Monate nach der Warnung vor SensaMen, am 19. März 2009, kommt eine weitere öffentliche Warnmeldung. Das BVL warnt vor dem Nahrungsergänzungsmittel Fortodol[17] des schwedischen Unternehmens Hela Pharma AB. Angepriesen wird das Präparat als schmerzhemmendes Wundermittel. Auf der Webseite eines Internetshops heißt es: »Machen Sie mit, wie Tausende Menschen weltweit, die von chronischen Schmerzen befreit wurden, ohne die Nebenwirkungen von verschreibungspflichtigen Schmerzkillern.«[18]

Hinter dem angeblichen natürlichen Schmerzhemmer verbirgt sich ein Extrakt der Kurkumapflanze. Die Wurzelknollen werden in Asien bereits seit 3000 bis 4000 Jahren wegen ihrer heilenden Wirkung genutzt. Insbesondere in der traditionellen indischen ayurvedischen Heilkunst wird Kurkuma eine besondere Rolle zugeschrieben, in einigen Regionen gilt die Pflanze sogar als »heiliges Gewürz«.[19] Glaubt man der Webseite biothemen.de, die die Wirkungen von Kurkuma beschreibt, sind bisher »keine negativen Nebenwirkungen beobachtet worden«.[20] Dazu sind umgerechnet 14 Euro für ein angeblich hochwirksames Antischmerzmittel nicht teuer.

Vertrieben wird das Fortodol über das Internet. Hier taucht der Stoff auch unter Namen wie Miradin, Leppin Miridin formerly oder RE-LEV-IT 90 Capsules auf.[21] Die Angebote finden sich etwa auf der britischen Webseite »Gewürze, Garten und Gesundheit« aus Kent, wo Miradin als der »weltstärkste natürliche Schmerzkiller« angepriesen wird.[22] Angeblich hätten bereits viele Tausende Menschen rund um den Erdball Erleichterung bei ihren chronischen Schmerzen erfahren. Am besten wirke der natürliche Schmerztöter gegen »Arthritis, Rückenschmerzen, Zahnschmerzen, Migräne, Schmerzen während der Periode, Muskelschmerz, Muskelschäden oder Ischias«, lobt der britische Internetshop für Alternative Medizin aus West Yorkshire das Mittel.[23] Zwar fällt der rote Warnhinweis »Not tested on animals« auf der Webseite schnell ins Auge, Hinweise auf eine Gesundheitsgefährdung sucht man aber in den Internetläden vergebens.

Im Fall von Fortodol ist das grob fahrlässig. Denn was der Kunde nicht wissen kann, ist, dass das Schmerzmittel auch den in Europa nicht zugelassenen Stoff Nimesulid enthält. Dessen Einnahme ist höchst gefährlich und verursacht schwere Leberschäden. In Skandinavien sind bereits neun Fälle von gesundheitlichen Schädigungen bekannt geworden, für einen Nutzer sogar mit Todesfolge.[24]

Besonders dreist ist ein weiteres Detail: Der Wirkstoff Nimesulid wird bei der Behandlung von Hunden eingesetzt und ist derzeit nur in der Veterinärmedizin zugelassen. Es wurde also unter dem Label eines angeblichen Nahrungsergänzungsmittels Hundemedizin an Menschen verkauft.

Höchstgefährlich ist auch das Abnehmmittel Therma Power aus Dänemark. Mit speziellen Zutaten könne der Stoff den Stoffwechsel anregen, Fett verbrennen und den Energielevel steigern, heißt es in der Internetwerbung.[25] Geheimnisvoller Wirkstoff sind diesmal Bestandteile des Ephedrakrauts, einer sogenannten Meerträubelpflanze, die von Arabien bis Portugal anzutreffen ist. Worüber die Kunden auf den Werbeseiten von Therma Power nicht aufgeklärt werden, sind erneut potenzielle Nebenwirkungen, die mit einem Verzehr von Therma Power verbunden sind. Februar 2008 warnt das Schleswig-Holsteinische Landwirtschaftsministerium dringend vor Nahrungsergänzungsmitteln, die Bestandteile des Ephedrakrauts enthalten.[26] In Dänemark erlitt ein 36 Jahre alter Mann nach der Einnahme von Therma Power einen Herzstillstand.

Wie andere Naturstoffe wirken auch Ephedra-Produkte auf Herz und Kreislauf. Die Ephedra-Alkaloide, wie Inhaltsstoffe der Pflanze präzise bezeichnet werden, haben eine gefäßverengende und blutdrucksteigernde Wirkung.[27] Was den freien Verkauf nahezu kriminell macht, ist ein weiteres Detail: Bereits 2002 veröffentlicht das Bundesinstitut für Risikoforschung eine Meldung, die auf »schwere Gesundheitsschäden durch Ephedrakraut hinweist«.[28]

In der Meldung heißt es: »Es kann zu unerwünschten Wirkungen kommen wie zum Beispiel Pupillenerweiterung, Nervosität, Zittern, Schweißausbrüchen, Herzrhythmusstörungen, erhöhtem Blutdruck und bei hoher Dosierung zu Krampfanfällen und psychischen Veränderungen. In den USA sind bereits mehrere Hundert Menschen durch die unkontrollierte Einnahme solcher Produkte erkrankt, mehr als zehn starben an den Folgen.«

Ein freier Verkauf ist aus diesem Grund in der Europäischen Union nicht zulässig. Trotzdem finden sich im Internethandel noch immer ephederinhaltige NEM mit Namen wie Ephedra 850, Stack 2 oder Stacker Lite. Wie subtil hierbei die Vermarktung stattfindet, zeigt sich in dem Umstand, dass in den Informationen zu den Inhaltsstoffen »Ephedrin« kaum richtig geschrieben auftaucht. Stattdessen wird der gefährliche Stoff gerne als Ephedrine, Ephedra oder Mu Huang aufgeführt.[29]

Die Dreistigkeit, mit der gefährliche NEM auf den Markt kommen, zeigt auch ein weiteres, letztes Beispiel. Eine Berliner Firma bewarb das Schlankheitsmittel FSS – Fat Slimming Show als sogenannte Apfeltabletten. Glaubt man den Werbebotschaften, handelt es sich dabei um ein rein pflanzliches Präparat ohne Nebenwirkungen. Eine Überprüfung durch das Berliner Landesamt für Gesundheit und Soziales entzauberte den Appetitzügler als hochbrisante Mixtur, wie die Techniker Krankenkasse im Juni 2009 in einer Pressemitteilung warnt.[30] Denn neben den natürlichen Zutaten findet die Behörde in dem Produkt den verschreibungspflichtigen Wirkstoff Sibutraminhydrochlorid. Pharmazeuten wie der Apotheker der Techniker Krankenkasse, Tim Steinle, warnen, dass der Stoff »den Blutdruck gefährlich erhöhen und akute Herzschäden verursachen« kann.[31] Gleichzeitig kann Sibutraminhydrochlorid gefährliche Wechselwirkungen mit anderen Medikamenten hervorrufen und in der Stillzeit sogar das Leben des Kindes bedrohen.

Verbrauchern gibt das Bundesinstitut für Arzneimittel und Medizinprodukte (BfArM) den knappen, aber eindringlichen Hinweis, die Einnahme sofort zu beenden und gegebenenfalls einen Arzt aufzusuchen. Vertrieben wird »FSS – Fat Slimming Show« noch heute über das Internet, das sich einmal mehr als denkbar schlechte Quelle zum Kauf von Nahrungsergänzungsmitteln erweist.

Hier wird stillschweigend umetikettiert. Zulasten des Endverbrauchers kommen Medikamente unter der Bezeichnung eines Nahrungsergänzungsmittels auf den Markt. Nicht umsonst warnt das Landesuntersuchungsamt (LUA) Sachsen in seinem Jahresbericht 2006, dass »als Nahrungsergänzungsmittel ›getarnte‹ Arzneimittel« auf den Markt vordringen. Weiter heißt es: »Unter Umgehung dieser – sehr kostenintensiven Zulassung – werden seit Längerem Erzeugnisse als Nahrungsergänzungsmittel verkauft, die arzneiliche Zweckbestimmungen verfolgen.«[32] Im Jahresbericht 2003 verweist das rheinland-pfälzische LUA in diesem Zusammenhang auch auf Thermogenics, Kalorienblocker und Präparate mit Isoflavonen wie Soja oder Rotklee.[33]

Wer glaubt, dass gesundheitliche Risiken nur bei exotisch-gepanschten Vitamin- oder Mineraliencocktails unseriöser Fabrikanten entstehen können, erliegt abermals einem Irrtum.

Denn auch viele harmlos klingende Pülverchen aus den Supermarktregalen sind nicht nebenwirkungsfrei. Die Verbraucherzentrale Nordrhein-Westfalen hat eine Liste von beliebten Nährstoffen in Nahrungsergänzungsmitteln erstellt, die zum Teil beträchtliche Nebenwirkungen erzeugen können.[34] Die folgende Übersicht ist nicht vollständig und gibt nur einen groben Überblick:

Nährstoff	Gegenanzeigen	Nebenwirkungen	Wechselwirkungen
Calcium	Krebsleiden, Nierenfunktionsstörung, Nierensteine	Magen-Darm-Beschwerden	verhindert die Aufnahme von Arzneistoffen im Körper (etwa Antibiotika)
Eisen	Eisenspeicher-Erkrankungen	Magen-Darm-Beschwerden, Verstopfung	verhindert die Aufnahme von Arzneistoffen im Körper
Jod	Schilddrüsenüberfunktion, Schilddrüsentumor	Überempfindlichkeitsreaktionen (Fieber, Akne …)	
Magnesium	Nierenfunktionsstörung	Durchfall	vermindert die Aufnahme von Eisen und bestimmten Antibiotika
Zink	Nierenversagen	Nebenwirkungen bei zu langer Dosierung möglich	vermindert die Wirkung bestimmter Antibiotika sowie Kupfer und Chrom
Vitamin A	Hirndrucksteigerung	Überdosierung birgt bei Schwangeren Gefahr für das Kind	nicht mit Arzneimitteln nehmen, die sich vom Retinol ableiten
Beta-Carotin	Vorsicht bei Rauchern		in hohen Dosen Gefahr für Raucher
Vitamin K	einige Mittel nicht bei Kindern nutzen	Störung der Blutgerinnung	verringert Wirkung von Arzneimitteln zur Hemmung von Blutgerinnung
Vitamin B_1		Überempfindlichkeitsreaktionen (Atemnot, Rötungen)	
Vitamin B_6		kann bei hoher Dosis zu Nebenwirkungen kommen	vermindert Wirkung von Parkinson-Medikamenten

Folsäure	chronischer Vitamin-B_{12}-Mangel	Schwellungen, Atemnot bis zu Herz-Kreislauf-Versagen und Schock	vermindert die Wirkung von Medikamenten gegen Krebserkrankungen und Infektionskrankheiten
Omega-3-Fettsäuren		Übelkeit, Erbrechen, Förderung von Herzrhythmusstörungen	Funktion der Leukozyten und des Immunsystems können negativ beeinflusst werden

Da NEM-Produkten nach deutschem Recht keinerlei Gebrauchsinformationen oder Beipackzettel über Nebenwirkungen beigefügt werden müssen, ist es dem Zufall überlassen, wer Opfer einer Neben- oder Wechselwirkung wird. Selbiges gilt auch für sogenannte Pflanzenextrakte, »in welchen ›Bioflavonoide‹, ›Anthocyane‹, ›Lycopin‹ oder ›Luetin‹ angereichert wurden«, warnt das rheinland-pfälzische Landesuntersuchungsamt.[35] Welche »Wirkungen« und »möglicherweise auch Nebenwirkungen von diesen Stoffen ausgehen«, sei »noch nicht bekannt«.

Besondere Brisanz hat ein weiteres Faktum: Viele Nährstoffe sind in Ergänzungsmitteln immer wieder genauso hoch und teilweise sogar noch höher dosiert als in Medikamenten. Hohe Dosierungen markieren beispielsweise eines der Hauptprobleme bei den äußerst beliebten Algen. Während die Hersteller behaupten, die Produkte hätten eine heilende Wirkung bei Herpes, Windpocken, Mumps und sogar Krebserkrankungen, spricht die Forschung eine ganz andere Sprache. Nach einer Meldung des Bundesinstituts für gesundheitlichen Verbraucherschutz und Veterinärmedizin (BgVV) gibt es für »medizinische Wirkungen solcher als Nahrungsergänzungsmittel angebotener AFA-Algen-Produkte keinerlei wissenschaftliche Belege«.[36] Trotzdem loben Wellness- und Esoterikseiten im Internet die AFA-Algen als »grünes Manna aus der Urzeit für die Probleme der heutigen Zeit«. Dazu würden die Algen »nicht nur zum gesunden Muskel- und Gewebeaufbau« beitragen, sondern auch die Grundlage »für gute Stimmung, gute Denkleistungen und beste Konzentration« liefern.[37] Ein Anbieter eines Algen-Nahrungsergänzungsmittels lobt den Stoff »AFA-Algen PLUS« als »Supervitalstofflieferant«. Das Produkt »Algen Kids plus« würde den Kleinen »die Zufuhr spezieller Nährstoffe« gewährleisten, »die für die Entwicklung des Hirns von Bedeutung sind«.[38] Dagegen rät das Bundesinstitut für gesundheitlichen Verbraucherschutz, »dass Kinder AFA-Algenprodukte grundsätzlich nicht verzehren sollten«.[39]

Während ein Nutzen AFA-haltiger Nahrungsergänzungsmittel wissenschaftlich nicht belegt ist, kommt eine US-amerikanische Untersuchung zu alarmierenden Ergebnissen. Die Studie dokumentiert, dass rund 70 Prozent der untersuchten NEM-Proben aus Algen eine zu hohe Verunreinigung aufweisen, explizit die leberschädigenden Gifte mit dem Fachwort Microcystine enthalten. In Anbetracht dieser großen nachgewiesenen Mengen ist nach Auffassung des Bundesinstituts »eine Gefährdung der Gesundheit nicht auszuschließen«.[40]

Darüber hinaus warnte das Bundesinstitut für gesundheitlichen Verbraucherschutz und Veterinärmedizin (BgVV) auch vor den Risiken des getrockneten Seetangs und der getrockneten Algenblätter. Grund für die Warnung ist der überhöhte Jodgehalt. Bei bis zu 6567 Milligramm Jod pro Kilo im Trockengewicht können die Algenerzeugnisse nach Auffassung des Bundesinstituts »die Gesundheit schädigen«.[41] Insgesamt liegt der Jodgehalt bei den ausgewerteten Produkten noch »19,5- beziehungsweise zwanzigfach über dem vom ehemaligen Bundesgesundheitsamt[42] für jodreiche Algenerzeugnisse empfohlenen Wert von 20 Milligramm pro Kilo«.[43]

Ebenfalls ein weitverbreiteter Mythos ist die Annahme, dass das Spurenelement Selen vor Krebs schütze. Während sich diese Hoffnung nach einer Untersuchung, die im *arznei-telegramm* zitiert wird, bereits 1998 zerschlagen hat,[44] verdichten sich weit weniger schöne Fakten. Neue Studien belegen, dass die Einnahme des Nahrungsergänzungsmittels Selen sogar das

Risiko, an Diabetes zu erkranken, vergrößert.[45] Führt hoch dosiertes Vitamin E, wie eine Metaanalyse 2005 belegt, zu einer erhöhten Sterblichkeit,[46] kann das ebenfalls weitverbreitete Ginkgo zu Allergien, Erbrechen und Durchfall führen.

Die Liste ließe sich fast endlos fortsetzen. Trotz der inzwischen mannigfaltigen Nebenwirkungen ist ein Ende des Vormarschs der Nahrungsergänzungsmittel nicht in Sicht. Im Gegenteil: Groß angelegte Werbekampagnen bringen im Wochenrhythmus neue Produkte in den Handel.

Conclusio

»Make Money« – diese Losung gilt inzwischen als geflügeltes Wort für den geldgierigen Sektenkonzern Scientology, der mit Allmachtsversprechungen weltweit Menschen in seinen Bann zieht. Bei genauerem Hinsehen lässt sich die Losung »Make Money« auch auf die skrupellosen Angebote auf dem Markt der Nahrungsergänzungsmittel übertragen. Da werden falsche Heilsversprechen gegeben und Traumwelten aufgebaut. Die Versprechungen, die mit manchen der Mittelchen verbunden sind, klingen geradezu fantastisch: Menschen würden jünger, schlanker, stärker.

Wie miserabel hingegen die Qualität vieler Nahrungsergänzungsmittel ist, dokumentieren die Auswertungsergebnisse des Brandenburger Ministeriums für Umwelt, Gesundheit und Verbraucherschutz aus dem Jahr 2007. Unter den 10 400 untersuchten Lebensmittelproben befanden sich 87 Nahrungsergänzungsmittel. Über die Hälfte (52 Prozent) der Produkte war aus Sicht des Ministeriums nicht in Ordnung. In einer Mitteilung resümiert das Ministerium: »Diese Beanstandungsquote ist extrem hoch und liegt damit über den Beanstandungen bei Lebensmitteln des allgemeinen Verzehrs.«[47]

Weiter erklärt es: »Die Frage, ob der Konsum von Nahrungsergänzungsmitteln überhaupt erforderlich ist, wurde in den letzten Jahren oft gestellt und kontrovers diskutiert. Als wissenschaftlich erwiesen gilt, dass bei einer ausgewogenen Ernährung eine zusätzliche Zufuhr von Nahrungsergänzungsmitteln bei gesunden Menschen in der Regel nicht erforderlich ist. Bei wirklich bestehenden Ernährungsdefiziten […] muss jeder selbst entscheiden, ob er eine gesundheitsfördernde Ernährung wählt, die bestehende Defizite ausgleicht, oder lieber zur leicht verfügbaren Tablette greift.«[48]

In einer anderen Untersuchung, die 2007 in Nordrhein-Westfalen die Qualität von Nahrungsergänzungsmitteln untersuchte, wurden von 731 Produkten 29 Prozent beanstandet. Damit war jedes dritte Produkt nicht in Ordnung.[49]

Ein genauer Blick auf die oftmals sehr teuren Angebote auf dem NEM-Markt erinnert dann auch mehr an ein Kuriositätenkabinett als an eine wirksame Hilfe für den Vitamin- oder Mineralienhaushalt. Die Palette reicht von gemahlenem Haifischknorpel, Ampullen mit Blütenpollen-Likörwein, getrocknetem, pulverisiertem Gerstengrasblättersaft bis hin zu getrocknetem, Apfelessig in Pillenform oder Erdbeerpulverkapseln.[50]

Anything goes – und dem zahlenden Kunden wird suggeriert, wegen veränderter Umwelt- und Lebensbedingungen müssten Defizite mit Nahrungsergänzungsmitteln kompensiert werden. Tatsache ist jedoch, dass die Wirksamkeit vieler Angebote auf wissenschaftlich sehr dünnen Beinen steht, während die Nebenwirkungen medizinisch gut dokumentiert sind.

Nach einem Ratgeber der Verbraucherzentrale Nordrhein-Westfalen ist »Scharlatanerie bei Nahrungsergänzungsmitteln […] umso wahrscheinlicher, je mehr der folgenden Aussagen in der Werbung erscheinen«[51]:

- »bekommt durch wiederholten Hinweis auf seine Herkunft aus exotischen Regionen besondere Attraktivität
- hilft angeblich dort, wo die Schulmedizin versagt, speziell in ausweglosen Situationen
- nachvollziehbare Daten von Studien, die eine Wirksamkeit dokumentieren könnten, fehlen

- wirkt gegen eine Vielzahl verschiedener Erkrankungen, die nichts miteinander zu tun haben (Akne, Aids, Krebs, Rheuma, Diabetes)
- wird als ›ganz natürlich‹ angepriesen und frei von jedweder Nebenwirkung
- wird nicht in Drogeriemärkten und Apotheken verkauft
- wird angeblich seit Jahren/Jahrzehnten/Jahrhunderten verwendet, ist aber nicht anerkannt
- ist so supererfolgreich, dass unverständlich bleibt, warum keine Zulassung als Arzneimittel existiert
- kann in dieser Qualität nur zeitlich begrenzt oder bei Beratern dieser Firma erhältlich sein«[52]

In Anbetracht der gesamten Fakten verlangt der Umgang mit Nahrungsergänzungsmitteln nach einer Überprüfung. Am Anfang steht bereits die Fragestellung, ob ein Lebensmittelhändler ohne irgendwelche Vorkenntnisse geeignet ist, NEM zu verkaufen. Hier wäre es eine dringend notwendige Maßnahme, Sachkundenachweise einzuführen. Darüber hinaus ist eine deutsche Meldestelle für Nebenwirkungen von NEM längst überfällig. Dazu muss endlich in der Politik diskutiert werden, ob Stoffe, die je nach Dosis gesundheitsgefährdend sein können, ohne Weiteres in den freien Handel gelangen dürfen. Hier ist mächtig Raum für den Gesetzgeber, ein Dunkelfeld zu regulieren. Derzeit ist der ahnungslose Endverbraucher fast ungeschützt der Profitgier unseriöser Unternehmer ausgesetzt, die mit Nahrungsergänzungsmitteln ein lukratives Geschäftsfeld erschlossen haben.

Schluss: Höchste Zeit zum Gegensteuern

Das ungezügelte Abkassieren durch Pharmaindustrie und bestimmte Ärztegruppen ist der Tod des Solidarsystems, dem Deutschland eine seiner stabilsten Phasen in Jahrhunderten verdankt. Die solidarische Gesellschaftsstruktur zu gefährden würde auf Dauer auch das Land destabilisieren. Höchste Zeit also, die verhängnisvollen Fehlentwicklungen im Gesundheitssystem zu beheben. Und dazu gehört es, das unsinnige Wachstum zu begrenzen.

Jahr für Jahr pumpen die Versicherten über ihre steigenden Beiträge immer mehr Milliarden in das Gesundheitssystem. Zusätzlich ist auch der Staat gefordert: Im laufenden Jahr 2010 muss die Bundesregierung mit 15,3 Milliarden Steuergeldern das System stützen – das ist knapp sechsmal so viel wie noch im Jahre 2005.[1] Aber selbst das reicht noch nicht, die immensen Kostensteigerungen aufzufangen, weshalb sich die Krankenkassen zudem genötigt sehen, ihre Leistungen für die Patienten immer weiter einzuschränken. In den Krankenhäusern sind Rationierungen (siehe Kapitel 10) längst ein normaler Vorgang, auch wenn darüber offiziell nicht gesprochen wird. Die Fallpauschalen zwingen zu einer Medizin des Allernotwendigsten.

In anderen Bereichen des Gesundheitssystems werden dagegen viele Milliarden verplempert. Experten warnen seit Langem vor einer Entwicklung, die Krankenkassen dazu zwingt, ihren Versicherten selbst sinnvolle Leistungen zu verweigern oder diese nur noch in Zusatzversicherungen anzubieten. Und das alles, weil die Politik bislang unfähig war, die Gier der Pharmaindustrie und bestimmter Ärztegruppen durch klare Vorgaben zu zügeln.

Denn immer teurer heißt nicht, dass die Behandlung der

Kranken gleichzeitig effizienter wird. Im Gegenteil. Die Kostensteigerungen basieren weitestgehend auf einer Ausweitung unnötiger medizinischer Leistungen und der Einführung neuer und überteuerter Arzneimittel, von denen nur ein verschwindend kleiner Teil als nützlich angesehen wird. Der unkritische Umgang mit der Apparatemedizin hat zu einer Ausweitung von MRT-, Röntgen- und Herzkatheter-Untersuchungen und damit zu einer Explosion der Kosten geführt. Den finanziellen Nutzen haben Ärzte und Kliniken, die leichtgläubigen Patienten aber den Schaden.

»Röntgen zur Bandscheibendiagnostik bei jungen Menschen ist eigentlich Körperverletzung«, schreibt beispielsweise der Münchner Orthopäde Martin Marianowicz in einer kritischen Betrachtung über den bedenkenlosen Einsatz seiner Kollegen von Diagnostik und Therapie. »Viele junge Patienten kommen mit Röntgenaufnahmen ihrer Wirbelsäule zu mir und fragen um Rat«, schreibt der Orthopäde, »man kann auf einer Röntgenaufnahme zwar Knochenbrüche, Fehlstellungen oder Arthrose in den Gelenken erkennen, nicht aber Bandscheibenschäden.«[2]

Offenbar interessiert die Ärzte Sinn oder Unsinn solcher Untersuchungen wenig, Hauptsache, die vorhandenen Geräte verschaffen ihnen kräftige Zusatzeinnahmen. Marianowicz hat die Erfahrung gemacht, dass Patienten mit Rückenproblemen bei ihm erscheinen, »mit mindestens fünf Röntgenbildern ausgestattet, der Privatpatient mit der gleichen Anzahl von Kernspinaufnahmen«. Er halte aber nichts von Kernspinaufnahmen bei Bandscheibenvorfällen. Eine überflüssige Diagnose, zudem auch noch sehr teuer.

Die unkontrollierte Ausweitung überflüssiger medizinischer Leistungen und die wachsende Flut verzichtbarer Medikamente lassen die Kosten auf dem Gesundheitsmarkt in einem fahrlässigen Umfang expandieren. »Wenn nichts passiert«, warnt nachdrücklich Eberhard Wille, Vorsitzender des Sachverständigenrats im Gesundheitswesen, »fährt das System vor die Wand.«[3]

Höchste Zeit zum Gegensteuern. Nach dem Sozialgesetzbuch V, das die Bestimmungen zur Gesetzlichen Krankenversicherung zusammenfasst, muss eine medizinische Leistung »notwendig«, »zweckmäßig« und »wirtschaftlich« sein. Gemessen an diesen Vorgaben gibt es viel zu streichen. Das Ergebnis solcher massiven Kürzungen wäre ein weit besseres Gesundheitswesen, das nicht auf die Begehrlichkeiten von Interessengruppen ausgerichtet ist, sondern die Bedürfnisse der Patienten in den Vordergrund rückt. Den Kranken blieben dann unnötige und sie zusätzlich belastende oder gar schädigende Therapien erspart. Sie hätten zudem die Gewissheit, dass ihre Behandlung sich an dem höchstmöglichen Nutzen orientiert.

»Wenn jeder Arzt nur das machen würde, was für den Patienten sinnvoll und nötig ist, und der Patient wiederum sich mit dem begnügt, was nötig ist«, sagt Leonhard Hansen, ehemaliger Vorsitzender der KV Nordrhein, »dann müssten wir die quälenden Kostendiskussionen nicht mehr führen.«[4] Um dahin zu kommen, ist auch bei den Patienten ein Umdenken erforderlich. Wenn Hansen in seiner Hausarztpraxis am Niederrhein Patienten unnötige Untersuchungen ausreden will, »dann sehen viele mich ungläubig an, als würden sie in diesem Moment denken, der will an mir doch nur sparen.«

Vielen Patienten fehlt das Bewusstsein dafür, dass falsche Ansprüche ihre gesundheitlichen Risiken deutlich erhöhen. Eine patientengerechte Versorgung dagegen schützt die Kranken vor überflüssigen Therapien. Unter Beachtung dieses Grundsatzes ließen sich durchaus zweistellige Milliardenbeträge einsparen. Schließlich steckt im System viel Geld, so unermesslich viel, dass Rationierungen und sogar die regelmäßigen Beitragserhöhungen nicht nötig wären. Bereits Anfang der 90er Jahre klagte der damalige Gesundheitsminister Horst Seehofer, dass es im deutschen System »nicht an Geld mangelt, sondern an Qualität«.[5]

Aber auch am politischen Willen, sich von dem Druck der Lobbygruppen zu befreien und endlich drastische Einschnitte zu beschließen. Viele kostenintensive Fehlentwicklungen erfordern seit Langem ein beherztes Eingreifen. Bis zu zwanzig Milliarden

Euro versickern laut Transparency Deutschland jährlich im System allein durch Betrug.

So schätzen beispielsweise die Krankenkassen, dass jeder mit der Kontrolle ärztlicher Abrechnungen beschäftigte Mitarbeiter im Jahr eine Schadenssumme von rund einer halben Million Euro aufdeckt.[6] Doch die allermeisten Betrügereien bleiben unentdeckt. Die Gründe dafür hat Transparency Deutschland analysiert. »Durch die massive Zunahme des Lobbyisteneinflusses auf die Regierungstätigkeit und auf das Parlament«, heißt es in dem Grundsatzpapier der Organisation, »kommen überwiegend Regelungen zustande, die das System noch weniger transparent, noch anfälliger für Missbrauch, Betrug und Korruption und noch teurer machen.« Das erschreckende Resümee: »Auswege sind nicht in Sicht.«[7]

Das System lädt geradezu ein zum Kassemachen. Viele Patienten erleben, dass sich bei einer Überweisung zum Facharzt oder ins Krankenhaus Behandlungen wiederholen und sie erneut zu EKGs, Röntgenuntersuchungen, Blutanalysen oder Funktionstests herangezogen werden. Überflüssige Doppel- und Dreifachuntersuchungen sind leichte Einnahmen. Dagegen bringen gründliche und sinnvolle, aber auch zeitaufwendige Anamnesen nur wenig ein.

Das gegenwärtige Abrechnungssystem animiert leider zu einer Ausweitung überflüssiger Diagnosen und Therapien, wie das Beispiel der gewaltigen Zunahme endoskopischer Untersuchungen (Arthroskopie) von Kniegelenken zeigt. Experten halten diese Eingriffe, die oft gefährliche Entzündungen zur Folge haben, in vielen Fällen für überflüssig. Pauschalen und ein nach Punkten bewerteter Leistungskatalog haben die Ärzte jedoch veranlasst, das auszuweiten, was für sie finanziell lohnend ist. Wichtige medizinische Maßnahmen unterbleiben dagegen sehr häufig, weil sie wenig einbringen. Seit Jahren schon sind diese Missstände bekannt, aber bislang wurde nichts dagegen unternommen. Stattdessen hat die Politik die Selbstbedienung der Lobbygruppen massiv unterstützt und somit dazu beigetragen, dass die Kultur des Heilens und des Beistands abgelöst wurde von einer Struktur der Profitorientierung.

In keinem europäischen Land gehen Menschen so häufig zum Arzt wie in Deutschland, nirgendwo sonst schlucken die Menschen so viele Vitaminpillen, Ergänzungsstoffe, Mineralien, konsumieren so viele Schlank- und Fitmacher. So werden aus gesunden Menschen, von Gesundheitsmagazinen und raffinierten Werbebotschaften einer Pillen-, Diätmittel-, Fit- und Wellnessindustrie in einen Selbstbeobachtungswahn getrieben, unkritische und von Krankheitsfantasien geplagte Konsumenten und Hypochonder. Sehr zur Freude eines großen Teils der Ärzteschaft, die von dieser Hysterie gut lebt. Das deutsche Gesundheitssystem ist denn auch zu einem Wirtschaftsmarkt mutiert, in dem der Reibach das Handeln diktiert.

Solange Menschen unter das Skalpell kommen, die eigentlich nicht operiert werden müssten, stimmt etwas an dem System nicht. Eine stattliche Anzahl von Rollstuhlfahrern, die sich nach einer überflüssigen Bandscheibenoperation nicht mehr bewegen können und teilweise sogar querschnittsgelähmt sind, belegen das auf drastische Weise. »Rund 90 Prozent aller durch Bandscheibenvorfälle hervorgerufene Schmerzen«, schreibt der Orthopäde Martin Marianowicz, »klingen durch eine konservative Behandlung, also ohne Operation, eventuell in Verbindung mit einer Schmerztherapie innerhalb von sechs bis zwölf Wochen ab.«[8]

Versagt haben viele Entscheidungsträger wie die Bundesregierung, die Gesundheitsministerien der Länder, die Kassenärztlichen Vereinigungen und die Krankenkassen, die nichts oder nur wenig dagegen unternommen haben, dass Patienten mit dem Gang zum Arzt oder in eine Klinik sich dem Risiko einer unnötigen Operation aussetzen. Oft machen Patienten nach einer medizinischen Behandlung oder einer Operation die Erfahrung, dass die Ärzte sie nicht auf eine effektivere Therapiemethode bei einem niedergelassenen Kollegen oder in einer anderen Klinik hingewiesen haben. Den Kollegen zu kritisieren oder sich in seine Behandlungskonzepte einzumischen ist unter Medizinern verpönt. Das Privileg der Therapiefreiheit darf jedoch nicht dazu führen, dass Patienten zu Untersuchungen oder Therapien animiert werden, die wenig Nutzen, mitunter sogar gesundheitlich schädlich sind, dem Arzt aber höhere Einnahmen garantieren.

Seit die Krankenkassen die Liste ihrer Erstattungen gekürzt haben, bieten Ärzte immer häufiger sogenannte Individuelle Gesundheitsleistungen (IGeL) an, die von den Patienten aus eigener Tasche bezahlt werden müssen. In vielen Praxen weisen Schilder auf die IGeL-Angebote hin, die nahezu alle überflüssig und ohne medizinischen Vorteil sind. Der Eigennutz geht eben vor Patienteninteressen.

Da wundert es nicht, dass sich immer mehr Kranke fragen, wem sie denn eigentlich noch vertrauen können, wenn ihnen die eine oder andere Therapie empfohlen wird. Woher sollen sie denn wissen, ob hinter einer solchen Empfehlung auch ein nützliches Behandlungskonzept steht und nicht in erster Linie das finanzielle Interesse des behandelnden Arztes oder einer klinischen Einrichtung? Sich in diesem System zu orientieren, das selbst Fachleute nur noch schwer zu durchschauen vermögen, ist für die Patienten nahezu unmöglich geworden. Zu komplex sind die medizinischen Angebote.

Kein anderes Land leistet sich beispielsweise das teure System einer doppelten Facharztebene: den niedergelassenen und den Facharzt in der Klinik. Den oft beklagten Ärztemangel gibt es zwar in den ländlichen Regionen, nicht aber in den meisten Städten. Dort besteht sogar eine Überversorgung. Gemessen an der Bevölkerungszahl praktizieren in Deutschland rund 40 Prozent mehr Ärzte als in den USA und rund 70 Prozent mehr als in Japan.[9] Nach der von der Bundesregierung aufgestellten Bedarfsplanung praktizieren in Deutschland 24.000 Ärzte mehr als vorgesehen. Rund 71 Prozent der Regionen sind mit Ärzten überversorgt. Allein in Berlin gibt es nach der Bedarfsplanung 300 Hausärzte zu viel. Wenn sich von ihnen nur zehn in der Uckermark ansiedeln würden, wäre dort der Ärztemangel behoben.

Vor Jahren schon haben die Vorstände in den Kassenärztlichen Vereinigungen hinter verschlossenen Türen über Maßnahmen diskutiert, wie die Zahl der Arztpraxen zu reduzieren sei. Bislang ist ihnen, aber auch der Politik dazu nichts eingefallen. Ein teures Nichtstun. Denn jede überflüssige Praxis treibt die Kosten. Eine absurde Entwicklung, die zeigt, dass Deutschlands Gesundheitssystem völlig aus der Kontrolle geraten ist. Denn jeder Arzt hat einen großen Spielraum, seine Einnahmen durch die Konzentration auf besser honorierte und die Vermeidung schlecht bezahlter Leistungen auszuweiten.

Das Verhältnis Arzt–Patient wird seit Jahren weitgehend diktiert von der Expansion jener medizinischer Leistungen, die dem Arzt finanziell nutzen, nicht aber unbedingt den Bedürfnissen der Patienten entsprechen. Selbst der Hausarzt ist gezwungen, sich bei der Behandlung an dem Punktsystem zu orientieren. Ausführliche Gespräche mit dem Patienten werden schlecht oder gar nicht honoriert, so ist denn dafür auch die Zeit knapp. Häufig fehlt dem Hausarzt bei einer komplizierten Erkrankung der Überblick für eine geeignete Empfehlung zu einer weitergehenden Therapie, nicht selten aber auch das Interesse. Gerade der Allgemeinmediziner aber müsste im Gesundheitswesen die Rolle eines Lotsen übernehmen, der seinen Patienten auch schon mal abrät von der einen oder anderen unnötigen Behandlung.

Durch eine Umorientierung bei der Arzthonorierung wäre das erreichbar. Dem Gespräch mit dem Patienten müsste wieder ein Vorrang eingeräumt werden, und es müsste auch entsprechend vergütet werden. Der niedergelassene Mediziner hätte dann wieder die Zeit, um die Rolle übernehmen zu können, die von ihm erwartet wird: die des Ratgebers, der seine Patienten, wenn es sein muss, vor überflüssigen und risikoreichen Behandlungen und Eingriffen bewahrt. »Wir brauchen eine neue Vertrauenskultur«, sagt Leonhard Hansen, der Patient müsse wieder die Erfahrung machen, dass er dem Arzt vertrauen könne. Dieses zu fördern sei eine vordringliche Aufgabe.

Daraus folgt, dass sich das System ausschließlich am medizinischen Nutzen ausrichten sollte. Damit würde zwangsläufig die Qualität der Patientenversorgung wieder in den Mittelpunkt medizinischen Handelns rücken. Das setzt allerdings eine Politik voraus, die der ständigen Leistungsausweitung und dem permanenten Kostenanstieg ein Ende setzt.

Auf dem Pharmamarkt könnte die gegenwärtige schwarz-gelbe Bundesregierung endlich ein Zeichen setzen, um dem lautstark angekündigten Umsteuern im Gesundheitssystem auch Taten folgen zu lassen. Gerade dieser Bereich bietet ausreichend Ansätze zu drastischen Kürzungen, ohne dass hierdurch die medizinische Versorgung gefährdet würde. Zwischen fünf und sieben Milliarden Euro wären bei den Arzneimitteln nach Ansicht von Experten leicht einzusparen. Die Politik müsste dafür allerdings den Mut aufbringen, sich gegen das Protestgeschrei der Pillenkonzerne und der Ärzte, die um ihren Zusatzverdienst durch die Pharmahersteller bangen, durchzusetzen.

Kaum eine Branche genießt derartige Freiheiten wie die Pharmaindustrie. Und sie missbraucht sie wie beispielsweise bei den Pharmastudien, über deren Veröffentlichungen bislang allein die Hersteller entscheiden können. Mit zum Teil verheerenden Folgen. Schwerwiegende Nebenwirkungen werden häufig verheimlicht, unvorteilhafte Studienergebnisse verschwinden kurzerhand als »Betriebsgeheimnisse« in den Panzerschränken der Konzerne. Viele Ärzte und Pharmakologen fordern seit Langem ein Umdenken. Die klinischen Studien sollten ihrer Meinung nach über Steuergelder oder von den Krankenkassen vorfinanziert und danach den Pharmaproduzenten in Rechnung gestellt werden. Eine solche Umstellung gewährleiste das unabhängige Arbeiten der Wissenschaft an Studien und ermögliche eine objektive Bewertung von Wirkungen und Nebenwirkungen eines Medikaments. Es würde zudem die Forschung an den Unikliniken unabhängig von der Industrie machen.

Eine hehre Absicht, die nicht leicht zu realisieren ist. Denn die Wissenschaft ist ziemlich verfilzt mit der mächtigen Branche. »Mehr und mehr erscheinen in wissenschaftlichen Zeitschriften auch Publikationen«, heißt es dazu in einem Grundsatzpapier von Transparency Deutschland, »die als Verfasser den Namen eines bekannten Meinungsbildners tragen, aber in Wirklichkeit von Mitarbeitern der Hersteller oder speziellen Ghostwritern aus dem Journalismus oder aus Beratungsfirmen verfasst sind.« Transparency Deutschland beklagt zudem, dass Chefärzte Beraterverträge erhielten, »in denen die bevorzugte Verwendung der Produkte des Sponsors als Gegenleistung für die Finanzierung der klinikeigenen Forschungsaktivitäten, der wissenschaftlichen Ambitionen oder privater Aufwendungen wie zum Beispiel Kongressreisen vereinbart werden«.[10]

Die Pharmaindustrie bemüht sich, dieser Kritik durch eine Art Selbstbeschränkung die Spitze zu nehmen. So haben der Verband der Forschenden Arzneimittelhersteller (VFA) und der Bundesverband der Pharmazeutischen Industrie e.V. (BPI) einen Kodex über das ethische Verhalten der Mitgliedsfirmen eingeführt.

Vor allem der VFA hat sich strenge Regeln gesetzt – er schreibt seinen Mitgliedsfirmen ein »transparentes« und »ethisches« Marketing im Umgang mit Ärzten, Apothekern und Patientenselbsthilfegruppen vor.

Mit seinem 2004 gegründeten Verein zur Selbstkontrolle will der VFA helfen, die Fälle von Bestechungen mit Sachgeschenken und Luxusreisen, vor allem an Ärzte und Apotheker, zu vermeiden. Der für die Selbstkontrolle zuständige Geschäftsführer Michael Grusa sagt: »Damit geben wir eine Richtung vor.«

Grusas Verein hat in vier Jahren 260 Verfahren gegen Mitgliedsfirmen eingeleitet. Doch noch immer lehnen es Konzerne ab, sich dem Kodex der VFA zu unterwerfen, den auch andere Verbände der Branche nicht anerkennen. Auch der Verband »Pro Generika« lehnt einen Kodex ab. Zwar hat der BPI 2008 einen eigenen Selbsthilfeverein gegründet, der Verstöße mit Geldstrafen von bis zu 250 000 Euro ahnden will, doch bis heute hat die BPI-Selbstkontrolle nicht einen einzigen Fall von Missbrauch aufgedeckt. Die Aktivitäten des BPI haben nach Meinung von Pharma-Experten eine reine Alibifunktion.

Wie ist dieses auf eine dramatische Weise fehlentwickelte Gesundheitssystem noch zu retten? Die katholischen Bischöfe kamen im Jahre 2003 in einem Papier zum deutschen Gesundheitswesen zu dem Ergebnis, dass Markt und Wettbewerb nicht die Solidarität ersetzen dürften. Allerdings sollte auch die Eigenverantwortung in der Solidarität gestärkt werden. Bislang wurde diese Forderung von den Politikern allerdings nur so verstanden, dass sie von jedem Versicherten mehr finanzielle Eigenbeiträge erwarten. Ansonsten gilt nach wie vor das Prinzip der Entmündigung. Denn in keinem Bereich wird der Mensch für so dumm gehalten wie als Patient.

Wer hat überhaupt ein Interesse am mündigen und kritischen Patienten? Die Hauptakteure im Gesundheitswesen gewiss nicht. Denn dann würde die Mehrheit sich nicht mehr überflüssige Behandlungen und Operationen aufnötigen lassen und nicht mehr so leichtgläubig die Aussagen von Politikern schlucken, mit denen sie ihre Entscheidungsschwäche kaschieren – die Aussage beispielsweise, dass die medizinische Versorgung schon deshalb zwangsläufig teurer werden muss, weil die Menschen immer älter werden. Doch das ist falsch.

Über 80 Prozent der medizinischen Kosten verursacht ein Mensch in seinem letzten Lebensjahr. Und da spielt es keine Rolle, ob es sich dabei um einen 58 Jahre oder einen 95 Jahre alten Menschen handelt. Im Gegenteil, bei einem jüngeren Patienten werden noch teure medizinische Leistungen wie beispielsweise eine Organtransplantation durchgeführt, die bei alten Patienten unterbleiben. Hagen Kühn, ehemals Leiter des Bereichs Public Health am Wissenschaftszentrum Berlin, zieht aus verschiedenen Studien das Resümee, dass die medizinischen Ausgaben bei den »alten« Alten sogar niedriger seien als bei den »jungen« Alten. So verursache ein über 90-jähriger Patient nur knapp der Hälfte der Klinikkosten eines 65- bis 69-Jährigen.[11]

Hagen Kühn widerlegt auch die These von den steigenden Kosten bei chronischen Erkrankungen durch die steigende Lebenserwartung. So habe der US-amerikanische Wissenschaftler James F. Fries[12] nachgewiesen, dass die Zahl der Lebensjahre mit chronischer Erkrankung konstant bleiben oder sogar gesenkt werden können, je wirkungsvoller die Patienten therapiert werden.

Allerdings hat Kühn dabei wohl nicht bedacht, dass eine Lebensmittelindustrie mit versteckten Zusatzstoffen und Geschmacksverstärkern eine Generation von Jugendlichen süchtig macht nach ihren Kalorienbomben wie Schokoriegel und damit schon 14-jährige Diabetiker produziert, die diese Aussage eines Tages widerlegen werden. Doch das hat nichts mit dem demografischen Wandel zu tun.

Was immer mit Vernunft und Augenmaß zu tun hat, sollte wieder zur Richtschnur medizinischen Handelns werden. Der langjährige IQWiG-Chef Peter Sawicki hat dafür plausible Grundsätze aufgestellt. Mit Äußerungen wie »Ein Gesundheitssystem hoher Qualität schützt Kranke vor zu viel Medizin« oder »Gut ist eine Versorgung, in der das Richtige richtig getan wird und den Patienten alles Unnötige erspart.«[13]

Das zu erreichen ist ohne die Patienten nicht möglich. Aber auch sie müssten sich ändern und ihr falsches Anspruchdenken aufgeben und sich frei machen von ihrer oft tiefen Gläubigkeit gegenüber Arztvorschlägen und der Wunderkraft der Apparatemedizin.

Im Gesundheitssystem gilt nach Expertenmeinung der Grundsatz: Weniger ist häufig mehr. Dieses Bewusstsein umzusetzen würde Patienten viele unnötige, oft auch belastende oder gar schädliche Untersuchungen ersparen. Eine Aufgabe, der die Verantwortlichen im System – von der Politik über die Krankenkassen bis hin zum einzelnen Arzt – viel zu wenig Aufmerksamkeit geschenkt haben.

Gesundheitsministerien, Krankenkassen und Kassenärztliche Vereinigungen (KV) könnten auch in ihrem Interesse dazu beitragen, die Versicherten aus der Unmündigkeit gegenüber den Weißkitteln zu befreien. Die Mittel dazu heißen Aufklärung und Kontrolle: Aufklärung der Patienten über unnötige Eingriffe und

Behandlungskonzepte und eine strenge Kontrolle medizinischer Leistungen durch die KVen.

Schließlich sollte auch den Hausärzten mehr Verantwortung übertragen werden, wie zum Beispiel die Überwachung über die ihren Patienten von diversen Fachärzten verordneten Medikamente, um die Gefahren der Polypharmazie zu vermeiden. Und sie könnten ebenfalls dazu beitragen, dass sich auch unter den Patienten ein größeres Kostenbewusstsein durchsetzt. Da ist, wie Leonhard Hansen sagt, noch viel zu tun: »Wir Ärzte müssen erleben, dass Patienten höchst unzufrieden sind, wenn sie beim Verlassen einer Praxis nicht wenigstens ein Rezept in der Hand halten.«[14] Würden die Hausärzte zu Ratgebern ausgebildet werden mit der Aufgabe, ihre Patienten vor unnötiger und gar schädlicher Medizin zu bewahren, würde sich das mit Sicherheit ändern.

Abkürzungen

ABP	Arzneimittelbezogene Probleme
AkdÄ	Arzneimittelkommission der deutschen Ärzteschaft
AMD	altersabhängige Makuladegeneration
AOK	Allgemeine Ortskrankenkasse
AWB	Anwendungsbeobachtungen
BDK	Bund Deutscher Kriminalbeamter
BDOC	Bundesverband Deutscher Ophthalmochirurgen
BDPK	Bundesverband Deutscher Privatkliniken e. V.
BEK	Barmer Ersatzkasse
BfArM	Bundesinstitut für Arzneimittel und Medizinprodukte
BfR	Bundesinstitut für Risikobewertung
BGH	Bundesgerichtshof
BgVV	Bundesinstitut für gesundheitlichen Verbraucherschutz und Veterinärmedizin
BMBF	Bundesministerium für Bildung und Forschung
BMG	Bundesministerium für Gesundheit
BPI	Bundesverband der Pharmazeutischen Industrie
BVL	Bundesamt für Verbraucherschutz und Lebensmittelsicherheit
DAK	Deutsche Angestellten-Krankenkasse
DDD	defined daily doses
DGU	Deutsche Gesellschaft für Unfallchirurgie
DRG	Diagnosis Related Groups (diagnoseabhängige Fallpauschalen)
EMEA	European Medicines Agency (Europäische Arzneimittelbehörde)
EU	Europäische Union
FDA	Food and Drug Administration
G-BA	Gemeinsamer Bundesausschuss (oberstes Beschluss-

	gremium der sogenannten Selbstverwaltung im Gesundheitswesen)
GKV	gesetzliche Krankenversicherung
IfG	Institut für Gesundheitsökonomik
IGKE	Institut für Gesundheitsökonomie und Klinische Epidemiologie
IQWiG	Institut für Qualitätssicherung und Wirtschaftlichkeit im Gesundheitswesen
JAMA	*Journal of the American Medical Association*
KBV	Kassenärztliche Bundesvereinigung
KV	Kassenärztliche Vereinigung
MBO	Musterberufsordnung (für deutsche Ärztinnen und Ärzte)
MDK	Medizinischer Dienst der Krankenversicherung
Mezis	Mein Essen zahl ich selbst
MS	Multiple Sklerose
NEM	Nahrungsergänzungsmittel
NemV	Verordnung über Nahrungsergänzungsmittel
NICE	National Institute for Health and Clinical Excellence
PBAC	Pharmaceutical Benefits Advisory Committee
RWI	Rheinisch-Westfälisches Institut für Wirtschaftsforschung
SGB	Sozialgesetzbuch
StGB	Strafgesetzbuch
TK	Techniker Krankenkasse
UAEs	unerwünschte arzneimittelbezogene Ereignisse
UAWs	unerwünschte Arzneimittelwirkungen
VDÄÄ	Verein demokratischer Ärztinnen und Ärzte
VDPP	Verein demokratischer Pharmazeutinnen und Pharmazeuten
VFA	Verband Forschender Arzneimittelhersteller
VOA	Verband operierender Augenärzte
WHO	World Health Organization (Weltgesundheitsorganisation)
WZB	Wissenschaftszentrum Berlin

Anmerkungen

Einleitung

1 *Frankfurter Rundschau*, 5. Februar 2010, siehe http://www.aerzteblatt.de/v4/news/news.asp?id=39969&src=suche&p=sawicki

2 *Der Spiegel*, Nr. 11/2010, Operation Hippokrates, Seite 82

3 ebd.

4 ebd.

5 Martin Marianowicz, *Aufs Kreuz gelegt: Warum 80 % der Rückenoperationen überflüssig sind*, München 2010

6 ebd.

Kapitel 1
Der Trick mit den Anwendungsbeobachtungen

1 Kassenärztliche Bundesvereinigung: Übersicht über Anwendungsbeobachtungen 2008, veröffentlicht 14.04.2009

2 Böse et al.: MedR, 2008, Seite 591, zitiert in: KV Hessen, Info.Doc. »Anwendungsbeobachtungen – zwischen Korruption und Wissenschaft«

3 Korruption im deutschen Gesundheitswesen – Staatsanwälte ermitteln gegen tausende Mediziner, http://www.sueddeutsche.de/gesundheit/861/378667; zitiert in Info.Doc. KV Hessen

4 Professor Dr. med. Peter S. Schönhöfer, Sinn und Unsinn von Anwendungsbeobachtungen, KV Hessen, 3.12.2008;

5 *arznei-telegramm* 37: 119–120 (2006), zitiert von Professor Ulrich Schwabe: Sinn und Unsinn von Anwendungsbeobachtungen (3.12.2008) KV Hessen

6 ebd.

7 Schreiben der KV Niedersachsen an die Vertragsärztinnen und -ärzte, Mai 2003, zitiert von Professor Schwabe in der KV Hessen (3.12.2008)

8 Interview mit den Autoren zum Thema Anwendungsbeobachtungen, ZDF, heute journal, 17.07.2009

9 ebd.

10 Info.doc. Nr. 2, Mai 2009: Zwischen Korruption und Wissenschaft

11 Interview mit den Autoren, ZDF, heute journal, 12.07.2009

12 *Frankfurter Allgemeine Zeitung*, Nr. 228, 1.10.2009, Seite 11

13 Thomas Lindner, niedergelassener Internist und Nephrologe, Hennigsdorf (Brandenburg): Anwendungsbeobachtungen – Forschung steht drauf, viel Marketing ist drin, Dokument liegt den Autoren vor

14 *Niedersächsisches Ärzteblatt*, Nr. 3/2008

15 *Berliner Ärzte*, Nr. 4/2009, S. 3

Kapitel 2
Die Korruption der Sanitätshäuser

1 zitiert nach Rainer Fromm/Christian Rohde: Korruption in Weiß – Milliardenbetrug durch Sanitätshäuser und Ärzte, ZDF, Frontal21, 20. März 2007

2 Interview mit den Autoren, 15. März 2007

3 vgl. http://compliance-magazin.de/markt/hintergrund/kkh-allianz020310.html

4 Antwortschreiben der Techniker Krankenkasse an die Autoren, Hamburg, 10.03.2010

5 zm-online, 16.03.2008, http://www.zm-online.de/m5a.htm?/zm/6_08/pages2/bpol2.htm

6 *Niedersächsisches Ärzteblatt*, 04/2006

7 siehe http://www.mdk-niedersachsen.de/

8 *Der Spiegel*: Bei Aufstehen Genickbruch, 30.01.2006

9 *Niedersächsisches Ärzteblatt*, 3/2006

10 *Ärzte Zeitung*, 18.02.2010

11 www.compliancemagazin.de, 02.03.2010; zur Zusammenarbeit von Ärzten und Sanitätshäusern siehe auch die differenzierte Analyse von Rudolf Ratzel, *Hessisches Ärzteblatt*, 8/2007, Seite 488 ff.

12 Dr. Oliver Pragal/Dr. Henner Apfel: Bestechlichkeit und Bestechung von Leistungserbringern im Gesundheitswesen, in: *Arzneimittel & Recht*, 1/2007, Seite 10 ff.

13 zitiert nach Rainer Fromm/Christian Rohde: Korruption in Weiß – Milliardenbetrug durch Sanitätshäuser und Ärzte, ZDF: Frontal21, 20. März 2007

14 ebd.

15 www.aerztezeitung.de/docs/2007/04/12/067a0107.asp?cat=/magazin, 12.04.2007

16 www.bv-sanitaetsfachhandel.de/veroeffentlichungen/veroeffentlichungen-2009/36-aktuell-2009/97-pauschale-diffamierung-der-sanitaetshauser

17 dieses und die folgenden Zitate: Interview mit den Autoren, Süddeutschland, o. O., 2007 – Videodokument im Besitz der Autoren

18 Dokument ist im Besitz der Autoren

19 Dokument ist im Besitz der Autoren

20 Interview mit den Autoren, Süddeutschland, o. O., 14.03.2007 – Videodokument im Besitz der Autoren

21 ebd.

22 Interview mit den Autoren, Frankfurt, 16.03.2007

23 ebd.

24 Interview mit dem Autoren, o. O., 16. 03. 2007 – Videodokument im Besitz der Autoren

25 Interview mit dem Autoren, Hannover, 15. 3. 2007 – Videodokument im Besitz der Autoren

Kapitel 3
Ein Pharmareferent packt aus

1 Name geändert, Videodokumentation des Interviews ist im Besitz der Autoren, Autobahnraststätte Pfefferhöhe, 08. 02. 2010

2 ebd.

3 Interview der Autoren mit Uwe Dolata, Würzburg, 10. 02. 2010

4 ebd.

5 Interview der Autoren mit Alexander Badle, Frankfurt am Main, 10. 02. 2010

6 Markus Grill: Bei 18 Patienten gibt's einen Laptop, www.stern.de, 24. Juli 2009

7 *Aachener Zeitung*, 27.10.2009

8 Markus Grill: Bei 18 Patienten gibt's einen Laptop, www.stern.de, 24. Juli 2009; siehe auch *Die Rheinpfalz*, 18. 07. 2009

9 Dietmar Nickel: Aufgeflogen: Deal zwischen Ärzten und Pharmafirma, rbb, 19. 03. 2002; http://www.rbb-online.de//klartext/beitrag/2002/aufgeflogen_deal.html

10 Jeike E. Krüger-Brand/Jens Flintrop: Pharma Marketing: Ein schmaler Grad, *Deutsches Ärzteblatt*, 2001, 98 (37); http://www.aerzteblatt.de/v4/archiv/artikel.asp?id=28603; vgl. Stern 34/2001

11 http://www.welt.de/wirtschaft/article2782531/Bayer-zahlt-75-Millionen-Euro-wegen-Schmiergeld.html

12 zitiert nach *Exakt*, 23. 04. 2002; www.mdr.de/exakt/rueckblick/117303.html

13 *Süddeutsche Zeitung*, 28. 06. 2009; www.sueddeutsche.de/wirtschaft/469/475981/text/

14 Nachfrage bei der Staatsanwaltschaft Ulm, 15. 03. 2010

15 *Süddeutsche Zeitung*, 7. 03. 2008; www.sueddeutsche.de/wirtschaft/824/435571/text/

16 Dr. Anke Martiny, Transparency International, in: PKV Publik (Zeitschrift des Verbandes der privaten Krankenversicherung e.V.), Ausgabe 9/2009

17 Werner Bartens: Ärzte beim Pharmafrühstück, *Süddeutsche Zeitung*, 21. Juli 2009

18 *Süddeutsche Zeitung*, 7. 03. 2008; www.sueddeutsche.de/wirtschaft/824/435571/text/

19 *Berliner Zeitung*, 12. 02. 2005

20 *Süddeutsche Zeitung*, 7. 03.2008; www.sueddeutsche.de/wirtschaft/824/435571/text/

21 Interview der Autoren mit Ingo Kailuweit, Hannover, 8. 02. 2010

22 Interview der Autoren mit Uwe Dolata, Würzburg, 10. 02. 2010

23 Videodokumentation des Interviews im Besitz der Autoren, Autobahnraststätte Pfefferhöhe, 08.02.2010

24 ebd.

25 Interview der Autoren mit Uwe Dolata, Würzburg, 10.02.2010

26 Dr. Oliver Pragal, Dr. Henner Apfel: Bestechlichkeit und Bestechung von Leistungserbringern im Gesundheitswesen, in: *Arzneimittel & Recht*, 1/2007, Seite 10 ff.

27 ebd., Seite 18

28 ebd., Seite 19

29 Antje Klötzer: Ist der niedergelassene Vertragsarzt tatsächlich tauglicher Täter §§ 299, 331 StGB, NstZ, Heft 1, Seite 12 ff.; siehe auch *Deutsches Ärzteblatt*, 2007, 104 (36)

30 Antje Klötzer: Ist der niedergelassene Vertragsarzt tatsächlich tauglicher Täter §§ 299, 331 StGB, NstZ, Heft 1, Seite 15

31 vergleiche die Seiten des BNK (Bundesverband Niedergelassener Kardiologen), Heft 33/2008, Seite 391; siehe auch Antje Klötzer: Ist der niedergelassene Vertragsarzt tatsächlich tauglicher Täter §§ 299, 331 StGB, NstZ, Heft 1, Seite 14 f.

32 Seiten des BNK (Bundesverband Niedergelassener Kardiologen., Heft 33/2008, Seite 389 ff.

33 ebd.

34 Interview der Autoren mit Uwe Dolata, Würzburg, 10.02.2010

35 Interview der Autoren mit Ingo Kailuweit, Hannover, 8.02.2010

36 Interview der Autoren mit Uwe Dolata, Würzburg, 10.02.2010

Kapitel 4
Die Macht der Pharmariesen: die Medikamente Lucentis und Avastin

1 Interview der Autoren für Frontal21, Beitrag Lucentis–Avastin, 11.11.2008; ebenso die folgenden Zitate

2 Vascular Endothelial Growth Factor

3 Das heißt, ein Medikament wird für eine Therapie eingesetzt, für die es nicht zugelassen ist.

4 Armin Scharrer: Bewertung des Rabattvertrages zwischen dem AOK-Bundesverband und Novartis, Dokument liegt den Autoren vor

5 *The New York Times*, Ausgabe 11. Oktober 2007

6 Landessozialgericht Nordrhein-Westfalen, Az: L 11 (10) B17/07 KA ER

7 ebd.

8 Kommentar liegt den Autoren vor

9 Reinhold Preißler, Fachanwalt für Medizinrecht: Rechtsfortbildung dank Avastin oder Vom Nutzen von Arzneimittelinnovationen für den Hersteller, Dokument liegt den Autoren vor

10 Stellungnahme der Retinologischen Gesellschaft, der Deutschen Ophthalmologischen Gesellschaft und des Berufsverbandes der Augenärzte Deutschlands zu aktuellen therapeutischen Möglichkeiten bei der neovas-

kulären Makuladegeneration, Stand Juni 2007, Stellungnahme liegt den Autoren vor

11 *Stern* Nr. 25.2008, Seite 102

12 *Der Spiegel* Nr. 40/2008

13 Klaus Ludwig: Endophthalmitis-Risiko durch intravitreale operative Medikamentenapplikation, Dokument liegt den Autoren vor

Kapitel 5
Hochpreisland Deutschland: teure Arzneimittel

1 Zitat und alle folgenden in Fromm/Rickelmann, Preisvergleich deutscher Arzneimittelpreise mit denen in EU-Nachbarländern, ZDF, Frontal21, 21. April 2009

2 ARD-Magazin Kontraste: Phantasiepreise – Pharmaindustrie macht Kasse mit neuen Medikamenten, Beitrag vom 4.12.2008

3 Stern, 25/2006, Seite 116

4 Christian Esser, Herbert Klar, Astrid Randerath, Frontal 21, 28.01.2003

5 ebd.

6 Frontal 21, 21. April 2009

7 http://www.transparency.de/fileadmin/pdfs/Themen/Gesundheitspapier_Stand_2008_Auflage_5_08-08-18.pdf

8 ebd.

9 Leitlinien geben den neuesten therapeutischen Wissensstand wieder, nach dem bestimmte Krankheiten zu behandeln sind.

Kapitel 6
Thalidomid – die Rückkehr des Contergan-Wirkstoffs

1 Interview mit den Autoren, 30. November 2009

2 www.uni-heidelberg.de/presse/news06/2609mill.html

3 zu Contergan und den Auseinandersetzungen um eine öffentliche Aufklärung des Skandals: Barbara Hardinghaus: Das ewige Gift, *Die Zeit*, 20. November 2006

4 www.conterganstiftung.de/stiftung/gruendung.htm

5 Informationsdienst Wissenschaft (idw), Universität Leipzig: Der Contergan-Wirkstoff wird zum Hoffnungsträger, 26.04.2003

6 ebd.

7 *Berliner Morgenpost*, 10.06.2008; siehe auch: Focus Online, Kultur: »Eine einzige Tablette: Mehr als ein Film«, 07.11.2007

8 http://www.nlnv.de/front_content.php?idart=117

9 Barbara Hardinghaus: Das ewige Gift, *Die Zeit*, 20.11.2006

10 Pressemitteilung der Grünenthal GmbH, 8. Mai 2008

11 Focus Online: Mehr als ein Film, 07.11.2007

12 http://www.contergan.grunenthal.info/ctg/de_DE/html/ctg_de_de_history.jhtml?CatId=ctg_de_de_history_b

13 Daniela Biermann: Vom Schlafmittel zum Krebsmedikament, *Pharmazeutische Zeitung*, 46/2007; www.pharmazeutische-zeitung.de/index.php?id=4119

14 *Der Spiegel*, Heft 39/1968

15 Professor Kurt Eger, idw, Universität Leipzig: Der Contergan-Wirkstoff wird zum Hoffnungsträger, 26.04.2003

16 Sven Siebenand: Andere Indikation, bekanntes Risiko, *Pharmazeutische Zeitung*, Ausgabe 46/2007; www.pharmazeutische-zeitung.de/index.php?id=4110

17 www.talidomida.org.br/ger_oque.asp

18 *Der Spiegel*, Heft 39/1968

19 www.dahw.de/presse/aktuelle-pressemitteilungen/bei-lepra-medikamenten-droht-ein-engpass; Deutsche Lepra- und Tuberkulosehilfe, Würzburg/Münster Januar 2008

20 www.expeditionen.de/adventure/reisen/106.html

21 Celgene: Improving the Lives of Patients worldwide, München o. J., Seite 6 f. – Dokument ist im Besitz der Autoren

22 Kurt Jäger: Janusköpfiges Thalidomid – Aus Horror wird Hoffnung, *Kultur & Technik*, 01/2003, Seite 23

23 Sven Siebenand: Andere Indikation, bekanntes Risiko, *Pharmazeutische Zeitung*, Ausgabe 46/2007; www.pharmazeutische-zeitung.de/index.php?id=4110

24 ebd.

25 www.contergan.grunenthal.info/ctg/de_DE/html/ctg_de_de_history.jhtml?CaId=ctg_de_de:history_a_07&_DARGS=ctg/de_DE/nav/ctg_de_de_nav:left.jhtml_A&_DAV=01_01_01:07_00_00&_dynSessCon=6519496705806039034

26 ebd.

27 Celgene: Improving the Lives of Patients worldwide, München o. J., Seite 8 – Dokument ist im Besitz der Autoren

28 www.presseportal.de/pm/57352/960459/celgene_corporation

29 ebd.

30 zitiert nach http://www.innovations-report.de/html/berichte/preise_foerderungen/bericht-62773.html

31 Interview mit den Autoren, 30. November 2009

32 *Onkologie Telegramm*: Fortschritte bei multiplem Myelom und myelodysplastischem Syndrom: Dokument ist im Besitz der Autoren; siehe auch *Journal Onkologie*, Ausgabe 04/2008, in: www.journalonko.de/aktuellview.php?id=1667

33 *The Lancet*, 5. Oktober 2007

34 European Medicines Agency: Europäischer Öffentlicher Beurteilungsbericht (EPAR) Revlimid, EMEA/H/C/717, London 2008

35 Verordnung des Bundesministeriums für Gesundheit, Drucksache 789/08, 30.10.2008

36 www.finanznachrichten.de, 21.04.2008

37 siehe Lauer-Taxe online, 16.11.2009

38 *arznei-telegramm*, 01/2008; www.arznei-telegramm.de/html/2008_01/0801013_01.html

39 Interview mit den Autoren, 22. November 2009

40 Interview mit den Autoren, 23. November 2009

41 Interview mit den Autoren, 22. November 2009

42 Kurt Jäger: Janusköpfiges Thalidomid – Aus Horror wird Hoffnung, *Kultur & Technik*, 01/2003

43 www.pharmazeutische-zeitung.de/index.php?id=29017

44 Mitteilung: Celgene, München 2009, Dokument ist im Besitz der Autoren

45 Schreiben von Celgene auf einen Fragenkatalog des ZDF-Magazins Frontal21, München, 30 November 2009 – Dokument ist im Besitz der Autoren

46 Interview mit den Autoren, 01. Dezember 2009

47 Interview mit den Autoren, 22. November 2009

48 Celgene: Improving the Lives of Patients worldwide, München o. J., Seite 22 – Dokument ist im Besitz der Autoren

49 Schreiben von Celgene auf einen Fragenkatalog des ZDF-Magazins Frontal21, München, 30. November 2009 – Dokument ist im Besitz der Autoren

50 Celgene: Improving the Lives of Patients worldwide, München o. J., Einbandtext – Dokument ist im Besitz der Autoren

51 Schreiben von Celgene auf einen Fragenkatalog des ZDF-Magazins Frontal21, München, 30 November 2009 – Dokument ist im Besitz des Autoren

52 Interview mit den Autoren, 23. November 2009

Kapitel 7
Implanon – gefährliche Stäbchen

1 siehe www.tagesklinik-bremen-lesum.de

2 dieses und folgende Zitate: Interview mit den Autoren, Bremen-Lesum, 6. Januar 2009

3 Interview mit den Autoren, 14. Januar 2009

4 siehe www.akdae.de/20/20/Archiv/2006/765-20060623.html; siehe *Deutsches Ärzteblatt* 2006; Jg. 103, Heft 25, 23.06.2006

5 *Die Zeit*, Volker Stollorz/Mia Eidlhuber: Sex mit Stäbchen, 27.04.2000

6 siehe www.frauenarzt-infos.de/Verhuetung/Hormonell.htm

7 zitiert nach www.individuellverhueten.de

8 Der Pearl-Index steht in der Medizin für einen Parameter, der angibt, wie viele von hundert Frauen, die eine bestimmte Verhütungsmethode für ein Jahr anwenden, ungewollt schwanger werden; siehe Dr. med. Andrea Stadler/Dr. med. Arne Schäffler: Hormonelle Langzeitverhütung, in: www.gesundheit-heute.de/gh/ebene3.html?id=2095#08h24

9 *Der Spiegel*, 15.06.2000

10 Dr. med. Andrea Stadler/Dr. med. Arne Schäffler: Hormonelle Langzeitverhütung, in: www.gesundheit-heute.de/gh/ebene3.html?id=2095#08h24

11 *Gute Pillen – Schlechte Pillen*, Ausgabe Oktober 2005 (Hg.: *Der Arzneimittelbrief, arznei-telegramm, Pharma-Brief, Arzneiverordnung in der Presse*)

12 zitiert nach Rainer Fromm/Richard Rickelmann: ZDF-Magazin Mona Lisa, 01.02.2009

13 Untersuchung durch Abtasten und Befühlen

14 Magnetresonanztomografie

15 www.akdae.de/20/20/Archiv/2006/765-20060623.html

16 ebd.; siehe auch: Netzwerk aktuell. *arznei-telegramm* 2006

17 Rainer Fromm/Richard Rickelmann: ZDF-Magazin Mona Lisa, 01.02.2009

18 Antwort Essex-Pharma auf die Mona-Lisa-Anfrage vom 30.12.2008 – Dokument ist im Besitz der Autoren

19 www.prof-ahrendt-frauenarzt.de/team.html

20 www.med-kolleg.de/news/n2751204930.html

21 Intensivkurs: Klinische Endokrinologie, Reproduktions- und Labormedizin für Frauenärzte, Kaiserin-Friedrich-Stiftung, 23.–26. September 2009; Aussteller und Sponsoren sind unter anderem Bayer Vital GmbH, Serono GmbH, Ferring Arzneimittel GmbH und Essex Pharma GmbH

22 Interview der Autoren mit Professor Dr. Hans-Joachim Ahrendt, Magdeburg, 15. Januar 2009

23 Interview der Autoren mit Dr. Ulrich Hagemann, Bonn, 7. Januar 2009

24 *Gute Pillen-Schlechte Pillen*, Ausgabe Oktober 2005

25 www.dooyoo.de/archiv-gesundheit/implanon/1017082

26 www.sanego.de/Dauerblutungen-bei-Implanon

27 http://www.ciao.de/Organon_Implanon__Test_2875029

28 www.sanego.de/Dauerblutungen-bei-Implanon

29 www.fgz.co.at/2-Erfahrungsbericht-zum-Verhuetungsmittel-Implanon.261.0.html?&0=; mehr Berichte unter »Implanon« auf www.fgz.co.at/

30 Interview mit den Autoren, 6. Januar 2009

31 www.fgz.co.at/Implanon.183.0.html

32 *arznei-telegramm 2000*, Jg. 31, Nr. 7, Seite 61

33 ebd.

34 Dr. med. Andrea Stadler/Dr. med. Arne Schäffler: Hormonelle Langzeitverhütung, in: www.gesundheit-heute.de/gh/ebene3.html?id=2095#08h24

35 berechnet sich aus rund 300 bis 350 Euro für das Einsetzen und 40 Euro für das Entfernen

36 www.gesundheitstipp.ch/; zitiert nach Nadine Woodtli, *Saldo* 5/2000

37 www.akdae.de/20/20/Archiv/2006/765-20060623.html

38 Dr. med. Andrea Stadler/Dr. med. Arne Schäffler: Hormonelle Langzeitverhütung, www.gesundheit-heute.de/gh/ebene3.html?id=2095#08h24

39 zitiert nach Rainer Fromm/Richard Rickelmann: ZDF-Magazin Mona Lisa, 01.02.2009

40 http://www.ciao.de/Organon_Implanon__Test_2875029

41 Interview der Autoren mit Maria Beckermann, Köln, 14. Januar 2009

42 www.essex.de/essex/news_press/News.htm?pid=360

Kapitel 8
Polypharmazie oder Alte als Versuchskaninchen

1 ZDF-Interview, Mona Lisa, 11. Oktober 2009

2 ebd.

3 ebd.

4 P. A. Thürmann, F. Hanke, U. Jaehde, Arzneimitteltherapiesicherheit in Alten- und Pflegeheimen, 2006

5 [5]ZDF-Interview, Mona Lisa, 11.10.2009

6 ebd.

7 ZDF-Interview, Heute Journal vom 08.12.2009

8 J. Lazarou, B. H. Pomeranz, P. N. Corey: Incidence of adverse drug reactions in hospitalized patients: a meta-analysis of prospective studies, Jama 1998;

9 ZDF, heute journal vom 8.12.2009

10 ZDF, Mona Lisa, 11.10.2009, ebenso die folgenden Zitate

11 Interview der Autoren mit Gisela Schupp, 25. August 2009

12 Interview der Autoren mit Dr. Hans Harjung, 25. August 2009

13 *Stern*, 11. Juni 2008

14 *Der Allgemeinarzt*, 15/2006, Seite 6

15 Interview der Autoren mit Professor Ingo Füsgen, Wuppertal, 27. August 2009; siehe auch F. Hanke/I. Füsgen: Medikationssicherheit bei geriatrischen Patienten, o. O., o. J. – Dokument ist im Besitz der Autoren

16 Berliner Altersstudie 1996, Medikamentöse Therapie; zitiert nach Ingo Füsgen: Der multimorbide Patient im tagesklinischen Setting, Wuppertal, 7. November 2007

17 F. Hanke: Opal Projekt 2007; zitiert nach Ingo Füsgen: Der multimorbide Patient im tagesklinischen Setting, Wuppertal, 7. November 2007

18 zur Beers-Liste siehe Seite 150

19 Unter »Compliance« verstehen Mediziner das »kooperative Verhalten« eines Patienten während einer Therapie.

20 Interview der Autoren mit Catherine Klatt, Wuppertal, 27. August 2009

21 Interview der Autoren mit Professor Ingo Füsgen, Wuppertal, 27. August 2009

22 Brief von Professor Dr. Ferdinand Gerlach an die Autoren, Frankfurt, 17. August 2009

23 Interview der Autoren mit Professor Dr. Ferdinand Gerlach, Frankfurt, 25. August 2009

24 ebd.

25 Brief von Professor Dr. Ferdinand Gerlach an die Autoren, Frankfurt, 17. August 2009

26 ebd.

27 Interview der Autoren mit Dr. Hans Harjung, 25. August 2009

28 Brief von Professor Dr. Ingo Füsgen an die Autoren, 04.03.2010

29 Hans Harjung: Leitliniengerechte Therapie und Multimedikation bei betagten Patienten aus Sicht des niedergelassenen Arztes, o. O., o. J., Seite 214

30 zitiert nach *Der Allgemeinarzt*, 15/2006, Seite 10

31 titrieren = bestimmen

32 Hans Harjung: Leitliniengerechte Therapie und Multimedikation bei betagten Patienten aus Sicht des niedergelassenen Arztes, in: *Fortschritt und Fortbildung in der Medizin*, Band 31, Köln 2007/2008, Seite 214

33 P. A. Thürmann, F. Hanke, U. Jaehde, Arzneimitteltherapiesicherheit in Alten- und Pflegeheimen, 2006

34 Interview der Autoren mit Professor Gerd Glaeske, Köln, 11. August 2009

35 Institut für Gesundheitsökonomie und Klinische Epidemiologie, Uniklinik Köln, Expertenbrief 2009-01;

36 ZDF-Interview, Mona Lisa, 11.10.2009

37 Brief von Professor Dr. Ingo Füsgen an die Autoren, 04.03.2010

38 H. Dormann, M. Criegee-Rieck, A. Neubert, T. Egger, A. Geise, S. Krebs, T. Schneider, M. Levy, E. Hahn, K. Brune: Lack of awareness of community-acquired adverse drug reactions upon hospital admission: dimensions and consequences of a dilemma. Drug Saf. 2003; 26: 353-2

39 Daniel Grandt, Henning Friebel, Bruno Müller-Oerlinghausen: Arzneitherapie(un)sicherheit, *Deutsches Ärzteblatt*, 25.02.2005

40 Multimorbidität im Alter, Gutachten 2009 des Sachverständigenrats zur Begutachtung der Entwicklung im Gesundheitswesen

41 Interview der Autoren mit Professor Gerd Glaeske, Köln, 11. August 2009

42 Daniel Grandt, Henning Friebel, Bruno Müller-Oerlinghausen: Arzneitherapie(un)sicherheit, *Deutsches Ärzteblatt*, 25.02.2005

43 Queneau, Bannwarth, Carpentier, Guliana, Bouget, Tromber, Leverve: Adverse drug effects observed at French admissions departments and emergency services. Bull Acad Nat Med 2003

44 Daniel Grandt, Henning Friebel, Bruno Müller-Oerlinghausen: Arzneitherapie(un)sicherheit, *Deutsches Ärzteblatt*, 25.02.2005

45 Davis et al. 2009

46 Daniel Grandt, Henning Friebel, Bruno Müller-Oerlinghausen: Arzneitherapie(un)sicherheit, *Deutsches Ärzteblatt*, 25.02.2005

47 Multimorbidität und Anforderungen an die Arzneimittelversorgung im Alter, Sachverständigenrat für das Gesundheitswesen, Gutachten 2009, Seite 8

48 ebd.

49 Aktionsplan 2008/2009 zur Verbesserung der Arzneimitteltherapiesicherheit (AMTS) in Deutschland, 29. November 2007

50 ebd.

51 Interview der Autoren mit Professor Ingo Füsgen, Wuppertal, 27. August 2009

Kapitel 9
Pharmastudien

1 *Der Spiegel*, 17.08.2009

2 ebd.

3 ebd.
4 arznei-telegramm, 15. Januar 2010
5 *Der Spiegel*, 17.08.2009
6 ebd.
7 ebd.
8 Anna-Sabine Ernst, Thomas Kaiser: Pharmafirmen halten Daten aus klinischen Studien zurück und behindern so die bestmögliche Versorgung, *Die Ersatzkasse*, 10/2009
9 ebd.
10 ebd.
11 ebd.
12 Schwabe/Pfaffrath, *Arzneiverordnungs-Report 2009*
13 RKI: Merkblätter für Ärzte – Influenza. Stand November 2006, *arznei-telegramm*, blitz-a-t, 22. Dezember 2009
14 *arznei-telegramm*, blitz-a-t, 22. Dezember 2009; www.arznei-telegramm.de/blitz-pdf/B091222.pdf
15 ebd.
16 ebd.
17 *Frankfurter Allgemeine Zeitung*, 03.02.2010
18 Band 339, Seite b4018
19 *Frankfurter Allgemeine Zeitung*, 03.02.2010

Kapitel 10
Rationierungen

1 MMW – Fortschritte in der Medizin, Nr. 14/2006,
2 Boldt J., Stephan J.: Intensivmedizinische Versorgung in Deutschland: Eine große Unbekannte? Dokument im Besitz der Autoren
3 ebd.
4 MMW – Fortschritte in der Medizin, Nr. 14/ 2006
5 *Weißbuch Schwerverletztenversorgung*, Deutsche Gesellschaft für Unfallchirurgie e. V., September 2006
6 WZB-Mitteilungen, Heft 121, September 2008
7 Sebastian Klinke, Hagen Kühn: Auswirkungen der Ergebnisse und Dokumentation der Daten einer Befragung Hessischer Krankenhausärzte im Jahre 2004, Dokument im Besitz der Autoren
8 D. Strech, M. Danis, M. Löb, G. Marckmann: Ausmaß und Auswirkungen von Rationierung in deutschen Krankenhäusern, *Deutsche Medizinische Wochenschrift*, 2009;
9 ebd.
10 ebd.
11 B. Braun, P. Buhr, S. Klinke, R. Müller, R. Rosenbrock: *Pauschalpatienten, Kurzlieger und Draufzahler – Auswirkungen der DRGs auf Versorgungsqualität und Arbeitsbedingungen im Krankenhaus*, Bern 2010

Kapitel 11
Make Money: die Privatisierung von Kliniken

1 In einem Interview mit dem ZDF-Magazin Mona Lisa geht Professor Dr. Werner Seeger, der ärztliche Geschäftsführer des Universitätsklinikums Gießen und Marburg, auf Kernpunkte der Personalkritik ein, wie sie in der Öffentlichkeit laut wurden. Den Vorwurf einer Personalverknappung bestreitet er. Entgegen der öffentlichen Vorwürfe hätte sein Klinikum »im patientennahen Bereich« explizit »bei den Pflegern und Ärzten Personal nicht ab-, sondern aufgebaut«. Seit der Privatisierung gebe es »vier Prozent mehr Pflegestellen« und circa zehn Prozent mehr ärztliche Stellen«, um einer Verdichtung der Arbeit zu begegnen.[49]

Unterstützung erhält er von der Stationsleiterin der hochmodernen Marburger Kinderklinik, Hilde Blaukat. Nach ihrer Aussage fühlen sich die Pflegekräfte seit der Privatisierung wohler. Nach ihrem Eindruck würden sich auch die »Mütter und Kinder« wohler fühlen, und das werde »auch oft geäußert«.[50] Bezüglich der Zukunft schwärmt Werner Seeger, es sei das Ziel, »ein neues Universitätsklinikum« zu bauen, das eine »optimale Patientenversorgung« mit einer »hohen Mitarbeiterzufriedenheit« verknüpfe. Insgesamt befinde sich sein Haus auf einem »guten Weg«.

Dr. Eike-Peter Schäfer hat da eine andere Meinung. Der frühere Oberarzt der Unfallchirurgie Marburg hat wie Chefarzt Bertalanffy das privatisierte Universitätsklinikum verlassen. Der Mediziner hat seine Passion zum Beruf gemacht: Er will anderen Menschen helfen, daran lässt er keinen Zweifel. Seine Karriere begann lange vor seinem Medizinstudium bereits 1980 mit einer Krankenpflegerausbildung in Marburg. Dort war er bis zu seinem Medizinstudium 1990 als Pfleger tätig. Nach seinem Abschluss arbeitete er zunächst als Assistenzarzt und brachte es schließlich zum Oberarzt der Unfallchirurgie. Die Klinik, die ihn ein Leben lang begleitete, veränderte sich.

Seit der Privatisierung sei die Diskrepanz zu früheren Tagen »so spürbar«, dass viele Patienten »inzwischen Angst haben, dort in diese Klinik zu müssen«, erzählt er uns.[51] Seit der Privatisierung sei die »Gewinnmaximierung das oberste Ziel«. Für Dr. Eike-Peter Schäfer wird der Spagat zwischen medizinisch-pflegerischem Anspruch und der Marburger Realität unüberwindbar groß. Nach elf Jahren Beschäftigung als Arzt verlässt er das Klinikum.

Gefragt nach seinem Kündigungsgrund, antwortet Schäfer in einem Interview mit der *Frankfurter Rundschau*: »Besonders auffällig war, dass nach der Privatisierung die Rund-um-die-Uhr-Versorgung der Patienten immer schlechter geworden ist. Schuld ist im Wesentlichen der Mangel an Pflegepersonal. Die ganze ärztliche Kunst nutzt nichts, wenn es zu wenig Pfleger gibt, die die Anordnungen umsetzen. Da bleibt der Patient auf der Strecke.«[52]

Beispiele hat Schäfer genug zusammengetragen. So hätte man schlecht vergütete Untersuchungen, »die für einen Patienten notwendig waren (…), in den ambulanten Bereich verschoben«. Außerdem hätte früher der Oberarzt entschieden, welcher Patient wann entlassen würde. Heute seien derlei Fragen »von monetären Bedürfnissen« beeinflusst. Dazu sei eine Tendenz erkennbar, dass man versuche, Patienten eine Behandlung angedeihen zu lassen, »die vom Gewinnertrag her lukrativer ist«.[53]

Auf gut Deutsch: Neben medizinischen Erwägungen entscheidet heute auch das Interesse der Aktionäre, wie behandelt wird. Mit Eike Schäfers Berufsethos sind derlei Erwägungen unvereinbar.[54] Er hat inzwischen das Weite gesucht und eröffnete Anfang 2008 in Marburg eine Praxis als Chirurg und Unfallarzt. Darüber hinaus engagiert er sich – nicht zuletzt wegen seiner Erfahrungen im Rhön-Klinikum – im Notruf 113.

zitiert nach *Frankfurter Rundschau*: Spezial: Rhön-Klinikum Marburg-Gießen, http://www.fr-online.de/frankfurt_und_hessen/dossiers/spezial_rhoen_klinikum/

2 Roland Koch, 31.01.2006, zitiert nach www.wdr.de/tv/monitor/sendungen/2009/0423/klinik.php5

3 zitiert nach *Frankfurter Rundschau*: Spezial: Rhön-Klinikum Marburg-Gießen, http://www.fr-online.de/frankfurt_und_hessen/dossiers/spezial_rhoen_klinikum/

4 Interview mit den Autoren, Marburg, 05.10.2009, Videodokumentation ist im Besitz der Autoren

5 Interview mit den Autoren, Marburg, 05.10.2009, Videodokumentation ist im Besitz der Autoren

6 ebd.

7 zitiert nach *Oberhessische Presse*, 12.11.2009

8 Professor Dr. med. Wolfgang van der Horst: Begutachtung bei fraglicher Verletzung der ärztlichen Sorgfaltspflicht, Düsseldorf 18.08.2009, Seite 5, Dokument ist im Besitz der Autoren

9 *Oberhessische Presse*, 12.11.2009

10 zitiert nach *Frankfurter Rundschau*: Spezial: Rhön-Klinikum Marburg-Gießen, http://www.fr-online.de/frankfurt_und_hessen/dossiers/spezial_rhoen_klinikum/

11 Claudia Strack-Sluet, Marburg, 06.12.2009; Brief ist im Besitz der Autoren

12 ebd.

13 ebd.

14 zitiert nach ARD, Monitor, 23.04.2009, www.wdr.de/tv/monitor/sendungen/2009/0423/klinik.php5

15 Interview mit den Autoren, Marburg, 07.10.2009

16 ebd.

17 zitiert nach http://roehn-klinikum-ag.com/rka/cms/rka_2/deu/33311.html

18 zitiert nach Ralph Hötte/Jan Schmitt, ARD Monitor, www.wdr.de/tv/monitor/sendungen/2009/0423/klinik.php5

19 ebd.

20 www.heise.de/tp/r4/artikel/28/28157/1.html; siehe Thorsten Schulten/

Nils Böhlke: Überblick über Privatisierungen im deutschen Krankenhaussektor, Frankfurt 22./23. Januar 2009 – im Auftrag der Hans-Böckler-Stiftung, Seite 19

21 Johannes Kramer: Kommunale Krankenhäuser sind zukunftsfähig, im Auftrag der Einkaufsgemeinschaft Kommunaler Krankenhäuser eG im Deutschen Städtetag und Deutscher Städtetag, Berlin/Köln 2007, Seite 8, http://www.staedtetag.de/10/schwerpunkte/artikel/00008/zusatzfenster26.html

22 Bundesärztekammer: Zunehmende Privatisierung von Krankenhäusern in Deutschland, Berlin 2007, Seite 48 f., http://www.bundesaerztekammer.de/downloads/Ergebnisbericht_final.pdf

23 Thorsten Schulten/Nils Böhlke: Überblick über Privatisierungen im deutschen Krankenhaussektor, Frankfurt 22./23. Januar 2009 – im Auftrag der Hans-Böckler-Stiftung, Seite 22

24 http://www.staedtetag.de/10/schwerpunkte/artikel/00008/zusatzfenster26.html

25 Bernhard Braun, Rolf Müller: Versorgungsqualität im Krankenhaus aus der Perspektive der Patienten, Schwäbisch Gmünd 2006, Seite 37

26 ebd., Seite 50

27 ebd., Seite 56 f.

28 Johannes Kramer: Kommunale Krankenhäuser sind zukunftsfähig, im Auftrag der Einkaufsgemeinschaft Kommunaler Krankenhäuser eG im Deutschen Städtetag und Deutscher Städtetag, Berlin/Köln 2007, Seite 13, http://www.staedtetag.de/10/schwerpunkte/artikel/00008/zusatzfenster26.html

29 Bernhard Braun, Rolf Müller: *Versorgungsqualität im Krankenhaus aus der Perspektive der Patienten*, Schwäbisch Gmünd 2006, S. 66

30 siehe http://www.tk-online.de/tk/klinikfuehrer/175362

31 Selbstverständlich ist die Studie nicht monokausal. Es existieren auch zahlreiche private Krankenhäuser, die im Patienten-Ranking ein gutes Standing haben – ebenso wie es auch schlechte öffentliche Häuser gibt.

32 Thorsten Schulten/Nils Böhlke: Überblick über Privatisierungen im deutschen Krankenhaussektor, Frankfurt 22./23. Januar 2009 – im Auftrag der Hans-Böckler-Stiftung, Seite 16

33 Bundesärztekammer: Zunehmende Privatisierung von Krankenhäusern in Deutschland, Berlin 2007, Seite 48, http://www.bundesaerztekammer.de/downloads/Ergebnisbericht_final.pdf

34 *Frankfurter Rundschau*, 5.3.2010

35 www.asklepios.com/weissenfels/Philosophie/philo_Mensch.htm ›

36 www.helios-kliniken.de/?id=2956

37 zitiert nach www.rhoen-klinikum-ag.com/rka/cms/rka_2/deu/27458.html ›

38 Eugen Münch: DRGs – prägen Leistungsprozesse und Versorgungskonzepte neu – Veränderung ist angesagt«, Zürich 22.01.2009; Dokument ist im Besitz des Autoren

39 Johannes Kramer: Kommunale Krankenhäuser sind zukunftsfähig, im Auftrag der Einkaufsgemeinschaft Kommunaler Krankenhäuser eG im Deutschen Städtetag und Deutscher Städtetag, Berlin/Köln 2007, Seite 11

40 ebd.

41 ebd., Seite 9

42 Thorsten Schulten/Nils Böhlke: Überblick über Privatisierungen im deutschen Krankenhaussektor, Frankfurt 22./23. Januar 2009 – im Auftrag der Hans-Böckler-Stiftung, Seite 11

43 Bernhard Braun/Rolf Müller: Versorgungsqualität im Krankenhaus aus der Perspektive der Patienten, GEK-Edition, Schriftenreihe zur Gesundheitsanalyse, Band 45, Schwäbisch Gmünd, Juni 2006; vgl. auch Kramer, 2007, Seite 11

44 ebd., Seite 17

45 Boris Augurzkjy, Andreas Beivers, Günter Neubauer, Christoph Schwierz: Bedeutung der Krankenhäuser in privater Trägerschaft: RWI-Materialien, Heft 52, Seite 13 f., http://www.rwi-essen.de/media/content/pages/publikationen/rwi-materialien/M_52_Private-Krankenhaeuser.pdf

46 ebd., Seite30

47 ebd., Seite 24

48 ebd., Seite 36

49 zitiert nach Rainer Fromm, ZDF, Mona Lisa: Privatisierung im Gesundheitswesen, 25. Oktober 2009

50 ebd.

51 Interview mit den Autoren, Marburg, 07.10.2009

52 *Frankfurter Rundschau*: Spezial: Rhön-Klinikum Marburg-Gießen, http://www.fr-online.de/frankfurt_und_hessen/dossiers/spezial_rhoen_klinikum/

53 Interview mit den Autoren, Marburg, 07.10.2009

54 Rainer Fromm, ZDF, Mona Lisa: Privatisierung im Gesundheitswesen, 25. Oktober 2009

55 Interview mit der VDÄÄ-Geschäftsführerin Nadja Rakowitz, *Frankfurter Rundschau*, 05.03.2010

56 Dokument ist im Besitz der Autoren, Marburg, 2009

57 Interview mit der VDÄÄ-Geschäftsführerin Nadja Rakowitz, *Frankfurter Rundschau*, 05.03.2010

58 Zahlenmaterial stammt aus dem Jahr 2007, Thorsten Schulten/Nils Böhlke: Überblick über Privatisierungen im deutschen Krankenhaussektor, Frankfurt 22./23. Januar 2009 – im Auftrag der Hans-Böckler-Stiftung, Seite 14

59 Der Helios Kliniken Gruppe gehörten nach eigenen Angaben im Jahr 2009 international 61 Kliniken an; siehe http://www.helios-kliniken.de/ueber-helios/unternehmensportrait/zahlen-und-fakten.html

60 ebd., Seite 12

61 http://www.helios-kliniken.de/ueber-helios/unternehmensportrait/zahlen-und-fakten.html

62 www.sana.de/wir-ueber-uns/unser-unternehmen.html

63 Handelsblatt, 04.03.2010

64 www.presseportal.de/pm/65048/1049213/asklepios_kliniken

65 www.rhoen-klinikum-ag.com/rka/cms/rka_2/deu/33330.html

66 Rudi Schwab: Kritik der RWI-Studie: »Bedeutung der Krankenhäuser in privater Trägerschaft«, zitiert nach http://www.vdaeae.de/index.php?option=com_content&task=view&id=289&Itemid=50

67 ebd.

68 Boris Augurzkjy, Andreas Beivers, Günter Neubauer, Christoph Schwierz: Bedeutung der Krankenhäuser in privater Trägerschaft: RWI-Materialien, Heft 52, Seite 16

69 Markus Wörz: Unterschiedliche Träger von Krankenhäusern in den USA, in: Nils Böhlke, Thomas Geringer, Kai Mosebach, Rolf Schmucker, Thorsten Schulten: *Privatisierung von Krankenhäusern*, Hamburg 2009, Seite 78

70 Heinz Rothgang: Privatisierung im Gesundheitswesen: Konzeptionelle Grundlagen und internationale Erfahrungen: http://www.zes.uni-bremen.de/ccm/cms-service/stream/asset/?asset_id=2334394

71 *Hamburger Morgenpost*, 04.07.2007

72 Katharina Ries-Heidtke/Nils Böhlke: Vom LBK Hamburg zur Asklepios Kliniken Hamburg GmbH, in: Nils Böhlke, Thomas Geringer, Kai Mosebach, Rolf Schmucker, Thorsten Schulten: *Privatisierung von Krankenhäusern*, Hamburg 2009, Seite 127

73 *Der Spiegel*, 05.03.2004

74 www.flegel-g.de/forbes-2009-Deutsche.html

75 siehe http://www.tk-online.de/tk/klinikfuehrerseite/114732?wicket:interface=:2:content:textArea:contentPanel:startseitepanel:teaser2:link1::ILinkListener::&view=renderKlinikfuehrerDetailSeite

76 Katharina Ries-Heidtke/Nils Böhlke: Vom LBK Hamburg zur Asklepios Kliniken Hamburg GmbH, in: Nils Böhlke, Thomas Geringer, Kai Mosebach, Rolf Schmucker, Thorsten Schulten: *Privatisierung von Krankenhäusern*, Hamburg 2009, Seite 127

77 ebd., Seite 137

78 Behörde für Soziales, Familie, Gesundheit und Verbraucherschutz, Bericht 2005, Seite 277; Bericht 2007, Seite 222; Bericht 2008, Seite 250

79 Johannes Kramer: Kommunale Krankenhauser sind zukunftsfähig, im Auftrag der Einkaufsgemeinschaft Kommunaler Krankenhäuser eG im Deutschen Städtetag und Deutscher Städtetag, Berlin/Köln 2007, Seite 17

80 ebd., Seite15

81 ebd., Seite 16

82 Vorstand der Bundesärztekammer: Zunehmende Privatisierung von Krankenhäusern in Deutschland, Berlin, Juni 2007, Seite 11

83 ebd., Seite 19

84 ebd.

85 www.heise.de/tp/r4/artikel/28/28157/1.html

86 *Garmisch-Partenkirchener Tagblatt*, 15. Juni 2007

87 ebd.

Kapitel 12
Nahrungsergänzungsmittel

1 www.supermass.com/Static/Products/hydroxcut_hardcore_x_fatburner_120_caps_08414.html

2 ebd.

3 www.gesunde.sachsen.de/6001.html

4 ebd.

5 http://www.biovea-deutschland.com/Biovea/index.aspx

6 http://www.biovea-deutschland.com/Biovea/product_detail.aspx?PID=520&CID=0

7 www.vz-nrw.de/UNIQI126303634302779/link21080A.htm

8 Nationale Verzehrstudie 2008, zitiert nach Knack-Punkt, April 2009, Seite 10

9 ebd., Seite 11

10 www.mdr.de/hauptsache-gesund/2297202.htm

11 www.mensvita.de/2009/05/02/verbraucherzentrale-nahrungsergaenzung-oft-mit-nebenwirkungen

12 siehe Stiftung Wahrentest: Test 04/09, Dokument ist im Besitz der Autoren

13 Bundesinstitut für Arzneimittel und Medizinprodukte, Pressemitteilung 01/09

14 www.lgl.bayern.de/gesundheit/pharmazie/sensamen.htm

15 ebd.; siehe auch BfArM, Pressemitteilung 01/09; das Bundesinstitut für Arzneimittel und Medizinprodukte warnt vor möglichen »schwerwiegenden Nebenwirkungen auf das Herzkreislaufsystem«

16 http://www.abda.de/52+B6JmNIYXNoPTE1MjMyZTczMWMmdHhfdHRuZXdzW2JhY2tQaWRdPTE3NiZ0eF90dG5ld3NbdHRfbmV3c109MTc_.html?&tx_ttnews[cat]=6&tx_ttnews[month]=01&tx_ttnews[year]=2009

17 vgl. Bundesamt für Verbraucherschutz und Lebensmittelsicherheit, Pressemitteilung, 19. 03. 2009

18 vgl.: www.medizin-aspekte.de/09/04/ernaehrung/leberschaeden_nahrungsergaenzungsmittel.html

19 siehe www.gesundheitstrends.de/gesundheitstrends/heilmethoden/kurkuma.php

20 http://www.biothemen.de/Heilpflanzen/steckbrief/curcuma.html

21 BVL, Pressemitteilung, 19.03.2009

22 www.Herbsgardenshealth.com; Dokument ist im Besitz der Autoren

23 www.althealth.co.uk

24 siehe Bundesamt für Verbraucherschutz und Lebensmittelsicherheit, Pressemitteilung, 19.03.2009

25 http://thermapower.net/de/therma-power.html

26 www.n24.de/news/newsitem_231484.html

27 ebd.

28 Bundesinstitut für gesundheitlichen Verbraucherschutz und Veterinärmedizin, Pressedienst, 09/2002

29 siehe Österreichische Agentur für Gesundheit und Ernährungssicherheit GmbH, Meldung: 29.02.2008; siehe www.ages.at
30 Pressemitteilung der Techniker Krankenkasse, 08.06.2009
31 Focus Online, 08.06.2009
32 zitiert nach Knack-Punkt, April 2009, Seite 11
33 http://lua.rlp.de/fileadmin/lua.rlp.de/Jahresberichte/2003/II_Lebensmittel_und_Bedarfsgegenstaende.pdf
34 Liste des Verbraucherschutzes NRW der nicht unproblematischen NEM: www.vz-nrw.de/mediabig/72811A.pdf
35 http://lua.rlp.de/fileadmin/lua.rlp.de/Jahresberichte/2003/II_Lebensmittel_und_Bedarfsgegenstaende.pdf
36 Bundesinstitut für gesundheitlichen Verbraucherschutz und Veterinärmedizin, Pressedienst, 08/2002
37 www.eco-world.de/service/news/archiv/2327/index.html
38 www.zentrum-der-gesundheit.de/afa-algen.html
39 Bundesinstitut für gesundheitlichen Verbraucherschutz und Veterinärmedizin, Pressedienst, 08/2002
40 ebd.
41 ebd.
42 Das Bundesgesundheitsamt (BGA) war die zentrale Forschungseinrichtung in Deutschland auf dem Gebiet der Gesundheit und hatte den Auftrag, Risiken für die Gesundheit von Menschen und Tieren früh zu erkennen. Am 30.06.1994 wurde das Amt aufgelöst; siehe www.uni-protokoll.de/Lexikon/Bundesgesundheitsamt.html
43 Bundesinstitut für gesundheitlichen Verbraucherschutz und Veterinärmedizin, Pressedienst, 08/2002
44 *arznei-telegramm* 10/1998
45 www.medhost.de/blog/2008/04/28/diabetes-durch-selen/
46 Knack-Punkt, April 2009, Seite 13
47 http://www.mugv.brandenburg.de/cms/detail.php/lbm1.c.323071.de
48 ebd.
49 siehe Knack-Punkt, April 2009, Seite 11
50 ebd., Seite 10
51 www.vz-nrw.de/UNIQ112630634302779/link21080A.htm
52 ebd.

Schluss: Höchste Zeit zum Gegensteuern

1 *Stern* 20/2010, Seite 30
2 Martin Marianowicz: *Aufs Kreuz gelegt: Warum 80 Prozent der Rückenoperationen überflüssig sind*, Goldmann/Arkana, München 2010
3 *Stern* 20/2010, Seite 30
4 Gespräch mit den Autoren, Mai 2010
5 *Der Spiegel* 27/2006

6 Grundsatzpapier von Transparency Deutschland, Stand Juni 2008

7 ebd.

8 Martin Marianowicz: *Aufs Kreuz gelegt: Warum 80 Prozent der Rückenoperationen überflüssig sind*, München 2010

9 *Der Spiegel* 27/2006

10 Grundsatzpapier von Transparency Deutschland, Stand Juni 2008

11 Hagen Kühn, Demographischer Wandel und demographischer Schwindel, *Blätter für deutsche und internationale Politik*, Nr. 6/2004

12 James F. Fries, An Introduction to the Compression of Morbidity, in: Philip R. Lee und Carroll L. Estes (Hg.), *The Nation's Health*, Boston u. a. 1990, Seite 35–41

13 Klaus Koch, Peter Sawicki: Qualität im Gesundheitswesen basiert auf Wissenschaft (liegt den Autoren vor)

14 Gespräch mit den Autoren, Mai 2010

Register